使える

臨床心理学

岡島義・金井嘉宏 編

弘文堂

使う使える臨床心理学　　目　次

もしもコラム

プロローグ

――あなたのことを一番に理解してくれている人は誰ですか？

　悩みを相談に来た方々に，私はこのような質問を投げかけることがあります。

- つらい出来事があってどうしていいか分からず，なかなか相談できずにいたとき，「どうしたの？」と声をかけてくれたお母さん。
- 仕事でくたくたになり，休日もゴロゴロしていると，何も言わずに近くに来て肩をもんでくれる息子。
- 思い切ってチャレンジした仕事がうまくいかずに，落ち込んでいたときに，「そうやって，何にでも挑戦するところが良いところだよね」と言ってくれた親友。
- 親に怒られるといつも味方をしてくれたおじいちゃん，おばあちゃん。

　自分が信頼している人たちから「あなたなんて嫌い。うざい。消えてしまえばいいのに」と言われた日には，もう立ち直れないかもしれません。

　たいていの人は，家族，親友，恩人など，今の自分という存在に影響を与えてくれている人，自分が信頼を寄せている人が一番の理解者であると思っています。ですが，その方たちは四六時中あなたと行動を共にしているわけではありません。毎日行動を共にしていたとしても，見ているものや聞いているもの，そこから思ったことや感じたことは異なります。ですので「一番」とは言えません。となると……

　そうです。あなたの一番の理解者は，あなた自身しかいないのです。これまでの人生で起こった数々の出来事，喜怒哀楽をこころのノートに書き留めてきたはずです。本にすれば何百，何千冊にもなるでしょう。一人の人生をこんなにも掌握していることはまずありません。あなたの一番の理

解者は世界であなた一人しかいないのです。

それにもかかわらず，思い描いた人生を歩めなかったり，大きな悩みを抱えてつらさの底なし沼から抜け出せないとき，そんな理解者に対して，「あなたなんて嫌い。うざい。消えてしまえばいいのに」とつぶやいてしまいます。なんて苦しいことか。なんて悲しいことか。想像を絶します。悩みを抱えている人たちの多くは，このように，自ら自分自身のこころを追い込んでしまうのです。

でも，好んで自分のこころを追い込む人なんていません。周りの人に相談すると「あまり自分を追い込まないでね」とアドバイスをくれます。──そうだ，その通りだ。もう追い込むのはやめよう。でもどうしたら追い込まずにすむのかが分からない──結局，自分が知っている方法しか思い浮かばず，自分を責め続け，追い込んでしまいます。

私は，悩みを抱えて相談に来た人たちがこのような状況に陥っていると，伝説のコメディアンである故・植木等さんの『スーダラ節』のメロディーが頭の中を流れます──分かっちゃいるけどやめられねぇ──ヒトの本質を突いた的確なフレーズではないかと思います。ヒトは誰でも「分かっちゃいるけど止められない」ことの1つや2つは持っているものです。ですので，持っていること自体が悪いわけではありません。持っていることで日常生活が上手く回らなくなったり，人間関係が上手くいかないことが続いたりした場合は，その行動を手放す必要性に迫られます。

　──楽しいことやうれしいことであれば，止められない（止めない）のは理解できますが，つらいことが分かっているのに止められないのは何故でしょうか。

それは，一時的につらさを緩和できるから，あるいは，つらさを上手に緩和できる別の方法を知らないからです。

● 気分が優れないときは，誰とも話さないで家に引きこもっていた方が楽です。でも，つらい気分はなかなか晴れません。
● 友達にけがをさせても自分は悪くないと思えば謝れません。でも対人関

係は悪くなります。

- 人から注目されるのが苦手だから人前での発表はしません。でもいつも人目を気にしすぎてへとへとになります。
- 途中で目が覚めたときはちゃんと眠れたか不安で時計を見ます。でもその後なかなか寝つけません。

　どうも人間というのは，悩みやつらさを抱えていると，こころに余裕が持てなくなり，すぐにでもこの悩みやつらさを緩和できる行動をとってしまうようです。つまり，長い目でものごとを見ることができなくなるのです。これは「急いては事をし損じる」システムです。これこそが「分かっちゃいるけどやめられねぇ」ことの正体と言えるでしょう。

　そこで代わりとなるのが「急がば回れ」システムです。これは，長い目で見ると悩みやつらさを十分に緩和できているシステムといえます。

- 気分が優れないときでも，誰かと話したり外に出かけるようにしています。すると，気分が晴れる日が多くなります。
- 自分は悪くないと思っていてもけがをさせてしまったことを謝ります。すると，仲直りをして，以前よりも仲良くなれるかもしれません。
- 他者から注目されても自分の意見や考えを話すようにします。すると，人目が気にならない時間が増えていきます。
- 途中で目が覚めても時計は見ないようにします。すると，途中で起きてもすぐに寝つけます。

　このように，①自分の一番の理解者は自分自身であること，②ヒトはつらい状況に陥ると「急いては事をし損じる」システムが起動してしまい，これがつらい状況から抜け出せない原因の1つになっていること，そして③そんなときこそ「急がば回れ」システムを意識的に発動することが脱出のカギになることをご理解いただけたのではないかと思います。

　カウンセラーは，相談に来ていただいた方には直接的な手助けができますが，敷居が高くて相談にいけないという方には手助けをする手段がなかなかありません。ですが，人間社会で生きている以上，それぞれ悩みやつ

らさを抱えながら生きているはずです。本書『使う使える臨床心理学』は，そんな方々のつらさや悩みを解決するお手伝いができないかという思いで作成しました。一般的に「臨床心理学」の本は，専門的な内容で堅苦しかったり，特定の年齢（例えば，児童，成人）で見られる悩み（例えば，うつ病）とそれに対する解決法しか書かれていないものが散見されます。ですが，「ゆりかごから墓場まで」とはよく言ったもので，ヒトのつらさや悩みを扱う上で，生涯発達の視点は欠くことができません。

　そこで本書では，発達時期を大きく「未成年」，「成人」，「高齢者」に分け，それぞれの時期に生じうる悩みとそれに対する解決策について取り上げました。この解決策は，これまでの研究と実践の中で，その有効性が明らかにされたものです。専門的な内容ではありますが，できるだけかみ砕いた表現になるよう心がけました。また，具体例が分かるように「もしもコラム」というのも掲載していますし，実際に専門機関を訪れたいと思われた方のために，相談機関についても紹介しています。可能な限り多くの悩みについて取り上げましたが，まだ専門的な知見が十分に集まっていない悩み（例えば，性別違和）については，今回は取り上げることを差し控えました。

　どうしてもヒトは「自分の嫌なところを治したい」と願いますが，長所も短所も，そのすべてがあなたがあなたである証なのです。本書を通して，年齢の変化とともに生じうる悩みやつらさを理解し，自己理解の手助けになること，さらには，そのつらさを和らげるための解決策を生活の中に取り入れていただき，あなたの新たな一面にたくさん気づき，もっともっと自己理解を深めていただけることを願っています。そして，それが自分への思いやり，他者への思いやりにつながるとともに，あなたの人生を豊かなものにする一助になることを祈っています。

〔岡島　義〕

第Ⅰ部
臨床心理学とカウンセラーについて紹介します

第1章　臨床心理学ってなに？
―科学者であり実践家であるということ

第2章　カウンセラーの専門性
―三種の神器と4つの神スキル

附録
相談できる場所に行くまでに何かすることはある？

第 1 章	臨床心理学ってなに？
	─科学者であり実践家であるということ

本章のポイント

　臨床心理学は，「心の問題」の解決に向けた実際の支援活動と科学的な研究活動によって成り立っています。支援活動の目的は「目の前のクライエントの改善効果を最大限にすること」であり，研究活動の目的は「より多くのクライエントを改善に導く治療法を追求すること」です。そのために，カウンセラーは実践家としての「眼」と科学者としての「眼」を培わなくてはなりません。このような臨床心理学の歴史は百数十年に及び，さまざまな支援方法が提唱されています。これらの支援方法は，提唱された時代に起きた出来事（例えば，戦争）や流行（例えば，認知革命）に影響を受けながら発展してきました。本章では，臨床心理学とは何かについて，また，カウンセリングの発展について，歴史的な流れとともに解説していきます。そして，カウンセラーが科学者かつ実践家として行うべき支援方法として，実証に基づく実践（EBP）について解説していきます。

① 臨床心理学とは

　世間では一般的に「臨床心理学＝カウンセリング」と考えられやすいですが，これは大きな誤解です。では，臨床心理学とは何なのでしょうか？アメリカ心理学会（APA）によると，臨床心理学とは，

A）科学，理論，実践を統合して，

B）人間行動の適応調整や人格的成長を促進し，

C）さらには不適応，障害，苦悩の成り立ちを研究し，

D）問題を予測し，

E）そして問題を軽減，解消すること

を目指す学問と定義されています。

　かみ砕いて言えば，「心の問題」の解決に向けた実際の支援活動と科学的な研究活動によって成り立っている学問体系です。

　実際の支援活動とは，なんらかの問題を抱えて悩んでいる，目の前のクライエント（心理学的な問題を抱えている人）に対して行う心理学的な支援のことです。具体的には問題を把握するためのアセスメントに基づく見立てと心理療法による介入が行われます。心理療法には100年以上の歴史があり，さまざまな手法が提唱されています。

　科学的な研究活動は，支援活動を通して生まれた疑問（clinical question）や，提唱された理論モデルの有効性について，科学的な研究手法を用いて検証し，その結果を社会に向けて発信していくものです。

　臨床心理学は，臨床実践での疑問や問題をそのままにしておくのではなく，それを科学的に実証し，その成果を臨床実践に活用するという循環が必須なのです。臨床心理学を自転車に例えるならば，支援活動（すなわち，カウンセ

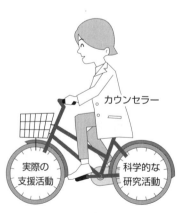

図1-1　臨床心理学のイメージ

カウンセラー

実際の
支援活動

科学的な
研究活動

リング）と科学的な研究は車輪で，両輪があってこそ自転車として機能し，カウンセラーはペダルをこいで前に進むことができるのです（図1-1）。

② 心理療法のあゆみ

　みなさんは，本屋に行って臨床心理学の書籍コーナーに立ち寄ったことがありますか？書棚には，精神分析，支持的カウンセリング，認知行動療法，絵画療法，スキーマ療法，アクセプタンス＆コミットメントセラピーなど，心理療法に関する書籍がずらりと並んでいます。初めて見ると圧倒されてしまい，どの本を読めばいいのか分からず途方に暮れることでしょう。それは，臨床心理学の歴史を理解していないことが一因です。歴史を知らなければ既存の事実を最新の事実だと誤解しかねません。ここでは，臨床心理学のあゆみについて紹介します（図1-2）。あらかじめ断っておきますが，各心理療法を丁寧に紹介している本は数多くありますので，より深く学びたい方は，他書をお読みください。

(1) 臨床心理学のはじまり

　臨床心理学（clinical psychology）の始まりは精神分析（S. フロイト）だと考える人が多いと思います。しかし，初めて "clinical psychology" という言葉を使ったのは，米国の L. ウィトマーという人です。彼は，W. ヴントに実験心理学を学び，1896 年に世界で初めて心理クリック（psychological clinic）を設立しました。このクリニックでは，学習などに問題を持つ子どもに対して，実験的手法を用いたアセスメントとそれに基づく教育支援を行っていて，今のような「心の問題」を扱うといったニュアンスはありませんでした。一方で，基礎心理学で明らかにされた知見を臨床に応用するという考え方は現在の心理療法に通じるところがあります。

(2) 精神分析のインパクト

　一方，オーストリアのウィーンでは，1897 年にフロイトが精神分析家

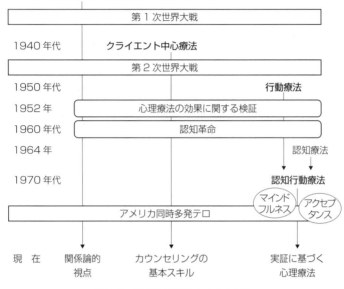

図1-2　臨床心理学の大まかな流れ

として成人患者さん，特にヒステリー患者さんの臨床実践を始めます。ヒ
ステリーとは解離の問題（健忘，別人格の出現など）と転換の問題（見えない，
動けないなど）を有していることが特徴で，興奮して感情的になっている人
によく使われる「ヒステリック」とは違います。フロイトは，臨床経験の
中で，ヒステリー患者さんが共通して父親からの性的な誘惑や虐待を報告
することから，「ヒステリーの問題は幼児期の性的虐待や誘惑が原因だ
（外傷説）」と唱えました。

　しかし，数年後にはフロイトは，「実際に性的虐待・誘惑されたかどう
かではなく，人が本能的に持っている性欲動によって，誘惑されていると
いう空想を心の中に作りあげるのだ（内的欲動説）」と主張を改めます。つ
まり，患者さんの主観的な体験や空想がターゲットであり，客観的な事実
（現実世界の出来事）の有無よりも，**心的事実**（psychic reality）（内的世界の出来
事）が大事だよ，ということです（図1-3a）。これは，精神分析の基本的な

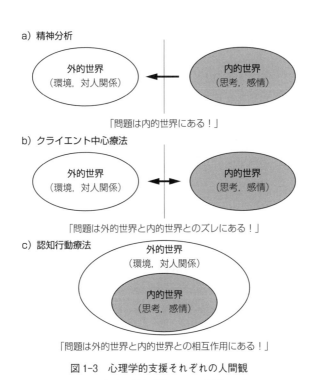

a) 精神分析

外的世界
（環境，対人関係）

← 内的世界
（思考，感情）

「問題は内的世界にある！」

b) クライエント中心療法

外的世界
（環境，対人関係）

↔ 内的世界
（思考，感情）

「問題は外的世界と内的世界とのズレにある！」

c) 認知行動療法

外的世界
（環境，対人関係）

内的世界
（思考，感情）

「問題は外的世界と内的世界との相互作用にある！」

図 1-3　心理学的支援それぞれの人間観

考え方で，内的世界の問題を解決するために無意識を扱いました。

　フロイトは，心とは①脳・神経系の働きと②直接的に体験できる意識活動であるとし，両者の間をつなぐ働きをもつものとして「無意識」を仮定しました。そして，無意識が現れるものとして，夢や**転移**といった事象を挙げ，重要視していました。当時は，現在のように脳画像を測定する機器などは当然なかったため，フロイトの理論はいささか科学とはかけ離れているように思えますが，フロイト自身は精神分析を心の科学としてとらえていたようです。そのため，神の存在や宗教的な表現を避け，さまざまな事象を生物学的に（例えば，肛門期）表現します（あくまで比喩表現ですが）。その証拠にフロイトは生涯を通じて無信仰ですし，ダーウィンの進化論に精通していました。他にも，不安理論，本能論，局所論など，臨床実践の中から導き出したユニークな理論を次々と提唱・改訂していきました。

フロイトの理論はその後，メラニー・クライン（対象関係論）やアンナ・フロイト（自我心理学）に受け継がれていき，児童に対しても精神分析の適用範囲を拡大していきました。精神分析は科学的ではない点が多いですが，その当時，成人の精神疾患患者さんには水浴などの無意味な治療しかされておらず，また，統合失調症などに有効な薬も開発されていなかった時代背景を考えると，救世主的な存在だったのではないかと思います。その証拠に，インターネットが普及していない時代に，世界規模で大きな影響力を持っていました。

(3) クライエント中心療法のインパクト

　C. R. ロジャーズが1940年代に提唱した心理療法で，**人間性心理学**のカテゴリに入ります。ロジャーズは最初のうちは，フロイトの理論に基づいて臨床実践をしていましたが，効果があまり期待できないことを悟り，別の手法を模索しはじめました。クライエント中心療法も精神分析と同様に，臨床実践から生まれた理論です。ロジャーズは，自己理論を提唱しました。これは，「自分はこういう人間である」といった自己概念（思う自分）と，現実世界で経験すること（現実の自分）とがうまく一致していない（不一致）とパーソナリティの統合が崩れて不適応状態になるというものです。つまり，この思う自分（内的世界での出来事）と現実の自分（外的世界での出来事）の矛盾やズレを解消していくことが自己実現を達成するために重要であると述べています（図1-3b）。

　クライエント中心療法の中でも，特に臨床心理学にインパクトを与えたのはパーソナリティが変容するための6つの条件です（表1-1）。要するに，不一致状態のヒト（クライエント）が一致状態のヒト（カウンセラー）と対話する中で，「どんなことを述べてもカウンセラーは評価をせずに関心を持って聴いてくれるし（無条件の積極的関心），理解を示してくれているなぁ（共感的理解）」とクライエントが感じとったとき，パーソナリティが変わる条件が整うということです。

　これは，現在ではカウンセラーになるための基本スキルとなっています。それくらいクライエント中心療法は，臨床心理学領域に多大な影響を与えたといえるでしょう。

表1-1　パーソナリティ変容のための6条件

	条件	ポイント
①	2人が心理的な接触をもっている	信頼関係（ラポール）の形成
②	クライエントは不一致の状態にあって，不安な状態にある	クライエントの自己概念と経験の不一致
③	カウンセラーは，一致していて全体的に統合している	カウンセラーの自己概念と経験の一致
④	カウンセラーはクライエントに対して無条件で積極的関心を経験している	無条件の積極的関心
⑤	カウンセラーはクライエントの内的枠組みについての共感的理解を経験し，それをクライエントに伝えるように努力している	共感的理解
⑥	無条件の積極的関心と共感的理解がクライエントに最小限伝わっている	カウンセラーの言語的，非言語的メッセージ

(4)「心理療法の効果」論文のインパクト

　1952年に当時の臨床心理学領域に衝撃を与える論文が発表されました。これは，パーソナリティ心理学の領域で有名なH. J. アイゼンク（Eysenck, 1952）がまとめたもので，それまでに発表されていた神経症に対する心理療法についてその効果を検証しました。それまでの研究によって，神経症患者さんの実に72%が，2年後に自然治癒してしまうことが分かっていたので，その改善率を上回るかどうかが検証ポイントです。ちなみにこの神経症患者さんは，心理療法的な介入を受けていないことが確認されています。

　検証の結果，すべての心理療法による改善率は62%（精神分析のみでは44%，他の心理療法では64%）でした。つまり，専門家による心理療法を受けた神経症患者さんの2年後の改善率は，自然治癒率を上回らないことが示されたのです。これはつまり，心理療法による特有の治療効果はないということです。その後もアイゼンクはデータを追加して検証を試みますが結果はほとんど変わりませんでした。

　これによって心理療法家は，経験的に治ったかどうかを判断するのではなく，自分たちの心理療法が自然治癒よりも効果があることを，データに

よって示さなければならなくなりました。その当時唯一，データを示そうとしていたのが認知行動療法の先駆者たちです。

(5) 認知行動療法（CBT）のインパクト

　CBT は，これまでの精神分析やクライエント中心療法のように特定の提唱者がいるわけではなく，学習理論や情報処理理論に基づいて行われる心理療法の総称です。そのため，CBT の源流は I. P. パブロフの**古典的条件づけ**や，B. F. スキナーの**オペラント条件づけ**などの学習理論を臨床応用した行動療法にまでさかのぼります。認知行動療法は，人は環境の中で生きているので，人と環境は切り離せないという立場を取ります。つまり，内的世界は外的世界の中に存在し，お互いに影響し合っていると考えます（図1-3c）。

　行動療法（behavior therapy）という用語が初めて使われたのは1950年代初頭で，スキナーの共同研究者である O. R. リンズレイが精神病患者に適応的な行動を獲得させるために行った一連の研究の中で登場しました。もともとは，実験的行動分析と呼んでいましたが，これが当事者家族から不評であったので，行動療法という用語が使われたのです。

　このような変遷からも，CBT の理論が基礎心理学の成果に裏づけられた盤石なものであることが分かるでしょう。当時の行動療法家は，まず精神分析理論を全て学習理論の用語に翻訳することで，心（内的世界）の問題を検証可能な状態に変えました。これによって，精神分析の効用と限界を明確にするとともに，精神分析を超える効果を持った心理療法の開発へとつながっていきます。

　例えば，軍医であった J. ウォルピは戦争神経症を患った帰還兵に精神分析が奏功しないことを悟りました。そして，最終的に脊髄反射を逆制止の原理で説明した C. S. シェリントンの理論を不安反応にも応用できるのではないかとひらめいたのです。それを動物実験で証明し，系統的脱感作（逆制止療法）を提唱しました。この治療法は手順が明確にされていることもさることながら，その効果は 90% 以上いう驚愕の数値です。行動療法が従来の心理療法と違う大きなメリットは，実施手順とデータが示されているため，①他者が同様の手順で実施しても再現できること，②もっと効

果的な手法が検証できることです。

　このような方法論によって，さまざまな手法が提唱・改訂されていきます。一方で，治療予後の悪さ（再発しやすい）の問題や，思考や感情を学習理論の枠組みで扱うことの十分な基礎データがそろっていませんでした。そんな中で，1960年代の認知心理学の台頭，いわゆる認知革命により，「とにかく，原理原則は十分に解明されていないけど，とりあえず臨床で思考と感情を扱おうよ」という雰囲気が漂い始めます。A. エリス（論理情動行動療法），A. バンデューラ（社会的学習理論，セルフ・エフィカシー），A. ラザルス（マルチモード・セラピー），A. ベック（認知療法）といった人たちによって，思考や感情を扱う有用性が示されていきました。そして，うつ病や不安症，慢性疼痛，睡眠障害といったさまざまな精神疾患，身体疾患に対して，CBT の有効性が実証されてきました（例えば，Hofmann et al., 2012）。

　アメリカで起きた同時多発テロ以降，CBT はマインドフルネスやアクセプタンスといった概念を取り入れながら，エビデンスを蓄積し，今も発展し続けています。

　このように，歴史的観点から見ていくと，どの心理療法がいいか悪いかといった議論をすることは不毛であり，なぜ，**実証に基づく心理療法**が求められているかが分かるでしょう。その最たるものがCBTです。これは，カウンセラーが説明責任（アカウンタビリティ）を果たす上でとても重要なことです。なぜその心理学的支援を提供したかをクライエントに説明する際に，理論的基盤の弱い手法や効果の明らかにされていない（もしくは，効果がないことが示されている）手法を提供したとなれば大問題でしょう。専門家の所業とは言えません。

③ 効果的な臨床実践

　ただし，実証に基づく心理療法を一様に提供すればいいというものでもありません。たしかに，すでに刊行されている心理療法マニュアルの通りに実施すれば一定の効果は期待できるでしょう。だからこそ情報通信技術

（ICT）を活用した心理療法も最近では注目を集めています。大切なことは，実証に基づく心理療法は，特定の疾患や特定の状況で起きる問題に対して治療がどのくらい有効かを追求するものだということです。したがって，効用と限界があるということにほかなりません。次の架空の研究例で考えてみましょう。

● 抗うつ薬が効かないうつ病患者さんに CBT は有効か？（架空の研究）

うつ病患者さんは，その多くが抗うつ薬を服用していて，中には抗うつ薬では改善しない人たちが一定数存在します。そこで，そのような人たちに対して，CBT が抗うつ薬に変わる代替治療として効果的であるかどうかを検証する研究を考えました。

研究に参加する上で，次のような基準を設けました。①精神疾患の診断統計マニュアル（**DSM-5**；APA, 2013）によってうつ病と診断されていること，②抗うつ薬を毎日かかさず服用し続けていること，③他の精神疾患や身体疾患がないこと，④これまでに CBT の治療を受けたことがないこと，⑤うつ病の重症度尺度（HAM-D_{17}）の得点が 14 点以上であること，です。①～⑤の基準をクリアした人たちには，研究の説明をし，同意の得られた人 100 名（平均年齢 40 歳）が研究に参加しました。

うつ病に対する CBT のマニュアルに従って，合計 16 回のプログラムを実施したところ，実施前に比べて実施後のうつ病重症度の得点が統計的に有意に改善し，3ヶ月後フォローアップでもその効果は維持されていました（図 1-4a）。

さて，ここで質問です。この研究結果によって，CBT はうつ病のクライエントの症状改善に有効であると言えるでしょうか？

答えはノーです。図 1-4b を見てください。これは，図 1-4a の CBT の効果に，医師の診察だけを受けた通常治療群の結果を加えたものです。これをみると，通常治療群と効果がほとんど変わらないことが分かりますよね。つまり，専門家に相談したことによる要因，もしくは自然治癒の要因が考えられ，CBT 特有の効果とは言いがたいといえます。前述したアイゼンクによる心理療法の効果に関する論文では，まさにこのことを指摘していたのです。

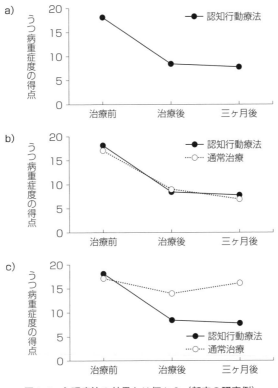

図1-4　心理療法の効果とは何か？（架空の研究例）

　では，図1-4c のような結果であればいかがでしょうか？　治療後，3ヶ月後フォローアップの時点で，CBT 群は通常治療群よりも効果ありと判断できるでしょうか？

　これは効果が期待できそうですね。ただし，この研究は，対象者を乱数表などを用いてランダムに群分けしていない点でマイナス評価です。つまり，治療への期待感が結果に反映されている可能性があるからです。CBT を受けた人たちは，「これでうつ病が治るかもしれないぞ」と前向きに取り組んだ結果，改善につながったのかも知れません。また，医師がCBT が効きそうな人を選んで割り振っていたとしたら，これも効果に差が出る要因になってしまいます。なので，本来であれば，どちらの群の治

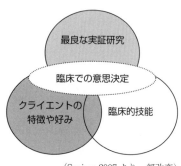

(Spring, 2007 より一部改変)

図 1-5　実証に基づく実践（EBP）の三脚モデル

療を受けるかはランダムに決定される方が，「CBT 群には，心理療法に前向きな人もそうでない人も含まれているにもかかわらず，通常治療群よりも効果が高い」という重みがでてくるのです。

　その他にも，この研究の対象者を選ぶ基準はかなり狭いので，例えばうつ病と不安症を併発しているクライエントには有効なのか否か，平均年齢が 40 歳なので，中高年のクライエントには有効かも知れませんが，若年層や高齢のクライエントには有効かどうか分かりません。

　この研究例を見ておわかりいただけたと思いますが，実証に基づく心理療法には必ず効用と限界があるのです。加えて，実証に基づく心理療法というのは治療効果の視点に立った考え方で，「より多くのクライエントを改善に導く治療法を追求すること」が目的になりますが，それがすなわち，「目の前のクライエントの改善効果を最大限にすること」ではないのです。現在，アメリカ心理学会では，実証に基づく実践（evidence based practice：EBP）が推奨されています。これは，①患者さんの特徴や好み（例えば，遺伝的要因，学習経験）という文脈の中で，②臨床的技能（例えば，コミュニケーションスキル，アセスメント能力）と③利用できる最良の実証研究，を統合し支援していくことです（Spring, 2007）。つまり，EBP はクライエントの立場に立った臨床実践の推奨です。適切な支援のための臨床的な意志決定を行うためには，この三者の関係性が重要であるとし，三脚モデル（three-legged stool）を提唱しています（図 1-5）。以下にそれぞれの脚について説明しましょう。

④ 三脚モデル

(1) クライエントの特徴や好み

　クライエントが抱える問題の維持には，生まれ持った特徴（例えば，遺伝，気質）も大きく関与しています。EBPでは，生まれ持った特徴やこれまでの体験（学習歴）といった発達過程や，ライフステージと関連する要因について目を向けます。発達過程には，アタッチメント，ジェンダー，モラル，社会性，認知・情緒面の発達（学習歴）などが含まれます。その他にも，育った文化や民族性，人種，家族からの影響，宗教，性的志向性などの特徴も含まれます。このような要因によって，クライエントのパーソナリティ，価値観や世界観，人間関係や精神病理，治療への態度が形作られるのです。

(2) 臨床的技能

　治療目標を最も効率よく達成するために，治療の過程で得られたクライエントに関する情報と，実証研究から得られた知見を統合するためには，臨床的技能が不可欠になります。この技能によって，目の前のクライエントを改善に導くための心理学的支援が，最大の効果を発揮します。具体的には，①クライエントの悩みを維持している問題（悪循環）を把握するためのアセスメントや医学的診断，治療計画，②クライエントと良好な関係を作るためのコミュニケーションスキル，③自身の内省とスキル獲得・向上の継続，④基礎心理学と応用心理学の研究知見の適切な評価と利用，⑤治療での個人差・文化差の影響理解，などです。

(3) 最良な実証研究の利用

　上述したように，心理療法，特にCBTはさまざまな科学的研究手法によって，多くの知見が蓄積されてきました。カウンセラーは，それぞれの研究成果の効用と限界を十分に理解したうえで，最良で適切な方法で実証研究の知見を臨床実践に利用する必要があります。

⑤ 趣味活動ではなく専門活動

　三脚モデルに基づいた心理学的支援（EBP）によって，目の前のクライエントの改善効果を最大限にすることが可能となるとアメリカ心理学会は提唱しています。要するに，カウンセラーには**科学者（scientist）であり実践家（practitioner）である**ことが求められます。これは研究と実践の両方をやりなさいということではありません。目の前のクライエントを改善に導くために，①これまで蓄積されてきた先人たちの教え（エビデンス）に耳を傾けること，②問題を解決するための仮説を立て，それを検証するために科学的な手法を活用すること，③そして，臨床家としてのスキルを磨き続けることを指しています。心理学的支援は，趣味活動ではありません。一人のクライエントの人生がかかっている，社会的責任が伴う専門活動です。となれば当然のごとく，有効性の高い手法を提供しなければなりません。

　それとともに，他職種との連携や上級カウンセラーからのスーパービジョンを受けることが求められます。というのも，カウンセラーが実際に観察し得られた情報から，クライエントの問題とその維持要因を推論し一般化していく際には，解釈を誤ったり，過度に一般化しすぎたりして判断ミスをしてしまうリスクがあるからです。他職種との連携やクライエントからのフィードバックなどによって，専門性を高めていくことで，判断ミスをある程度避けることができます。

⑥ これからの臨床心理学

　2019年4月から，臨床心理学分野では日本初の国家資格である公認心理師が誕生しました。活躍する領域も，保健医療，福祉，教育，司法・犯罪，産業・労働と多岐にわたります。これは大変喜ばしいことである反面，社会的責任もこれまで以上に求められるようになります。公認心理師法では，①公認心理師の信用を傷つけるような行為の禁止，②知り得た情報の

守秘義務, ③他職種との連携, ④知識及び技術の向上が明確に記されています。守秘義務に違反した場合は処罰されます（1年以下の懲役または30万円以下の罰金）。加えて, クライエントの症状がカウンセリングを実施する前よりも悪化してしまった場合, なぜそのような支援を行ったのかを論理的に説明する責任も求められます。そのときに効果が期待できないことが分かっている心理療法を提供していたとなれば, 最悪な場合は裁判沙汰になる可能性もあるわけです。つまり, 「目の前のクライエントの改善効果を最大限にする」ために, カウンセラーは心の専門家として, 科学者であり実践家であるという姿勢が今以上に大切になるでしょう。

おすすめの本

● 藤山直樹『集中講義・精神分析（上・下）』岩崎学術出版社, 2008・2010.
　専門書を読むだけではなかなか理解が難しい精神分析の理論や流れを, 時代背景とともに明快に解説した1冊。精神分析を舞台にした人間関係模様もうかがい知れて, 演劇を見ているような錯覚に陥ります。

● オドナヒュー, W. T. ほか編 / 坂野雄二・岡島義監訳『認知行動療法という革命─創始者たちが語る歴史』日本評論社, 2013.
　認知行動療法がいかにして「実証に基づく心理療法」として発展してきたのかが分かる1冊。レジェンド級の先駆者たちが, 当時の取組みについて, ゴシップも交えて明朗に解説しています。

● 下山晴彦・丹野義彦編『講座　臨床心理学I』東京大学出版会, 2001.
　臨床心理学全体の歴史が丁寧にまとめられた1冊。世界だけでなく日本の動向についても解説されています。また, カウンセラーの職業領域や職業倫理についても分かりやすく説明されています。

　　もしも「心理カウンセラーになりたい」と思ったら…

　高校2年生の功くんは，将来，心理カウンセラーになりたいと思っていました。そのきっかけは，自分が対人関係で悩んだ経験があること，そして親友が心の病気で苦しんでいるのを間近で見てきたからです。ある日，心理カウンセラーについてインターネットで検索してみると，たくさんの資格が出てきて，どうしたらいいか混乱してしまいました。

　そこで，志望するいくつかの大学のホームページを調べてみました。すると，「公認心理師」「臨床心理士」といった言葉が多いことに気づき，それについて調べてまとめてみました。

　公認心理師はカウンセラーの国家資格。受験資格を得るためには，「指定大学4年間＋指定施設で実務経験を積む」コースと，「指定大学4年間＋指定大学院2年間」のコースがある。

　一方，臨床心理士はカウンセラーの民間資格。公認心理師制度が誕生するまで専門家を育成していた準国家資格みたいな感じ。受験資格を得るためには，指定大学院2年間のコースしかない。

　公認心理師になるためには，公認心理師資格に対応している大学を選ばなければならないことが分かりました。「これで心の専門家になれそうだ」と希望が湧いたのもつかの間，ある大学の公認心理師コースの授業科目の例を目にして頭がくらくらしてきました。そこには，「臨床心理学概論」「心理学的支援法」「心理演習」といったカウンセラーっぽい科目だけでなく，「神経・生理心理学」「心理学研究法」「心理学実験」「行政関係論」など，カウンセラーっぽくない科目もたくさんあります。「身体の仕組みや研究，法律のことまで学ばないといけないのか。ついて行けるかな」と心配になり，調べたことを両親に相談してみました。すると，「専門家になるってことはそういうことなんだね。まあ，相談に来る人の人生がかかっているんだからそのくらい頑張らないとね。」その言葉にハッとさせられた功くんの心にもう迷いはありませんでした。「やってやんぞー！」

第 2 章

カウンセラーの専門性
―三種の神器と 4 つの神スキル

本章のポイント

　　カウンセラーは，保健医療，福祉，教育，司法・犯罪，産業・労働など，さまざまな領域で働いています。領域によって扱う悩みや内容もさまざまですし，赤ちゃんからお年寄りまでと幅広い方たちが対象になります。ですので，支援方法もバリエーションに富んでおり，悩みに合わせて，効果的な支援策が数多く提案されてきました。しかし，支援策を単に提案しただけではクライエントは取り組むことができませんし，悩みも解消しません。「孤独の海」で漂流し途方に暮れているクライエントに対して，専門的で効果的な支援を行うためには，カウンセラーとして共通して持っておかなければならない重要な要素があります。本章では，カウンセラーが持っておくべき 7 つのことについて解説します。また，カウンセラーが活躍する施設と連携する他職種について，領域ごとに紹介します。

① 生まれついてのカウンセラーはいない

　第1章でお話ししたように，カウンセラーとは心の専門職のことで，日本では**公認心理師**や**臨床心理士**のことを指しています。では，現在，公認心理師や臨床心理士として活動している人たちは，生まれついてのカウンセラーだったと思いますか？生まれた時から，家族のやりとりにひたすら耳を傾け，空気を読んでタイミング良く泣く。その泣き声に心が癒やされ，夫婦関係のいざこざがいつの間にか解決してしまう。そんな乳児がいたら，それは確かに生まれついてのカウンセラーかもしれません。

　「カウンセラーの素質がある」という言葉を耳にすることがよくありますが，これは，まるでカウンセラーが血筋で決まるかのような誤解を与えます。しかし，今のところカウンセラーの遺伝子（DNA）は発見されていません。これは当たり前のようですが結構重要なことです。

　また，「聞き上手だからカウンセラーに向いている」という言葉もよく聞きます。確かにカウンセラーは聞き上手ですが，聞き上手な人がカウンセラーに向いているとは限りません。「聞き上手」というのは，「話を聞き続ける」「（話し手に）話をさせる」のが上手な人のことですね。これはカウンセラーもやっています。カウンセラーはそれだけでなく，話し手の悩みを整理し解決に導く，いわば「解決上手」でなくてはなりません。「解決上手」であるためには，クライエントが腑に落ちるような話し方をしたり，やる気にさせたりする「話し上手」であることも必要になります。さまざまな「上手」を使いこなすのがカウンセラーの専門性と言えます。

　要するに，「専門」というのは「血」ではなく「技術・技能」であり，日々のトレーニングの賜です。ですので，どんな人でもカウンセラーになれるチャンスがあります。ただし，自己研鑽ができない人，つまりカウンセリングの専門技術（スキル）の向上（「上手」を増やすこと）のために，日々鍛錬を積むことができない人は，カウンセラーに向いていません。

② カウンセラーの三種の神器

　では，「上手」を増やしていくためには欠かすことのできないカウンセラーの資質とは何でしょうか？

　それは，①誠実さ，②本質を見抜く力，③ユーモアの３つです。三種の神器に当てはめると，誠実さは己を映す鏡，本質を見抜く力は相手の急所を突く剣，ユーモアは身飾りの勾玉といえます。

(1) 誠実さ

　カウンセラーに求められる資質の中で，もっとも重要なものです。日本国語大辞典（小学館，2006）には，誠実とは「真心があって偽りがなく，まじめなこと。また，そのさま」とあります。ここでの真心とは「いつわりや飾りのないありのままの心・気持。誠心誠意他にほどこし尽くす心。また，そのさま」とあります。つまり，カウンセラーは，クライエントが「ハッピー」になれるように，誠心誠意尽くし，まじめに向き合うことができる人でなければなりません。

　中には，カウンセリングでクライエントを治している自分，人にアドバイスをしている自分に酔いしれているようなカウンセラーもいますが，そのようなナルシスト的な態度ではありません。カウンセラーは，クライエントの人生が良い方向に向かうようにサポートするのが仕事です。ですから，自分のためにカウンセラーをしていたり，価値観というフィルタを通してクライエントを見てはいけないのです。

● 価値観のフィルタ

　次の例について考えてみましょう。

　あなたはカウンセラーです。あなたの家族は，ある宗教Ａの信仰熱心な信者であり，あなたも物心がついたときから，宗教Ａとともに生きてきました。そんなあなたのもとに，クライエントが訪れます。クライエントの悩みは，彼氏と結婚したいがそれには超えられない障壁があるというものでした。詳しく話を聴くとクライエントの彼氏はあなたと同じ宗教

Aだということが分かりました。一方で，クライエントは宗教Bの信者でした。宗教Bといえば，宗教Aとの思想対立で有名で，あなたは小さい頃から宗教Bは憎むべき敵として教えられてきたのです。そんな思いとは裏腹に，クライエントは宗教Aがどれだけひどい非人道的な団体であるかを口早に，つばを飛ばしながら話し続けています。

　こんな状況になったとき，あなたはどのように対応しますか？小さい頃から教えられているので，おそらく，瞬発的に嫌な感情が心を占めるでしょう。もしかしたら知らぬ間に眉間にしわが寄っているかも知れません。それは，クライエントの彼氏の立場を自分自身に置き換えてしまい，自分が責められているような気持ちになるからです。それでも専門家であるあなたは，冷静さを装いながら，「でも宗教Aの彼にだって良いところがあるんじゃないんですか？」と質問をします。ところが，「先生は宗教Aの残虐性を知らないからそんなことが言えるんです！」と言い返されると，イライラ感はさらに強まるでしょう。

　これが価値観のフィルタです。これでは，クライエントは良くなりませんし，おそらくもう二度とあなたの前に現れないでしょう。似たようなことは他にもたくさんあります。「心の病気を持っている人はかわいそう」，「社長さんだから偉いんだ」というのもすべて価値観のフィルタです。これでは，その人が見えなくなってしまいます。目の前にいるクライエントを1人の「人間」として接すること，そしてその人の人生を尊重し，協力して困難を乗り越える方法を考えていこうとする態度こそが誠実さです。これを**協同的経験主義**といいます。

● **臨床力を高める努力**

　もう1つ，誠実さに欠かせないのが，臨床力を高める努力です。カウンセラー「あるある」として，「他人の臨床実践は聞きたがるけど自分の臨床ケースは人に話さない」というのがあります。いつもカウンセラーは正解のない中を悩みながら臨床実践を展開しています。しかも，クライエントの人生の一部を背負っていますので，「間違ったことをやっていないか」という不安もつきまとう職業です。ですので，臨床ケースを他人に見せることで，批判されることを恐れてしまうのです。これは，本末転倒で，不

誠実の極みです。独りよがりになっていないか，適切な支援ができているかを常に心にとどめ，上級カウンセラーに臨床ケースについて確認・指導してもらったり，学会やワークショップといった専門家活動に参加して，知識の更新，仲間との情報交換を行っていく姿勢も誠実さの1つです。

(2) 本質を見抜く力

　「誠実さ」とともに必要なものが「本質を見抜く力」です。苦しくてどうしようもない，だけど誰にも相談できない，知り合いに相談しても解決できない。そんなとき，人はつらい気持ちばかりが先立って，うまく考えがまとまりません。そんな状況が続くと，最悪の場合，自ら命を絶つことが唯一の選択肢のように思えてしまいます。クライエントはまさにこんな状況で，カウンセリングにやってきます。相手が専門家とはいえ，初対面の人に自分のことを話すのには覚悟がいります。言いたくないことや自分自身では気づいていないこともあるでしょう。でも今のつらさは早くなんとかしたい。そのため，時系列に沿って理路整然と話すことはもちろん難しくなります。何から話していいのか，どんなことを話していいのか分からないまま，さまざまな情報を提供してくれます。

　カウンセラーは，アンテナを張り巡らし，話している内容，仕草や態度に常に意識を張りながら，言葉と態度に矛盾はないかどうか，話の内容に共通点はないか，違和感を感じないかどうかといったことを探っています。その中から，クライエントの本当の困りごとは何か，その困りごとの解消を妨げているものは何なのかを見つけ出せるかどうかが，心理学的支援にとってとても重要です。

　例えば，「眠れない，悪夢を見て目が覚めてしまう」ことで困っている20歳代の女性が来談したとしましょう。彼女の最初の話では，ここ数週間，毎晩寝つきが悪くて，何度も目が覚める。しかも決まって悪夢を見ているときに目覚めることが多く，そんな日は一日憂鬱な気持ちで過ごすとのことでした。そこで，睡眠の様子について詳しく尋ねると，話がいつの間にか付き合っている彼氏の話に変わっています。別の角度から睡眠について話を聴いてみても，やはり，彼氏の話題が多いのです。

　そこで，睡眠の質問を止め，彼氏との関係について詳しく聴いていくと，

これまで彼氏がいなかった時期はないこと，親友と呼べるような同性の友人はほとんどいないこと，今思えば両親からネグレクトを受けていた気がすることが分かりました。その上で，眠れなくなるときはどんなときなのかを尋ねると，「彼氏とけんかしたり，彼を傷つけてしまったと感じたときに眠れなくなったり，悪夢を見ることが多くなる」ことが分かりました。

　この女性の場合，眠れないことは本当の困りごとではなく，あくまで話の肴であり，本当の困りごとは「対人関係，交際関係がいつもうまくいかない」ことなのです。そして，その困りごとの解消を妨げているものは，これまでの人生経験で学習してしまったもの，すなわち相手の顔色をうかがってしまうのは，「自分は価値のない人間だ。だから，どうせ捨てられてしまう」というコアな考えから来ているのかもしれません。それと同時に「そんなはずはない。自分は誰かに必要とされる人間なはずだ」という思いも抱えています。ただ，このコアな考えは，非常に不快な，何とも表現しがたい感情と強く結びついてしまっているので，この考えに触れないようにしたり，払拭しようとがんばり続けるわけです。

　それが対人関係の取り方に表れていて，「価値のない人間」だと思われないように，自分にとって「価値がない」ことを裏づけてしまいそうな事実から必死で逃げ続けてきたのです。人からの頼み事はすべて引き受けてきました。でも，逃げ続けてどうなったかというと，いつもなんとなく不全感を持ち，同じ悩みに苦しめられるという悪循環。

　カウンセラーは，表面的な出来事や訴えばかりに注目するのではなく，苦しんでいるクライエントの本質的な悩みをしっかりとつかむことが大事です。私の大好きな昆虫で例えると，カブトムシなら短い角，バッタなら胴体部分をしっかりと掴むことです。そうすれば，どんなにもがいても逃がしません。下手に足を掴んだりするともげてしまうことがあり，余計な痛みを与えてしまう危険があります。カウンセリングでも，無駄な痛みを伴わないために，本質的な悩みを掴むことが大切です（ただし，良くなるために必要な痛みは必ず伴います）。

(3) ユーモア

　3つ目は，ユーモア（笑い）です。日本国語大辞典（小学館，2006）では，

「人を傷つけない上品なおかしみやしゃれ」と書かれています。なぜユーモアが三種の神器に入るかと訝（いぶか）しむかもしれませんが、結論を先に言うと、ユーモアには、文脈を瞬時に変えるとてつもない力があります。ただ冗談を言えばいいわけではありません。笑いは人だけがもつ特徴で、聞き手が理解できなかったり、間が悪かったりすると笑いは起きません。臨床場面では、ひたすら悩み続けてきたクライエントが、ハッと気づくようなこと、思わず納得してしまうようなことに、笑いの要素を加えます。

　笑いが起こるときは、緊張が緩和したときです（桂，1993）。それは、予想していたこと（緊張）が裏切られた（緩和）ときや、よく分からない事柄（緊張）のつじつまが合った（緩和）ときです。その際、「文脈」というのがとても重要になります。例えば、学校や職場で、先生（上司）のものまねをすると結構笑いがとれます。でも、その先生や上司のことを知らない人が見てもまったく笑えません。これが「文脈」というものです。要するに、リアリティをもつ一連の流れの中で、緊張の緩和が起こった時に笑いが生まれるのです。

　臨床場面では、ユーモア（笑い）はどのように使われ、どのように働くでしょうか。そもそも、悩みを抱えているときは、悩みに関することばかり考えてしまうので、クライエントは「緊張」の状態といえます。このような悩みを持っている文脈の中で、カウンセラーがユーモアを加えることで、緩和が生まれ、笑いが起きる。すると、クライエントは少し心にゆとりが生まれ、現状を客観的に眺められるようになります。次の会話を見てみましょう。不眠を訴える40歳代男性とのカウンセリングの一場面です（Cl＝クライエント，Co＝カウンセラー）。

Cl　毎晩，少しでも眠気を感じたら「今が寝るチャンス」と思って寝床に入るけど，目が覚めちゃうんです。あと，夜中に目が覚めたときは，どのくらい眠れたかを知りたくて時計で確認するんです。日中も，「今晩は眠れるかどうか」ばかり考えてしまって。眠れなくて本当につらいんです。
Co　うーん。これは不眠症ではないですね。
Cl　えっ？そうなんですか。
Co　ええ。これはたぶん…恋煩いです。眠れないことに恋しちゃっていて，

ネムレ ナイヨさんのことばかり考えちゃってますね。

CI　はっはっは。「眠れない夜」さんって！上手いこといいますね。でも先生の言うとおりかもしれないですね。恋煩いかもしれない（笑）

Co　しかもストーカー級ですよ。四六時中，動向をチェックしちゃってますから。ネムレ ナイヨさんのことは何でも知ってますもんね。

CI　ストーカーですか！そこまでイッちゃいましたかぁ。そりゃ眠れないのも無理ないかぁ。

Co　私は，ネムリ スギヨさんにつきまとわれて，いつも9時間寝ないと日中眠くてダメなんですよ。もっとやりたいことがたくさんあるのに。

CI　9時間⁉　それはそれで大変ですね。

Co　だから，是非，ネムレ ナイヨさんとつきあってみたいですね。今度4人で合コンでもしましょう（笑）

このやりとりの後，彼は眠ることに囚われすぎていることに気づき，眠れなくても日中に支障がなければ，使える時間が増えて，反対にいいのかもしれないと思えるようになりました。このとき，実際の睡眠状態はほとんど変化していません。「不眠はつらい」という文脈が変わったわけです。このように，緊張の緩和は，いつの間にか狭くなっていた心の視野を広げます。クライエント自身が，見たくない，感じたくないと回避してきた事柄と対峙しなければならないときにも，ユーモアによってこれまでとは違った視点をもち，積極的な行動をとることができるようになります。そのような方法としてユーモアはとても役に立ちます。ちなみに，笑うことは腹式呼吸ですので，横隔膜が刺激されて副交感神経が優位になると言われています。つまり，身体がリラックスすることも心の余裕につながるといえます。

③ 4つの神スキル

次に「○○上手」，すなわち臨床スキルを具体的に見ていきましょう。臨床スキルには，実にたくさんのことがありますが，その中でも特に重要

な，4つのスキルを紹介します。とても重要なスキルなので，ここでは「神スキル」と呼びましょう。

(1) 受け止めるスキル

　クライエントが置かれている状況や心情をしっかりと受け止められるかどうかは，カウンセリングの最も重要なスキルの1つです。そのためには，どのような人生経験（学習経験）を経てきたのか，話の内容が時系列の中で飛びすぎていないかなどを踏まえながら，クライエントの現状理解をしていきます。これには，かなりの注意力と豊かな想像力が必要ですし，「誠実さ」と「本質を見抜く力」が大きく関係してきます。

　漫画や小説を読んでいる時に，静止画のはずなのに頭の中では登場人物が動いているような感覚がありますよね？それが想像力です。クライエントの話を聞きながら，あたかも演劇の舞台や映画を見ているように頭の中でストーリーを追っていくのです。そうすることで，話の飛躍や矛盾点に気づきやすくなります。例えば，あるクライエントが「人と話すのが怖いんです」と訴えたらどうでしょう。一聞すると聞き流してしまいますが，「人と話す＝怖い」というのは，飛躍していますね。話を詳しく聞いていくと「園児の頃，みんなの前で発表しようとしたら涙が出てきた」「小学校の頃，授業中に先生に当てられて，席を立ったら屁をこいてしまい，全員から笑われ"ヘコキング"と呼ばれた」「それ以来，人と話をするときに，視線や仕草を異常に気にするようになって…」というように，時系列に沿って詳細に聴いていくと，そのときの状況が想像でき，クライエントの悩みやつらさをリアリティを持って受け止めることができます。

　また，繰り返し出てくる言葉や矛盾点に気づくことも重要です。繰り返し出てくる言葉にはメッセージが隠されています。極端な言い方をすると，お笑い芸人の「押すなよ！」と同じ役割で，「押せよ！」と暗に意味しているわけです。うつ病を訴えるクライエントが繰り返し「夫が…」と言うときには，「夫婦関係について話したい」という意味にとれます。

　また，しきりに「母親とは，うまくやっています」と言っているクライエントが，実家に帰って母親と会うたびに体調を崩していたら，発言と態度に矛盾が見られます。このようなことに敏感になることが注意力です。

特に，言葉（言語）と態度（非言語）はよく矛盾します。カウンセラーの発言に「はい，やってみます」という割には，次回のカウンセリングで一切やってこないことが続くこともあります。

　ここで大切なことは，クライエントとカウンセラーは他人であるということです。これは，クライエントと100%同じように感じることは不可能だという事実です。だからこそ，カウンセラーはクライエントの悩みを十分に理解するために，想像力と注意力をフル稼働しているのです。そして，クライエントの悩みが腑に落ちる，つまり「あなたがそのような人生経験を歩んできたのなら，今現在の苦しみやその苦しみから逃れるためにしていることはよく理解できる」と伝えられるまで話を細かく丁寧に聴くことによって，クライエントはカウンセラーを信頼し，改善に向かって取り組むことができるのです。これは，専門的には，**無条件の積極的関心**とか**共感的理解，承認**（バリデーション）といいます。

　ちなみに，「私は○○で苦しんだ体験があるから，同じ悩みを持つ人の気持ちが分かる。だからカウンセラーになりたい」という人がいますが，これだけでカウンセラーになるのは危険です。というのも，十分な情報収集をせずに，自身の体験に照らし合わせて分かったつもりになってしまうからです。さらに，苦しみから自力で立ち直った経験があると，その経験にすがってしまい，その通りにやらないクライエントに対して，負の感情を抱きやすくなります。

(2) かみ砕いて話すスキル

　専門用語に繰り返し接していると，気づかないうちに専門用語になれてしまいます。ですので，「あなたのその思考が抑うつ気分に影響しているんです」とかいっても，クライエントには，意図通りに理解してもらえないことが多いのです。しかも，クライエントの年代もさまざまです。

　例えば，70歳代のあるクライエントは，つらさを解消しようと，テレビで良いと言われることはすぐに試し，何度も主治医を変えてきました。そのような話を聞きながら，「焦っていて全体が見えていないなぁ」と感じていた私は，カウンセリングの最後に「急がば回れですね」と言いました。すると，そのクライエントはハッとした表情を浮かべ，それ以降，こ

とあるごとに「急がば回れですね」と言いながら，カウンセリングや治療に取り組むようになりました。これに味を占めた私は，20歳代のクライエントに「ほら，急がば回れっていうじゃん」というと，「どういう意味ですか？」って言われてしまいました。カウンセラーは，目の前のクライエントが「分かる言葉」にかみ砕いて話をしなければなりません。

　比喩（たとえ話）は，かみ砕いて説明する上でとても役立ちます。これには，ユーモアも深く関わってきます。例えば，不眠症に苦しむクライエントの中には，睡眠薬を飲みたくないと訴えてカウンセリングに訪れる人が多くいます。あるクライエントは「もう睡眠薬を飲むことに抵抗がなくなった。ここまでやれてこられたのは睡眠薬のおかげ」と言っていましたが，態度などから，睡眠薬の服用を止めたいと思っているけど，止めたらまた眠れなくなるんじゃないかという不安もあり，なかなか減薬に踏み切れないように感じました。そこで，次のような比喩を使いました。

Co　確かに，つらいときに支えてくれた親友とは，離れがたいですね。では，Clさんには実は叶えたい夢があって，その夢を実現するためには，その親友と離ればなれにならなければならないとしたら，どうしますか？夢を諦めますか？

Cl　それは，夢を叶えるために頑張りたいですね。

Co　親友と別れるのはとてもつらいことですが，夢を取る決断をされるときは，痛みを伴うこともありますもんね。

Cl　そうですね…じゃあ，薬を減らしてみようかな。

　このとき，私は「親友＝睡眠薬，夢の実現＝睡眠薬の服用中止」に例えました。このClは，比喩の説明を加えなくても，意図をしっかりと理解し，覚悟が決まったようです。このように比喩表現を用いることによって納得感が強くなるほど，実践につながりやすくなります。

(3) 仮説を組み立てるスキル

　カウンセラーの仕事はただ話を聴いて受け止めるだけでは終わりません。さまざまな情報から，クライエントが抱えている問題がどのように作られ

ているのかを考え，より妥当性の高い仮説を組み立てていきます。仮説を
組み立てる際に問題になるのが，カウンセラーが「こうじゃないか？」と
思うと，それを裏づける事柄ばかりに意識が向いてしまうことです。例え
ば，「電車に乗るのが怖い」という訴えを聴いてパニック障害を疑った場
合，パニック発作をこれまで経験したかどうか，めまい，動悸，息苦しさ，
吐き気，死ぬ恐怖など，その際の症状としてどんなことが現れたかなどの
情報を集めることに終始してしまうことです。つまり，「仮説が合ってい
ること探し」です。

　でもこの方法には問題があります。確かに，それらの症状はパニック障
害の診断項目ですが，パニック障害ではなくても現れる症状です。ですの
で，別の病気や問題がクライエントの生活に影響しているかもしれません。
要するに，クライエントが悪循環に陥っている状況を的確に理解し，仮説
を組み立てるためには，カウンセラーが「当たり」だと思っていることが
「当たり」かどうかを確認するだけではなく，「はずれ」だと思っているこ
とがちゃんと「はずれ」であるかどうかを確認することが重要なのです。

　この仮説の組み立ては，専門的には**ケースフォーミュレーション**と呼ばれ
ます。特定の理論に基づいて組み立てられるため，認知行動療法を行う場
合は学習理論や情報処理理論，精神分析を行う場合は，精神分析理論を
しっかりと理解していなければなりません。

（4）悩みを解決するスキル

　クライエントのつらさを受け止め，つらさを維持している問題について
の仮説を組み立てると，次はその**仮説検証**，すなわち，悩みの解決に取り
組みます。上記（1）～（3）のスキルはいってみれば，現状把握です。例
えるなら，自転車に乗られない子どもに対して，乗りこなせない理由を明
らかにし，説明してあげただけです。これで終わってしまうと，乗りこな
せない理由は分かったけど，どうしたら乗りこなせるかが分からないので，
結局乗りこなせません。乗りこなすための具体的な方法を獲得してもらわ
ねばなりません。

　クライエントの抱えている悩みを解決する際に利用されるのが，最良な
実証研究の成果です。これは第1章「三脚モデル」で取り上げたように，

実際の介入技法についての実施手順だけでなく，効用と限界もカウンセラーは理解しておく必要があります。また，あくまで「仮説検証」ですので，悩みの解決手段を提供しただけで終わってはいけません。その手段に取り組んだことで，実際に悩みの解決につながったかどうかまで確認します。

　ただし，クライエントは皆，それぞれ特徴や好みを持っていますので，なかなか悩みを解決することに取り組めない場合があります。そもそも，どんなに頑張っても解決できないからこそカウンセリングを受けに来たはずです。このように停滞した状況を打開するうえで，ブレスト（ブレインストーミング）はかかせません。ブレストは，状況を打開するために，①実践するかどうかは別として，②ありとあらゆる可能性を含んだアイデアを，③できるだけたくさん出し合い，④新たなアイデアを生み出すものです。

　ブレストの練習として，あなたが持っている携帯電話（スマホ）は，何に使えるか考えてみましょう。

　おそらく，相手に電話する，思いついたことをメモする，計算する，暇つぶしにゲームをする，といったことはすぐに思い浮かぶと思います。でもこれは，すでに携帯電話が持っている機能ですね。それ以外の利用方法となると，とたんに出てこなくなります。例えば，鏡として利用する，物を取りたいけど届かないときに踏み台にする，武器にもなるし，盾にもなる。まだまだいろんな利用方法があるでしょう。「そんなバカな」と思うようなものまでどんどん挙げていくことで，選択肢を増やすことがとても大切です。

　人は，普段行っていること以外のことを思いつくのはとても難しく，それ故に，いつも似たような考え方や行動パターンになってしまうのです。ですので，クライエントだけでは思いつかないようなさまざまな方法をカウンセラーが一緒に考えていくことで，発想の転換につながり，より適応的な考え方や行動につながります。

　昼食後に，ソファで居眠りしてしまい，夜中に眠れなくなってしまうクライエントを例に挙げましょう。この方は居眠りの習慣がなかなか治らず，「自分の意志が弱いからだ」と結論づけていました。そこで，どうしたらソファで居眠りしないですむかのブレストを行いました。クライエントか

らは、「頑張ってソファに横にならないようにする」という発言しか出てきません。そこで、きっかけ作りとして、ソファを捨てることを提案しました。するとこのクライエントは、「その発想はなかった」と笑いつつ、「でも結構値段が高かったので捨てるのは…」と消極的な発言。そこで、「奥さんにソファで横になってもらう」「生け花用の剣山をソファの上にたくさん並べておく」「ソファを裏返す」といった方法を一緒に考えていきました。その上で、どうするかを再検討しソファの上に、「昼食後のごろ寝、厳禁」という赤字で書いた紙を置き、昼食後はリビングの堅い椅子に座るか立ってテレビを見ることになりました。このように、さまざまな角度からアイデアを出すことで、これまで思いつかなかったような方法を思いついたり、やろうと思っていたことを実践する方向につながります。

④ 内的世界と現実世界を行き来する

　これまで述べてきたように、カウンセラーになるためには、三種の神器と4つの神スキルを身につけること、そしてそれを洗練させていくことが求められます。これらを身につけた上で、カウンセラーはクライエントの内的（心）世界と外的（現実）世界を出入りします。内的世界に入りこみ疑似体験をするのですが、そのときにはクライエントの感情の波にのまれ、カウンセラーの心の中でもさまざまな感情が入り乱れます。このとき、それが内的世界のことであり、現実世界とは別であることを認識できていないと、自他が混同して感情移入してしまい、カウンセリングがうまくいきません。だからといって、内的世界に踏み込まず、現実世界から眺めているだけでは、クライエントの本当の悩みは分かりませんし、カウンセラーに心を開いてくれません。

　これは、映画『マトリックス』（1999年公開）が参考になります。この映画は、2199年の世界を舞台にした人工知能（AI）と人間との戦いがテーマです。この時代、ほとんどの人間はカプセルの中で培養され、プラグから脳への電気刺激によって、AIが作り出した1999年の仮想世界が現実世界

であると思わされて生きています。一方，2199年の現実世界に生きる人間たちは，仮想世界は仮想であることを認識し，現実世界と仮想世界を行き来できるようになり，AIと戦うことができるのです。

　重要なことは，クライエントの内的世界に入り込みながらも，それが仮想世界（疑似体験）であることを認識し，現実世界に戻って，そのような内的世界をもつクライエントを，現実世界でどのように社会適応につなげられるか，俯瞰的視点をもって検討することが求められます。

⑤ カウンセラーの働く領域

　最後に，三種の神器と4つの神スキルを備えたカウンセラーが実際に働く領域について紹介しましょう。カウンセラーは，多種多様な領域で働いていますが，特に，①保健医療（例えば，病院），②福祉（例えば，児童相談所），③教育（例えば，学校）④司法・犯罪（例えば，少年鑑別所），⑤産業・労働（例えば，民間企業）の5つの領域で活躍しています（表2-1）。

　カウンセラーの主な業務は，①クライエントとの心理面接，②クライエントの状態を把握するための心理検査，③地域住民を対象に行う地域援助，④心理学的援助を的確で効果的に行うための調査・研究活動の4つです。これら4つの業務を行う上で必要となるのが，他職種との連携です。カウンセラーは，人の特徴の一部分に対する支援です。同様に，他の職種（例えば，医師，教員，作業療法士など）も一部分に対する支援ですので，1人の人間を総合的にサポートするためには，他職種と連携し，情報交換を綿密に行う必要があります。定期的なミーティングやちょっとした時間を使った意見交換などはとても重要です。

　他職種との連携を軽視して，クライエントの支援だけをしようとするのは，クライエントの利益にはなりません。つまり，カウンセラーは個人面接や心理検査ばかりやっていればいいのではなく，社会性や協調性も持ち合わせていなければなりません。

表 2-1　カウンセラーが働く領域・施設と連携する他職種

領域	働く主な施設	連携する他職種
保健医療	医療施設（病院，クリニック，介護），市町村保健福祉センター，精神保健福祉センター，など	医師，看護師，保健師，臨床検査技師，作業療法士，言語聴覚士，精神保健福祉士，など
福祉	市町村保健センター，精神保健福祉センター，児童福祉施設，児童相談所，認定こども園，婦人保健施設，老人福祉施設，など	看護師，保健師，保育士，社会福祉士，精神保健福祉士，ケアマネジャー，など
教育	学校，教育委員会，教育センター，適応指導教室，など	教員，スクールソーシャルワーカー，養護教諭，など
司法・犯罪	刑務所，少年鑑別所，少年院，家庭裁判所，保護観察所，など	刑務官，裁判官，法務教官，など
産業・労働	国営企業，民間企業，公立職業安定所（ハローワーク），など	産業医，人事部門，など

おすすめの本

●東豊『リフレーミングの秘訣―東ゼミで学ぶ家族面接のエッセンス』日本評論社，2013.

　停滞しているものの考え方（思い込み）をどのように変容するかを分かりやすく解説した1冊。事例編もあるため理解が進みます。

●島宗理『使える行動分析学―じぶん実験のすすめ』ちくま新書，2014.

　実際に行動を変えていくための方法が分かる1冊。仮説を組み立てるスキルと問題を解決するスキルの重要な視点が書かれています。

●ネズ，A.M.・ネズ，C.M.・ロンバルド，E.M. 著／伊藤絵美監訳『認知行動療法における事例定式化と治療デザインの作成―問題解決アプローチ』星和書店，2008.

　仮説を組み立てるスキルと問題を解決するスキルの具体的な方法が説明された1冊。クライエントが抱えている問題を包括的に捉える方法を解説してあります。

もしも臨床現場で働くか進学するか迷ったら…

　公認心理師を目指していた功くんは，現在，修士課程2年目です。毎日，授業と実習，さらには学位論文の作成と，日々忙しく過ごしています。そんな功くんは，学位論文を作成する過程で研究の面白さを知り，博士課程の進学も考えるようになりました。一方で，臨床実習で実際のクライエントと接することで，臨床現場で働きたいという思いも捨てきれません。そのことを指導教官に相談したところ，研究室で博士課程を修了後，大学教員になった岡吉先生と，修士課程修了後に臨床現場で働く小嶋先生を紹介してもらいました。

岡吉先生（大学教員）の話：

　臨床，研究，教育のどれに最も力を注ぎたいかによるよ。もし，臨床と研究に興味があるのなら，博士課程修了後に，研究所に所属しながら週1日非常勤で臨床現場に出ることもできる。教育機関も臨床と研究ができるけど，教育にも時間を割くことになるから，その分，忙しくなる。ただ，カウンセラーの育成という点で重要だね。僕は今，週4日は教育と研究，週1日臨床現場でカウンセリングしているけど，臨床での疑問を研究で明らかにしたり，その成果を臨床活用できるのはメリットかな。

小嶋先生（カウンセラー）の話：

　私は臨床経験を積みたくて，今は非常勤として医療機関で週3日，スクールカウンセラーとして週1日，産業カウンセラーとして週1日働いています。さまざまな年齢，職種，主訴のクライエントと接することで，とても勉強になるし，自分自身が抱えている問題についても，少し客観的に捉えられるようになってきたかな。それぞれの職場で，他職種間ミーティングがあるんだけど，とらえ方に専門性の違いがあって，とても勉強になると思う。上級カウンセラーからのスーパービジョンも月1回受けています。他職種からカウンセリングの理解を得るのにはけっこう期間がかかったし，毎日，へとへとになるけど，とても充実しているわ。

　「結局，どちらの先生もやりがいを感じているんだな。」そう思った功くんは，「やりがい」をキーワードに大学院生活を過ごすことにしました。

第Ⅰ部　附録
相談できる場所に行くまでに何かすることはある？

小さな事件だったはずが大事件に！？

　カウンセラーに相談するのは，とても勇気のいることです。多くの人は，「誰だってこの程度の悩みは持っている」とか「悩みを相談して，『その程度のことで悩んでいるんですか』と言われたら，それこそ立ち直れない」といった考えが浮かんでしまい，敷居をまたぐことに躊躇されているようです。二の足を踏んで，その場から動かずにいると，新たな悩みが加わり，事態をさらに悪化させてしまいます。

> 時々僕等はひどく落ち込んだりして，
> 穴蔵の中に逃げこんだりしてしまう。
> モグラになってしまったら太陽さえも恐くなって，
> なかなかそこから抜け出せなくなるのさ。
> 本当はそんなに難しくない話でさえも，
> 迷宮入りの大問題になっているのなら……
> ──北川悠仁作詞『ユーモラス』より

　とても嫌なことがあると，人と会うことも，食事をとるのも億劫になります。でもこの歌詞のように，1人で悶々と考えていると，小さな事件がとても大きな事件だったように思えてくるのです。
　ですので，悩みがあるときは，勇気を持って，覚悟を決めてカウンセリングを受けることをお勧めします。ただ，カウンセリングにもお金がかかりますので，まずは自力で悩みに向き合ってみることもいいかもしれません。

段階的ケアという考え方

　臨床心理学の世界では，段階的ケアという考え方があります。これは，

何らかの悩みを抱えている人に対して，まずは情報提供をしたり，自分自身で取り組めるもの（書籍，アプリ）を提供したりします。専門家に相談せずとも自分で解決策を試す段階です。それでも悩みが解消しない場合は，病院などの専門機関に行きます。悩みに合ったプログラムを提供している病院やクリニックに通院し，カウンセリング（たいていは複数人のクライエントからなるグループカウンセリング）を受けるのです。それでも良くならない場合は，より高度な専門知識と臨床的技能を持ったカウンセラーがいる病院やクリニックに通院し，個別カウンセリングを受けます。このように，自助努力から低強度カウンセリング，そして高強度カウンセリングと段階を踏んでケアしていこうという考え方です。

　以上は，カウンセラー（サービスを提供する側）からの視点ですが，これをクライエント（サービスを受ける側）から見てみましょう。

自分の悩みについて検索する，相談する，試してみる

　まずは，自分自身の悩みがどのようなものかを調べることから始めます。それは，自分の心やからだについての悩みもあれば，子育てや対人関係などさまざまです。もちろん，自分自身では調べられない場合，例えば，小さなお子さんの場合は，保護者が代わりに調べることもあります。多くの人は，インターネットで検索ワードを入力して調べると思いますが，書店に並んでいる一般書の中から，自分の悩みと関連がありそうなタイトルの本を読んでみることもいいでしょう。また，市民公開講座のように，一般向けの講座が各地で開催されていますので，参加してみることもお勧めします。

　インターネットを利用する場合，どのように検索したらよいか分からない方が多いと思います。検索のコツとしては，悩みのキーワードをいくつか組み合わせて検索してみることです。例えば，「億劫」「食欲がない」「眠れない」という3つのキーワードを入れて検索してみると，「うつ，うつ病」という言葉がたくさん出てきます。一方で，「眠れない」「イライラ」「頭痛」というキーワードでは，「不眠」という言葉が多く出てきます。組み合わせ方によって出てくるサイトが変わってくるのです。

　この際の注意点ですが，すべてサイトの情報が正しい情報かどうかは保

証されていません。インターネット上ではたくさんのサイトから情報を得られますが，怪しい内容もたくさん含まれています。服用薬の副作用が気になっていたあるクライエントは，その薬をインターネットで検索してみたそうです。すると，「一生飲み続けなければならない」「依存性が高い」「認知症になる」といったことをたくさん目にしてしまい，余計に不安感が高まってしまいました。そもそもインターネット上に書き込まれている内容（肯定的 vs. 否定的）の比率が均等であるかどうかも分かりません。つまり，否定的な意見が圧倒的に多ければ，肯定的な意見を目にすることができない可能性もあります。要するに，検索結果として出てくる各サイトをしらみつぶしに見ていくのではなく，まずは自分自身の悩みに当たりをつける必要があります。

　自分自身の悩みに当たりがついたら，次はそれに関する書籍を探して，読んでみましょう。「Amazon」や「楽天」のような書籍を扱うネット通販サイトに言葉（例えば，不眠）を入力・検索してみます。もし書籍のタイトルによく分からない言葉（例えば，認知行動療法）があった場合は，あらためてその用語を検索してみるとよいでしょう。

　ある程度，自分自身の悩みの種類について理解したら，次は悩みを解消するために取り組んでみます。まずは，気の許せる友人や家族に相談してみるのもいいでしょう。周りの人は，思っている以上にさまざまな人生経験をしていますし，あなたのことをよく見ています。悩みすぎて狭くなっている視野を広げてくれるかもしれません。

　ですが，気をつけなければならないのは，頼りすぎないことです。周りの人は壁ではなくヒトです。あなたと同じように，人生を背負って生きているヒトなのです。寄りかかりすぎてしまえば，重さに耐えきれずに支えきれなくなってしまいます。すると，「もう相談してこないで」と言われてしまい，そのことで余計に傷ついてしまうでしょう。寄りかかりすぎないためにも，心の筋力トレーニング，すなわち「心トレ」が大切です。

　世の中には，「心トレ」のための本やアプリがけっこうあります。筋トレに腹筋や腕立て伏せがあるように，「心トレ」にもうつ・不安，不眠，対人関係など，悩みに合わせたトレーニングがあります。「自分でできる○○」とか「○○ワークブック」といったフレーズがついているものは，

その多くが自分で取り組めるように構成されています。これらの本やアプリの中には，専門的な裏づけのない怪しいものも含まれています。是非，専門家が監修しているものを手にとってください。

　ただし，書籍やアプリには限界があります。内容が十分に理解できないと適切な方法で取り組めずに効果が見られません。また，悩みに立ち向かうため，解消に向かう過程で一時的に悩みが強くなることもあります。上記の方法を試しても悩みが解消されない場合は，いよいよ覚悟を決めて専門機関に相談することになります。

専門機関に相談に行くための準備

　専門機関に相談にいけば，すぐに悩みが解消できるわけではありません。医師やカウンセラーから適切なサポートを得るためには，できる限りの情報を提供しなければなりません。なぜなら，あなたの心を一番よく理解しているのはあなたしかいないからです。でも，いざ悩みを話そうとすると，なかなか考えがまとまらず，また緊張してしまうせいか伝え漏らしも起こります。ですので，相談に行く前に，悩みの経緯をできるだけ時系列に沿って整理し，紙にまとめておくのは効果的です。書き出すとつらい出来事を思い出してしまうという人は，史実を記述していくように淡々と書き出してみましょう。

　他にも，すでに処方薬を飲んでいる場合は，これまで飲んできた薬の種類と量の変遷についてもまとめておくとよいでしょう。お薬手帳でもかまいません。

あなたの心を一番よく理解しているのはあなたしかいないけれど

　「誰も自分のことを分かってくれない」と思うことはよくあります。そんなときは近くに人がいても，ひとりぼっちで悲しい気持ちになります。でも，それはあなたの一部分であってすべてではありません。

内側からは君にだけしか見えないのに，
外からは僕にしか見えないものはなーんだ？

（中略）

君はそいつを嫌いになってしまったと言う。

もう一緒にはいられない，消えてほしいと言う。

内側から見たそいつを僕は知らないけど，

外から見たそいつならよく知っているから。

半分しか知らないままに答えを出すのは，

なんかすごくとても，あまりに勿体ないから，

外からずっと見てた僕の話を聞いてよ。

──野田洋次郎作詞『謎謎』より

　あなたが「内側の自分」をよく知っているのと同じように，周りの人は「外側のあなた」をよく知っています。そのどちらもあなた自身なのです。「内側の自分」の力では太刀打ちできない悩みにぶつかったときには，周りの人のアドバイスを聴いてみてください。

〔岡島　義〕

第Ⅱ部
未成年の頃までに直面しうること

第3章　ライフスタイルの形成
―"自分"の形成と"周り"との関係

第4章　神経発達障害（ADHD，ASD，LD）
―個性は天からの授かり物

第5章　子どもの不安症，うつ病
―目立たないけど苦しんでいる子どもを救いたい

第6章　統合失調症
―幻覚や妄想ではなく"人"をみられるように

附録
未成年やその周りの人が相談できる場所

第3章

ライフスタイルの形成
—"自分"の形成と"周り"との関係

本章のポイント

　　ライフスタイルの形成は，未成年の期間の暮らし方が大きく影響します。暮らし方には，さまざまな体験が含まれますが，親との関わりの影響は大きく，愛着研究を中心に多くの知見が蓄積されてきました。また，未成年は，アイデンティティの確立が重要な課題の1つとされていますが，暮らし方によっては，アイデンティティが拡散してしまい，自己を確立しきれずに不安定な心が育まれてしまうことがあります。心の在りようについては，パーソナリティ研究として多くの知見が蓄積されており，不安定な心がパーソナリティ障害へと発展してしまったり，非行，拒食や過食，あるいはリストカットなどの逸脱行動として目に見える形であらわれてしまったりします。このような未成年の心への臨床心理学的なアプローチは，発達段階に応じた配慮を要するとともに，暮らしの環境を整え，多職種，多施設のチームで取り組んでいくことが大切になります。

① ライフスタイルの形成

　未成年は暮らしの中のさまざまな体験によって，心が育まれ，そしてライフスタイルが形成されていきます。それでは，暮らしの中のどのような体験が心を育むのでしょうか？みなさん自身もさまざまな体験をしてきたと思います。その体験1つ1つがみなさんの心を育んできました。臨床心理学では，そのような体験の中でも，いくつかのポイントに絞って実践と研究が行われてきました。

　この章では，未成年の心について，遺伝的要因と環境的要因，愛着，アイデンティティ，そしてパーソナリティを中心に紹介します。

(1) 未成年の心と環境の関係

　血液型性格分類に興味を持ったことがある人は多いのではないでしょうか？私自身は，O型のため，「おおらかだよね」とか「おおざっぱだよね」と言われることがあります。血液型と性格についてこれまでの心理学的研究では直接的な関係があるとする結論には至っていませんが，このような血液型性格分類が当てはまるように見えるかどうかについては，環境的要因が大きく影響することが知られています。人間は，他者が期待した振る舞いをしてしまう傾向にあります。このような傾向について，心理学では「ピグマリオン効果」と呼んでいます。血液型性格分類もこのピグマリオン効果が生じて，O型の人は周囲の人の期待に応えてO型の人らしく振舞っているのではないかという指摘がなされています。これは「周囲の人の期待」という環境によって人の心が変化していることを意味しています。血液型性格分類については多くの研究によって検証が行われている途中ですが，少なくとも，人の心は，遺伝的要因だけではなく，環境的要因の影響を受けて変化することは自明のこととされています。

　このように心理学では，人の心は遺伝的要因と環境的要因の相互作用によって育まれていくとされています。遺伝的要因の影響性については，双子を対象として環境の違いによる変化を調べる**双生児研究**によって多くの知見が積み重ねられています。しかしながら，遺伝的要因を変えることは

極めて難しいため，臨床心理学では，直接的に働きかける対象としてではなく，あくまでクライエントの状態を把握するためのアセスメント対象として位置づけています。一方で，環境的要因が心に及ぼす影響については，さまざまな研究方法（実験法，調査法，面接法，観察法）によって多くの知見が蓄積されているとともに，環境的要因は変えることが比較的容易であるため，臨床心理学では直接的に働きかける対象として位置づけています。

　例えば，アメリカの教育学者であるハヴィガーストは，人が正常に発達するためには，各発達段階において，達成しなければいけない課題が存在すると考え，それらの課題のことを「発達課題」と呼び，**発達課題理論**という形でまとめています（図3-1）。また，旧ソビエト連邦の心理学者であるヴィゴツキーは，人の発達や学習は，大人が「足場かけ」という援助をすることによって発達が促されていくと提唱しています。これらは，環境的要因が未成年の心に及ぼす影響の大きさを物語っており，未成年の心について考える場合には環境的要因に着目することが大切であると言えます。

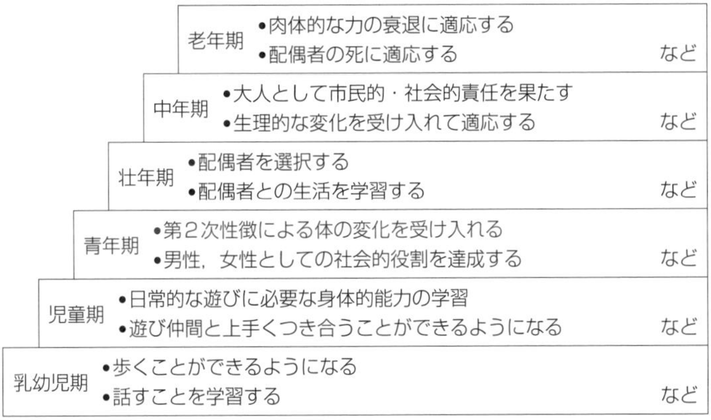

老年期	●肉体的な力の衰退に適応する ●配偶者の死に適応する	など
中年期	●大人として市民的・社会的責任を果たす ●生理的な変化を受け入れて適応する	など
壮年期	●配偶者を選択する ●配偶者との生活を学習する	など
青年期	●第2次性徴による体の変化を受け入れる ●男性，女性としての社会的役割を達成する	など
児童期	●日常的な遊びに必要な身体的能力の学習 ●遊び仲間と上手くつき合うことができるようになる	など
乳幼児期	●歩くことができるようになる ●話すことを学習する	など

（林（2010）を参考に作成）

図3-1　ハヴィガーストの発達課題理論

(2) 未成年の心と愛着

　臨床心理学では，未成年の心を育む環境的要因として母親の存在を重視してきました。児童精神医学を学び医師として活躍していたイギリスのボ

ウルビィは，戦争孤児として施設に収容された子どもたちの状況を把握するように依頼を受け，調査をする中で，母性剥奪という概念を提唱し，早期の母子関係の重要性を説く愛着理論を展開しています。

　愛着理論とは，危機的な状況において自分が安全であるという感覚を維持するために養育者との親密な関係を維持しようとする愛着行動に関する理論です。愛着は，生涯を通じて形を変えながら存続し，幼児期には，養育者が物理的に近くにいることを維持しようとしますが，2〜3歳頃には，目の前にいなくとも養育者は存在しているという感覚（対象恒常性）が獲得され，目の前にいなくとも養育者との相互信頼に満ちた関係の下に，保護してもらえるという主観的な確信や安心感を抱くようになります。

　このように安定した関係性の中で愛着が形成されることによって，心が安定していきますが，虐待を受けた場合，あるいは親が精神疾患などの症状によって安定した関係を築きにくかった場合には，愛着が形成されずに，心が安定することなく，不安を抱きやすくなったり，適切な対人関係を築くことが困難になったりします。特に，未成年の心は，養育者との関係の影響を受けやすいため，環境的要因として養育者は重要な位置づけにあるとされています。

(3) 未成年の心とアイデンティティ

　未成年の心が育まれる過程では，自己を確立していくことも重要な課題の1つです。この点について，アメリカの発達心理学者であるエリクソンは，青年期の発達課題としてアイデンティティの確立を挙げています。**アイデンティティ**とは，確信を持って肯定的に，社会の中に自分の存在を認めることができる感覚のことを言います。一般に，他者とのコミュニケーションの中で，アイデンティティを確立していきますが，他者と適切なコミュニケーションが築けなかった場合に，アイデンティティが確立されずに拡散してしまうことがあります。例えば，慢性疾患などを抱えて，活動が制限されている生活環境の中で，他者とのコミュニケーションが限定的となってしまった結果，自己を確立できないことがあります。もちろん，愛着が形成されずに適切な対人関係を築くことが難しい場合にも，他者とのコミュニケーションが限定的となりますのでアイデンティティが拡散さ

れてしまう傾向にあります。アイデンティティを確立することができずに，アイデンティティが拡散したままでいると，暮らし方が定まらず，結果的に心も不安定な状態になります。したがって，未成年の心について考える時には，アイデンティティの確立についても着目する必要があると言えます。

(4) 未成年の心とパーソナリティ

　未成年の心が育まれる中で，環境に対する一貫した反応傾向としてのパーソナリティが形成されていきます。パーソナリティは，ライフスタイルに直接的に影響する心の在りようであると考えてもよいでしょう。**パーソナリティ**の語源が「仮面（persona）」であることからも，環境への適応の結果であり，特に，幼少期の体験が大きく影響すると考えられています。

　幼少期の体験の結果として，愛着に問題を抱えてしまった場合に，社会生活を営むことが困難なパーソナリティが形成されてしまうことがあります。このようなパーソナリティは，医学的にパーソナリティ障害（図3-2）と呼ばれています。一例として，幼少期の虐待経験の結果，愛着が形成されず，アイデンティティの確立が困難であった者は，結果的に，境界性パーソナリティ障害になりやすいことが知られています。このパーソナリティは，環境に対する一貫した反応傾向として，他者との関係の築きづらさや情動的な不安定さなどの生きづらさを強く感じるライフスタイルになってしまいます。自分自身について自信を持つことができずに，自分を受け止めて，肯定してくれる人を探します。そのような人を見つけると親しい関わりを過剰に求めますが，どんなにささいなことであっても，一

A群	奇妙で風変わりに見える
• 猜疑性パーソナリティ障害 • シゾイドパーソナリティ障害 • 統合失調型パーソナリティ障害	
B群	演技的で情緒的に見える
• 反社会性パーソナリティ障害 • 境界性パーソナリティ障害 • 演技性パーソナリティ障害 • 自己愛性パーソナリティ障害	
C群	不安，または恐怖を感じる
• 回避性パーソナリティ障害 • 依存性パーソナリティ障害 • 強迫性パーソナリティ障害	

（APA（2013）を参考に作成）
図3-2　DSM-5におけるパーソナリティ障害

度でも，自分のことを否定されたり，あるいは拒絶されたと感じた場合には，ひどく傷つき，関わりが一変します。今までの親しい関わりはなかったことのように，一転して，感情のままに相手を攻撃してしまいます。このようなコミュニケーションが，特定の生活場面に限らず，あらゆる生活場面で生じます。

　このようなパーソナリティ障害は，遺伝的要因だけでなく，環境的要因の影響を強く受けている場合には，容易ではありませんが変わっていく可能性が十分にあります。実際に，パーソナリティ障害の治療法として，弁証法的行動療法をはじめとした，さまざまな心理療法の有効性が確認されています。なお，これらの心理療法の手続きを踏まえると，パーソナリティ障害が疑われる人に対しては，周囲の人が，その人の1つ1つの振る舞いに振り回されず，長い目で落ち着いた対応を取り続けることが大切であると言えます。もちろん，パーソナリティ障害と一言に言っても，一人ひとり特徴に違いがあります。そのため，臨床心理学に基づく働きかけを行う場合には，一人ひとりの特徴の違いをアセスメントした上で，関係者が情報を共有して，一貫した対応をすることが必要になります。

② 逸脱行動にあらわれる未成年の心

　ライフスタイルが形成されている途中の未成年の心は，遺伝的要因と環境的要因が相互に作用しあう中で大きく揺れ動きます。大きく揺れ動く中で，時として，未成年の心の在りようが逸脱行動として目に見える形であらわれることがあります。みなさんのなかにも少なからず心当たりがある人もいるかもしれません。この節では，逸脱行動について，未成年の心の在りようと対応づけて紹介していきます。

(1) 逸脱行動の種類
　何をもって逸脱行動とするかの見極めは簡単ではありません。自分自身を傷つける自傷や他者に危害を加える他害は，明らかに逸脱行動であると

判断することができますが，どのぐらいの頻度で鍵がかかっているか確認したら異常なのか，どの程度食べたら過食なのか，あるいはどのぐらいの時間をゲームに費やすと問題なのかを判断するにはどうしたら良いのでしょうか？

　このような逸脱行動の基準については，坂野ら（1996）に問題行動の基準として以下の5つがまとめられています。なお，以下の5つの基準に加え，本人や周囲の人が困っているといった社会的な適応が妨害されていることも重要な基準となります。また，未成年の逸脱行動は，以下の5つの基準も発達段階によって異なるため，定型発達との比較も踏まえて，社会的な適応の観点から吟味することが大切になります。

①頻度が逸脱している行動

　行動の頻度が多すぎたり，少なすぎたりすると，問題であると判断されることがあります。例えば，夜泣きも月に1回程度であれば問題であると判断されることはありませんが，毎日のように夜泣きをしていると問題であるとみなされます。

②強度が逸脱している問題行動

　行動の強さが強すぎたり弱すぎたりすると，問題であると判断されることがあります。例えば，人前で発表することは多くの人にとって不安が伴いますが，あまりに強い不安を感じてしまうことで，体調を崩してしまったり，発表できなくなったりしてしまうと問題であるとみなされます。

③場面や場所が適切でない問題行動

　行動そのものが適切であったとしても，場面や場所などが適切でない場合には，問題であると判断されることがあります。例えば，休み時間に大きな声で友達と遊んでいても問題ではありませんが，テストの時間に大きな声を出すことは問題であるとみなされます。

④発達的に見た問題行動

　発達的に見て，年齢にふさわしくない行動は問題であると判断されることがあります。例えば，幼児が夜尿をしたとしても問題ではありませんが，小学校高学年の児童が3ヶ月間続けて週に2回以上夜尿をしてしまうことは問題であるとみなされます。

⑤社会的規範から見た問題行動

社会的な規範から逸脱している行動は問題行動と判断されることがあります。この問題行動は，一般に「反社会的行動」と呼ばれています。例えば，物を盗む行動は，社会的な規範を逸脱しているため，問題であるとみなされます。なお，社会的な規範は，法律のみを基準とするのではなく，文化や慣習も含まれます。そのため，日本では音を立てて蕎麦を食べることは問題になりづらいですが，国によってはマナー違反として問題であるとみなされることがあります。

(2) 逸脱行動の「型」と「機能」

　未成年の逸脱行動は，非行などの反社会的行動，不登校や引きこもりなどの非社会的な行動，リストカット，拒食や過食，そしてインターネットやゲームへの依存など，中学生以降に比較的多くなる問題行動が挙げられます。このような逸脱行動の改善を試みる場合には，一般に，「型」としての行動の内容，あるいは逸脱行動が始まったきっかけ（原因）に着目してしまいがちです。リストカットをしているということは自分の体に傷をつけることに何かしらの意味が隠れているのではないか，あるいは非行に走るということは社会に対して鬱憤がたまっているのではないかといったように，行動の内容である「型」を解釈した上で，逸脱行動をするにいたったきっかけ探し（原因探し）を始めます。もちろん，そのような考え方自体は，決して悪いことではありませんが，必ずしも逸脱行動の改善につながるとはかぎりません。

　逸脱行動の改善にあたっては，逸脱行動の「機能」の分析が具体的な改善方法を導く手立てとなります。逸脱行動の「機能」とは，逸脱行動の果たしている役割のことを意味します。「機能」を同定するためには，逸脱行動が，どのような状況において，本人に何をもたらしていたのかということを分析します。例えば，リストカットをしていた場合に，周囲の人からかまってもらえない状況でリストカットをすることによって，周囲の人に心配してもらえたという結果がもたらされていた場合には，リストカットは「周囲の人に心配をしてもらう」という役割を果たしていることになります。一方で，つらいことがあって自信をなくしている状況でリストカットをすることによって，痛みを感じて生きている実感を得ることがも

たらされていた場合には、リストカットは「痛みを感じて生きている実感を得る」という役割を果たしていることになります。

　このように同じ逸脱行動であっても状況ともたらされる結果によって、逸脱行動の「機能」が異なるため、改善方法が異なります。前者であれば、リストカットをせずに落ち着いているときに周囲の人が少し気にかけてあげるだけでリストカットをする必要がなくなるかもしれませんし、後者であれば水のシャワーを浴びて冷たさを感じて生きている実感を得ることでリストカットをする必要がなくなるかもしれません。このように逸脱行動の理解にあたっては、逸脱行動の内容である「型」を解釈するのではなく、逸脱行動の果たす役割である「機能」を分析していくことで、逸脱行動の背景にある未成年の心の在りようを適切に理解することができるようになります。

(3) 逸脱行動の2つの「機能」

　逸脱行動の「機能」を分析することが、未成年の心の在りようを適切に理解し、具体的な改善方法を導く手立てとなるという紹介をしました。逸脱行動の「機能」は、2つに分けることができます。1つは、メリットを得る役割であり、「正の強化」と呼ばれています。もう1つは、デメリットを減らす役割であり、「負の強化」と呼ばれています。この2つの機能は、それぞれ具体的な改善方法が異なります。また、2つの機能を知ることで、逸脱行動だけではなく、一見、適切に見える適応的な行動の背景にある未成年の心の在りように気づき、問題を未然に防ぐことも可能になります。

　メリットを得る「正の強化」の場合には、逸脱行動で得ていた良いことと同等の良いことを得ることができる適応的な行動を探すことが具体的な改善方法になります。例えば、周囲からの注目を得るために頻回に周囲の児童にちょっかいを出すという逸脱行動が見られた場合には、周囲からの注目を得ることができる適応的な行動として「プリント配付」や「黒板消し」を任せることで、逸脱行動を改善することができる場合があります。一方で、デメリットを減らす「負の強化」の場合には、前提として「嫌なこと」がある状況に置かれているため、逸脱行動と同等の役割を果たす適

応的な行動を探すだけでは，いつまでたっても「嫌なこと」がなくならず，もぐら叩きになってしまうことがあります。そのため，適応的な行動を探すことに加え，「嫌なこと」の解決を試みることが必要になります。例えば，「嫌なことを一時的に忘れる」ためにリストカットをしているという逸脱行動が見られた場合に，嫌なことを一時的に忘れることができる適応的な行動として「アロマオイルの匂いを嗅ぐ」を試したところ，逸脱行動と同等の役割を果たすことができたとしても，「嫌なこと」そのものは残り続けます。そのため，一時的に忘れたい「嫌なこと」についての相談を行い，場合によっては，「嫌なこと」を引き起こしてしまっている，愛着，アイデンティティ，あるいはパーソナリティについて振り返ることが必要になることがあります。

　また，非行や突然キレるといった逸脱行動もまた，デメリットを減らす「負の強化」を想定した分析が重要です。特に見落としやすい逸脱行動の「機能」として，消去法的に逸脱行動を選択せざるを得ない場合があるということです。これは，メリットを得る「正の強化」とデメリットを減らす「負の強化」のいずれもが，ある特定の状況において選択できる行動の中で相対的にその役割を果たしうる行動が選択されるということです。例えば，非行の場合には，家族には怒られる，先生には煙たがられる，そして学級にも馴染めないという状況下で，不良仲間と好きで行動を共にしているかというと必ずしもそうとは限りません。不良仲間と行動を共にする中で，からかわれたり，馬鹿にされたりして，必ずしも楽しく過ごしているわけではなく，むしろ嫌な気持ちで過ごしていることが多い状況であったとしても，家族と過ごしたり，教師に話しかけたり，そして学級で過ごしたりするよりは，いくぶんましだという場合があります。この場合，不良仲間と行動を共にするということは，メリットを得る「正の強化」でもなく，デメリットを減らす「負の強化」でもないように思えます。しかしながら，本人が選択可能な行動の中では，一番「まし」だというパターンであり，他の選択肢と比較して相対的に「正の強化」，あるいは「負の強化」の役割を果たしているということになります。

　このように消去法的に逸脱行動を選択せざるを得ない場合があるということを踏まえると，突然キレるといった逸脱行動が突然起きているわけで

はないことが見えてくるかと思います。例えば，中学校で大人しく過ごしていた生徒が，ある日突然，急に大声をあげて，友達に殴りかかったとします。この生徒の場合も，実は，好きで大人しく過ごしていたわけではなく，本人が選択可能な行動の中では，一番「まし」であり，必ずしも楽しく過ごしていたわけではなく，むしろ嫌な気持ちで過ごしていたという場合があります。このような場合に，日々の暮らしを慢性的に不快な状態で過ごしているために，なんらかのきっかけで不快な状態を解消するために暴力などの逸脱行動を選択し，結果的に，突然キレるように見えてしまいます。しかしながら，突然キレるわけではなく，日常の暮らしの中で慢性的に不快な状態で過ごしているという段階を踏んでいるのです。そこで，消去法的に適応的な行動を選択している場合があることを念頭において関わるなかで，そのような状態に陥っていることに気づき，なるべく早い段階で働きかけることによって，突然キレるという事態を防ぐことができます。突然キレるという行動を例に紹介してきましたが，さまざまな逸脱行動に至る背景には，このように消去法的に行動を選択している場合があり，特に，愛着，アイデンティティ，あるいはパーソナリティに問題がある場合には注意が必要となります。

③ 未成年の心へのアプローチ

　未成年の心に働きかける場合には，どのような配慮が必要になるでしょうか？みなさんの中には，小学生の時には何が異常なのかわからなかった方もいると思います。また，中学生の時には誰かに悩みを話すことが恥ずかしかった方もいると思います。高校生の時には，周囲の目を気にして本当のことが言えずにいた方もいたのではないでしょうか。未成年の心に働きかける場合には，発達段階を踏まえた働きかけを行う必要があるのはもちろんのこと，家族を含めた周囲の方々と連携して，間接的に働きかけるなどの工夫も必要になります。そこで，本節では未成年の心への働きかけの際の配慮や工夫について紹介します。

(1) 未成年への働きかけ

　未成年に働きかける時には，成人とは異なる配慮が必要になります。まず，未成年は，相談機関などに本人自身が来所しないことが少なくありません。親が子どもを連れてくる場合が多く，場合によっては，子どもが来所を拒み，親のみが来所するケースも少なくありません。このような傾向は，特に不登校や非行に多く見られますが，働きかけの工夫としては，本人に来所を促す方法を検討するか，あるいは親を対象とした相談を行うかの2つのパターンに分かれます。

　未成年が，相談機関などに来所しない理由は，大きく2つあります。1つは，改善したいという動機づけが低いパターンです。特に，臨床心理学の働きかけは，改善したいという動機づけの高さが問題の改善に大きく影響します。一般的に，問題を抱えている人は，改善したいという動機づけが高い状態にあります。そのため，成人の場合には，改善したいという動機づけが低いと精神疾患の症状（病識の欠如など）の1つであるとみなされる場合もあります。一方で，未成年の場合には，改善したいという動機づけが低いことが比較的多く，その理由として，問題を苦痛に感じていない，なんとかなると思い相談の必要性を感じていない，認知機能が未発達のため問題を明確に捉えられていない，言語化できていない，あるいは問題の改善によって得られるものがない（むしろ，問題が起きることでメリットが得られるといった疾病利得などで失うものが大きい）などが代表的です。そのため，問題そのものに気づかせること，あるいは気づかせることなく親を対象とした相談を通して間接的に働きかけることが必要になります。

　また，相談機関などに来所しないもう1つの理由は，相談機関への来所の動機づけが低いパターンです。相談機関で学校のように問い詰められるのではないかという不安，相談することに慣れていないための戸惑い，そして特別な場所に通うことへの恐れ，などの理由が原因で相談機関への来所の動機づけが低くなってしまっていることが少なくありません。そのため，相談機関に来所することの利点を伝えること，また来所することによって生じるであろうと思っている欠点についての誤解を解くことなど，相談機関への来所についての適切な理解を促していくことが必要になります。

未成年に働きかける時に，自己表現が難しいということにも配慮する必要があります。この点については，未成年は「言語化」が未熟であり，時として，上手く伝えられないためにごまかしたり，相手に合わせてしまったりします。また，言葉にならないがゆえに，逸脱行動，イラストや遊び，あるいは身体症状（頭痛や腹痛など）に心の在りようが表れることがあります。そのため，言葉のやりとりのみに頼るのではなく，本人の行動や様子を注意深く観察すること，そして周囲の人々から普段の生活の様子について情報を収集することが必要になります。

　このように未成年への働きかけは，心身ともに発達途上にあるため，発達的要因，環境的要因，知的能力を考慮に入れながら柔軟に働きかけていくことが必要になります。そこで，同年齢の子どもとの比較，知的能力の確認と問題がある場合の原因の精査（未学習なのか，あるいは発達に関する障害があるのか），本人についての周囲の人（親や教師など）の認識，治療歴や相談歴の確認，および親の養育態度の確認などの情報を踏まえた配慮と工夫が必要になります。

(2) 家族への働きかけ

　未成年に働きかける場合に，家族への働きかけが必要になることが少なくありません。働きかける時に，家族が「責められている」と感じてしまうと，対等な関係で取り組むことが難しくなります。家族と対等な関係で取り組むために，家族にメリットが伴うような情報を提供しながら関係性を作ることが大切になります。また，早い段階で家族に本人の問題を理解してもらい，家族と協力して本人に働きかけていくことが理想ですが，家族の「心の準備」を整えることなく問題に関する情報を提供することによって，関係性が悪化してしまうこともあるので問題の伝え方には配慮と工夫が必要になります。

　具体的な働きかけ方については，ペアレントトレーニングやCRAFT（Community Reinforcement and Family Training：コミュニティ強化と家族訓練）などの臨床心理学のプログラムが作成されており，問題の伝え方の配慮や工夫だけではなく，家族が本人に働きかけるための具体的な方法が体系化されています。このようなプログラムでは，逸脱行動の「機能」の分析方法

と分析に応じた声かけの方法なども含まれており，多様な症状や状態像に応用できます。臨床心理学を学び始めた初学者にとっても学ぶことが多い内容となっていますので，本人への働きかけを学ぶにあたっても有用です。

(3) チームアプローチ

　未成年に働きかける場合は，多職種，多施設のチームで取り組んでいくことが大切になります。学校では，「教育」と「臨床心理学」の違いを考慮して連携していくことが必要になります。「教育」と「臨床心理学」は，共通な部分を持ちながらも，異なる部分も多く，その差異を考慮することなく連携することで，不和が生じてしまうことがあります。例えば，友達との距離の取り方について，スクールカウンセラーが本人のために友達と距離を置こうという話し合いをした場合に，「教育」としては「みんな仲良く」といった理念のもとに実践を行っており，現場の先生から非難を受けてしまうことがあります。そのような事態に陥らないために，「教育」と「臨床心理学」の差異を踏まえ，まずは距離を置くところから始めて，様子をみながら友達と仲良くなれるように働きかけていきましょうという「落とし所」とも言える提案をすることが大切になります。この点については，「生徒指導」においても同様のことが生じ得ます。「生徒指導」では，生徒の逸脱行為を取り締まり，校則に従わせる役割を担っていることが少なくありません。これは，個の適応という視点だけではなく，集団の適応も対象としているために，場合によっては，残り少ない卒業までの日数は非行の生徒は他の生徒と距離を置いて指導しようという結論にならざるを得ない場合があります。そのような場合に，スクールカウンセラーが本人のために，良かれと思って他の生徒と距離を縮める働きかけをしてしまうと現場の先生から非難を受けてしまうだけではなく，場合によっては集団を混乱させてしまうことさえあります。このような場合にも，「落とし所」とも言える提案を考えることが大切になります。

　なお，未成年に働きかける場合には，以下の職種や施設が関わることが少なくありません。そこで，それぞれの施設やそこで勤務する多職種の役割を十分に理解した上で，それぞれの定められた役割を果たすことを前提に，ねらいとしている働きかけを円滑に行うために，役割を分担すること

が重要になります。このような役割分担を「機能的役割分担」と呼び，それぞれの役割や個々人の特性を活かして，目的の達成のために柔軟に役割を分担し，チームアプローチとして本人の改善を導いていくための基本となる考え方になります。

①教育相談

　学校外の専門機関で行う教育臨床活動

②学校教育相談

　学校において教師が行う教育相談活動

③スクールカウンセラー

　学校において心理学の専門家（公認心理師や臨床心理士など）が行う心理相談業務

④スクールソーシャルワーカー

　学校において社会福祉に関する知識や技術を有する専門家が行う関連機関との連携などの環境調整業務

⑤学生相談

　学生を対象とした心理相談

⑥特別支援学級，適応指導教室

　発達障害等の特別な配慮を要する児童・生徒の援助の枠組み

④ 暮らしがつくる未成年の心

　未成年は，ライフスタイルを形成する大切な時期にあたります。臨床心理学を学び，働きかけを行う時に，どうしても逸脱行動にばかり目が向きがちで，「悪いところ探し」になってしまうことが少なくありません。逸脱行動には，未成年の心の在りようが表れることは確かですが，暮らし全体の中で未成年の心は育まれていきます。逸脱行動に目を向けるのはもちろんのこと，遺伝的要因と環境的要因，愛着，アイデンティティ，そしてパーソナリティを踏まえ，未成年の暮らし全体に目を向けて働きかけていくことが大切になります。そのために，多職種，多施設のチームで暮らし

そのものに働きかけて，適応的な行動を増やすことを意識して取り組んでいきましょう。

おすすめの本

●大河内浩人・武藤崇編『行動分析』心理療法プリマーズ，ミネルヴァ書房，2007.

逸脱行動の改善と適応的な行動の獲得について，環境的要因に着目した働きかけ方について紹介しています。理論を踏まえた実践方法について事例紹介をしており，本章で紹介した「正の強化」や「負の強化」について詳細に説明しています。

●阿部利彦編『クラスで気になる子の支援 ズバッと解決ファイル—達人と学ぶ！特別支援教育・教育相談のコツ』金子書房，2009.

教育現場で実際に行われている臨床心理学に基づく働きかけの工夫について，「あるある」の事例を取り上げて，紹介しています。実践に携わっている複数の専門家の視点が，わかりやすくまとめられています。

●境泉洋・野中俊介『CRAFT ひきこもりの家族支援ワークブック—若者がやる気になるために家族ができること』金剛出版，2013.

ひきこもり支援をテーマに家族への働きかけ方について，具体的な方法を紹介しています。ひきこもり以外の逸脱行動への応用が可能な方法であり，逸脱行動の「機能」を家族が分析するための工夫も紹介しています。

| もしもコラム3 | もしも和実ちゃんが，けんかの絶えない家庭に育ったら… |

　和実ちゃんは高校2年生になり進路を考え始める時期となりました。いろいろな職業や大学を調べましたが，どれもピンときません。自分のやりたいことを考えれば考えるほどわからなくなります。学校の友達は，迷いながらもそれなりに進路を考えている様子です。和実ちゃんは，自分は友達と何が違うのか悩み始めました。自分は，家族のために一生懸命やってきたはずです。両親がよく喧嘩するので，自分なりに弟の世話をしてきたし，両親の喧嘩の原因にならないようにいい子でいようとがんばってきました。ふと，机の上の「相談室便り」というプリントが目に入ったので，物は試しだと思い，相談してみることにしました。

　後日，和実ちゃんは，進路で悩んでいることやこれまでがんばってきたことをスクールカウンセラーに話したところ，「大変な思いをして，がんばってきたんだね」と声をかけられ，定期的に相談しようと言われて驚きました。

　学校の帰り道に，「両親　喧嘩　子供　スクールカウンセラー」でネット検索してみたところ，両親の喧嘩は子どもに良くない影響を与えるという情報がたくさん出てきました。その中で最も腑に落ちたのは，喧嘩の絶えない家庭で育った子どもは，「良い子になろうとする」ということと「人間関係が築きにくくなる」ということです。良い子になろうとして，いつも周りの人のことを優先してきたけれど，親しい友人はいません。さらに，アイデンティティという言葉に目が留まり，「自分とは？」を考えれば考えるほどわからなくなり，調べてみると，そのような人は，精神疾患になるリスクがあると書かれていました。もしかしたら，スクールカウンセラーはこのような心配をして定期的な相談を提案したのかもしれないと思いました。初めて，自分自身のことについて考える機会のような気がします。どうしたら良いかはわからないけど定期的に相談することにしました。

第4章　神経発達障害（ADHD，ASD，LD）
──個性は天からの授かり物

本章のポイント

　人間には，さまざまな能力があります。それらの能力は年齢が上がるにつれ発達します。もし，それぞれの能力の一部分だけ低かったり，もしくは高かったりしたら，どのようなことが起こるでしょうか。神経発達障害とは，一般的な発達の仕方とは，異なる発達を遂げる人たちのことを示します。そのような人たちは，周りの人たちからは，個性的な人に見えるかもしれません。神経発達障害を持つと，個性を活かして生き生きとしている人もいますし，一方で，学習や日常生活，人間関係に困難が生じて，自信が持てずに苦しんでいる人もいます。本章では，神経発達障害の中でも，特に学業面や社会性の観点から問題になりやすい注意欠如・多動症（ADHD），自閉スペクトラム症（ASD），限局性学習症（LD）の児童期の子どもに焦点を当てて，神経発達障害の特徴や困難，心理的介入について解説していきます。

① 神経発達障害ってどんな障害？

　神経発達障害とは，一般的に発達障害と呼ばれています。人間には，さまざまな能力があります。例えば，形を認識する能力，聞いて理解する能力，計算する能力です。それらの能力は，年齢が上がるにつれて発達していきます。もし，それぞれの能力がいわゆる「平均」よりも全体的に低い場合は知的能力障害と診断されます。ただし，どんな人でも得意・不得意があり，それぞれの能力にはばらつきがあるのが当然です。では，それぞれの能力の一部がその人の「平均」よりも著しく低いとしたら，どんな困りごとが起こるでしょうか。学校生活の中でいえば，どうしても分からない苦手な科目ができたり，周りの友達が普通にできるところを見て，自信を失ってしまうかもしれません。家庭では，テレビやスマートフォンのゲームに熱中しすぎて身支度がままならず，いつも怒られてばっかりかもしれません。特に，学校に通う時期（学童期・思春期）になると勉強や対人関係で困るということが発生します。このように，神経発達障害とは，発達のアンバランスさが日常生活に大きく支障をきたしている状態のことを指します。神経発達障害には，**自閉スペクトラム症（ASD）**，**注意欠如・多動症（ADHD）**，神経発達運動症，知的能力障害，**限局性学習症（LD）**，コミュニケーション障害があります（APA, 2013）。これらの特徴は重複していることが多いです（図4-1）。

　よく誤解されるのは，ADHDやASDは知的能力が低いと思われているところです。上述したように，ADHDやASDなどの神経発達障害の子どもの多くは，能力の一部がその人の「平均」より著しく低いことが多いですが，それ以外のことは普通に，あるいは普通以上にできます。ですので，知的能力障害が合併していない神経発達障害の子どもは，通常学級に在籍しています。文部科学省が平成24年に実施した「通常の学級に在籍する発達障害の可能性のある特別な教育的支援を必要とする児童生徒に関する調査」の結果では，神経発達障害児の約6.5%程度，つまり，1クラス30名とすると，おおよそ2名は通常の学級に在籍している可能性を示しています（文部科学省, 2012）。授業中に立ち歩いて先生に怒られてしまう子，

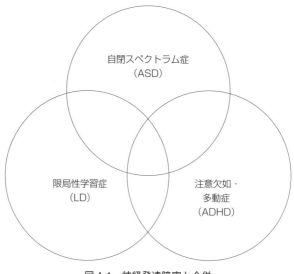

図 4-1　神経発達障害と合併

みんなが挙手してあてられるのを待っているのに，出し抜けに大きな声で答えを言ってしまう子。または，いつも遅刻してくる友だち。このような特徴のある子どもたちの中には，神経発達障害の特徴をもつ子どもが含まれています。

② 神経発達障害の種類

　学業上や対人関係上に困難を示しやすい自閉性スペクトラム（ASD），注意欠如・多動症（ADHD），限局性学習症（LD）について取り上げます。

(1) 自閉スペクトラム症（ASD）
　①人とのコミュニケーションややりとりが独特で，②行動の興味の範囲が限定的・反復的というのが特徴的です。この 2 つの特徴は，発達の早い

段階で認められるものですが，年齢が上がるに従ってその特徴が弱まったり，生活の中で学んだスキルによってある程度，適応的になっていることがあります。他にも，環境の変化がとても苦手で，予測できない事態，例えば，学校にいってから時間割が変更になったりすると，不安感がとても強くなってパニックになってしまうこともあります。教室を飛び出してしまう子もいれば，泣き出してしまったり，その場で固まって動けなくなってしまう子もいます。

　ちなみに，この「スペクトラム」という言葉は，"連続体"という意味です。つまり，自閉的な特徴は「あるか，ないか」ではなく，「強いか弱いか」という連続性があるということです。そのため，ASDの診断がついたとしてもその特徴は非常に多岐にわたりますし，それ故能力的なアンバランスさも多岐に渡ることがあります。例として，さまざまな能力について，一般的な子どもとASDの子どもの特徴を図4-2に載せました。見ていただくと分かるように，一般的な子どもはどの能力も平均的な高さを持っているのに対して，ASDの子どもはばらつきがあり，平均的な高さの能力もあれば，平均を下回ったり上回ったりしています。まるで，さざ波と荒波のようです。このばらつきによって，得意・不得意も大きくなり

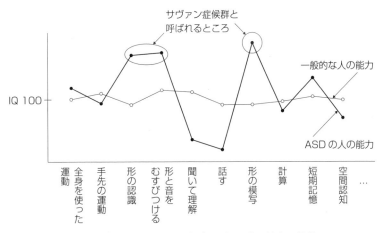

図4-2　自閉スペクトラム症（ASD）の人の能力の特徴

ます。ずば抜けて高い能力になると，例えば，一度みたものは忘れないといった"**サヴァン症候群**"と呼ばれますし，大学や大学院を卒業している人も多いですし，得意な能力を生かした仕事に就いている人も多くいます。

　具体例に基づいて考えてみましょう。

　3歳の健太くんは，電車が大好きです。電車の路線や車両名に関して非常に詳しく，電車の写真を見ては，かなり写実的に絵を描くことができます。電車の行き先が書いてあるところも，漢字で書けるほどです。さらに，電車のおもちゃを走らせて遊んでいる時は，踏切にさしかかった電車を持ち上げ，何度も何度も踏切を踏ませようとします。まるで，思ったように踏切を踏んで通過しないと納得がいかないように見えます。

　一方で，動物や虫の絵本を見せても，あまり興味がないようです。ですので，電車の話をする時はとても楽しそうに話をします。そんな時には，お母さんは目を合わせて話ができますが，電車以外の話をお母さんがするときには目が合わず，あまり興味が無さそうなのです。ママ友と話していると，「うちの子はなんか違うのかな」と思うようになりました。3歳児検診でそのことを相談すると，保健師さんが，発達支援センターを紹介してくれました。検査や診察の結果"ASDの可能性がある"と言われました。ではどのような特徴がASDと判断されたか見てみましょう。

特徴1：人とのコミュニケーション，やりとりの独特さ

　人には，「自分のことを分かってもらいたい」という欲求と，関係を深めていくために「相手のことを知りたい」という欲求があります。健太くんは，「相手のことを知りたい」という欲求があまり感じられないという点がやりとりの独特さにつながっています。

特徴2：行動や興味の範囲が限定的，反復的

　電車に対する強い興味に比べて他のものへの興味が薄いというのは，どんな子どもにも見られますが，その度合いが極端に現れています。また，3歳の段階で，写実的な絵を描けるのは"サヴァン症候群"と呼ばれる特徴に当てはまります。また，おもちゃの電車を持ち上げ，何度も何度も踏切を踏ませようとする"反復的"な行動も特徴に当てはまります。

(2) 注意欠如・多動症（ADHD）

①注意の偏り，②多動性・衝動性の問題をもつのが特徴的です。

「注意の偏り」とは，いわゆる「おっちょこちょい」タイプです。1つの課題（勉強や遊び）に持続的に注意を集中し続けることが苦手で，ケアレスミスをしたり，すぐに別の課題を始めてしまったりします。一方で，興味があることについては集中しすぎてしまい，何時間でも没頭してしまいます。そのような時には，回りの声かけにも応答しないので，先生や親・きょうだいから怒られたり，「無視した」と責められてしまったり。でも，本人にはそのつもりはないので，悪いことをしていないのに突然怒られたと感じ，混乱して泣きじゃくったりします。このような注意の偏りによって，忘れ物が多く，大切なものをなくしてしまったりすることが多いのです。また，順序立てて行うことが苦手という特徴もあるため，整理整頓や片づけがとても苦手であることが多いです。

「多動性・衝動性の問題」とは，いわゆる「落ち着きのない子ども」で，児童期では，離席してしまったり，先生から当てられるのが待てず，手を挙げずに答えてしまったりすることがあります。また，着席ができていても，手や足を常に動かしていることもあります。他にも，言いたいことがあるとしゃべらずにはいられないので，人の会話に割り込んで自分の話をしてしまうことも多々あります。このような特徴によって，道路に飛び出したり，急に走り出したりします。また，友だちから避けられてしまうこともあります。

この①や②の特徴によって，不注意が優勢タイプ，多動・衝動性優勢タイプ，混合タイプと分かれます。

(3) 限局性学習症（LD）

①読むことや読んでいる内容を理解すること，②書くことや書く内容に文法的な間違いがあること，③計算や数学的に推論するといったことがとても苦手なのが特徴です。ですので，小学校に入学してから顕在化することが多いです。これらの特徴だけを見ると，誰にでも当てはまるように見えますが，重要なことは小学校低学年までに学ぶ基礎的なことに躓いてしまうということです。形の認識が極端に苦手（例えば，「ち」と「さ」をいつ

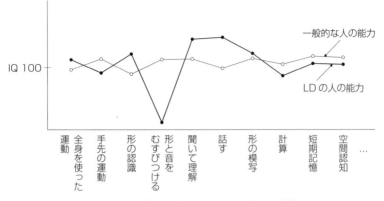

図 4-3　限局性学習症（LD）の人の能力の特徴

までも書き間違え・読み間違える）だったり，音と形が結びつかない（「5ページの3行目を見てください」と言われてもよく分からない），視覚的に残るものがないと頭に入らない（例えば，イラストがないと理解できない）といったことに苦手さを持ちます（図 4-3）。

● **苦手意識が行動に現れてしまう**

　これまで紹介してきた神経発達障害の子どもは，自分が周りの人よりもうまくできないことに，なんとなく気づいていることがあります。忘れ物をしてしまうこと，ものをなくしてしまうこと，国語の教科書が上手く読めないことなど，失敗してしまうたびに，親や教師から叱られたり，クラスの友達から笑われたりする経験を持っています。すると，「今度は忘れないようにするぞ」と気合いを入れてがんばるのですが，どんなにがんばっても必ず何かがうまくいかない。そんなことを繰り返しているうちに，苦手意識が先に立ち，不安でいっぱいになったり，授業を休んだりなどの回避行動につながっていきます。

　例えば，LDをもつ小学校2年生の愛さんは，ひらがなの一つ一つの形と音が結びつかず，よく読み間違えをしていました。ある国語の時間，みんなの前で教科書を音読することになりました。愛さんは，「じゃがいも

のはながさきました」という一文を「じゃがいものなはがちきました」と読み，クラス中に笑いが起きました。その経験を泣きながらお母さんに話すと，「愛は本当にひらがなを読むのが苦手ね。こっちのは，"さ" こっちは，"ち" よ，どうして何度いっても分からないの？」と言われてしまう始末。それ以降，愛さんは，国語がある日は学校に行きたがらず，当てられても声に出して読めなくなってしまったのです。

　このように，神経発達障害の子どもたちは，どんなにがんばっても上手くいかない，しかもそれは誰もが当たり前のようにできていることなのにいつも失敗してしまうことで，自信をなくしてしまっていることがよくあります。

③ 将来どんなことに困るのか

(1) ASD の子どもの困りごと

　ASD の子どもは，他の人が共通に理解している「物事の勝手」が分からず，それによって不安を抱えながら生活をしていることが多いのです。例えば，あなたが海外旅行でドイツに行き，電車に乗ったとします。しかし，その電車は降りたい駅には止まらず，何駅も通過していきます。電車内の表示もアナウンスもドイツ語であったため理解できずいつ，どこに止まるのかが分かりません。このような経験をすると，たいていの人は不安になります。もし，ドイツに住んでいて，電車の「勝手」が分かっていれば，この不安は出てきません。つまり，安心した生活を送るには，「勝手」を理解しておくことが非常に重要なのです。

　先に述べたように，ASD の子どもは「相手のことを知りたい」という欲求が弱いという特徴から，相手の気持ちを推測するのが苦手です。そのため，例えば，学校で流行っているキャラクターを，クラスメイトが自慢したときに「全然かわいくない。変なの。」と言ってしまうことがあります。それをきっかけに，あまりかかわってもらえなかったり，無視されたりすると，前後の文脈が分からず，原因が推察できません。そのため，不

安感だけでなく不信感や恐怖を感じてしまうのです。

　このようなことが日常茶飯事だと，日々の生活が不安ばかりになります。予測できないことに対してとても不安になるため，「変わらない物，変わらないこと」が安心材料となるのです。

(2) ADHD の子どもの困りごと

　ADHD の子どもの場合，その特徴自体に困ることよりも，周囲から理解してもらえないことが一番の困りごとと言えます。大半の子どもは，小学校に入学すると授業中に話をきける程度の注意力を身に着けています。注意の偏りがあると，どれだけ努力しても，年齢相応の注意の持続ができません。そうなると，学校や家庭で，「話聞いているの？」と言われたり「何度言ったらわかるの！」と叱られてしまう場合も出てきます。ルールを守ることも同様です。大半の子どもは，学校や家庭での決められたルール（例えば，「授業中に勝手に立ち歩いてはいけない」）を守ることができます。しかし，多動性・衝動性が高い子どもは，どれだけ努力しても，勝手に体が動いてしまい，ルールを守りきることはできません。そして「じっとしていなさい」「待ちなさい」と叱られることが多くなります。

　ADHD の子どもも，ASD の子どもと同じように，自身の特徴理解がうまくできず，それゆえ，なぜ自分が注意されているかわからず，「先生や親はよく怒る」という印象だけが残ります。また，自分がコントロールできないところで注意されてしまうので，自分に自信を無くしてしまうということが二次的な困りごととなります。「誰も自分のことわかってくれない」，とか「なんで自分だけ注意されるんだ」という思いが強くなると反抗的な態度が目立つようになり，いわゆる"非行少年"と呼ばれるような，怒りっぽくて，権威のある人（先生や親）の要求にことごとく反抗したり，拒否する態度を持つようになることがあります。これは反抗挑発症と呼ばれますが，特に，ADHD に併発することが多いといわれています。これは，青年期には素行症（人をいじめたり，脅迫したり，威嚇する），成人期には，反社会性パーソナリティ障害（他人の権利を無視したり侵害する）へと発展していくこともあります。また，一般人口に比べて，ADHD の人の成人期は不安症やうつ病が生じる割合が高いと言われています。

(3) LD の子どもの困りごと

　先に紹介した小学校 2 年生の愛さんのように，LD の子どもは，みんなが簡単にできることなのに，どんなに努力しても自分にはできないことにつらさと不安を感じます。上手くいかないことが部分的であるため，周囲の人たちは，愛さんができなくて苦しんでいるとは思いもよらないのです（図 4-3）。ですから，周囲の人たちは知らないうちに愛さんを怖がらせ，傷つけてしまうことがあります。このような経験が毎日のように続くと，「自分はできないんだ」と劣等感を感じてしまいます。このような自信の喪失や欠如によってうつ病が合併することもあれば，人生の選択肢を自ら狭めてしまうことにつながります。

(4) 個性は天からの授かり物

　ここまで読まれた方の中には，神経発達障害の子どもたちをかわいそうだと思った人もいると思います。本当にそうでしょうか？例えば，視力が落ちた人は，コンタクトをつけたり眼鏡をかけたりします。それをみてかわいそうだと思うでしょうか。最近では，カラーコンタクトをつけたり，おしゃれな眼鏡をしたりする人も増えていますね。つまり，視力が落ちれば，生活に支障が出ない程度に補強すれば良いのです。神経発達障害の子どもたちにも苦手なことはあります。ただそれは，日常生活に支障が出ない程度に補強することも可能な場合が多くあります。さらには，その特徴をカラフルにしたり，おしゃれしたりすれば，その人にしかない素敵な個性になるのです。

　そもそも「苦手」というのも「平均」と比較してのことです。その理由だけで，個性を消してしまおうとするのはとても残念な対応方法です。個性は天から授かった贈り物，すなわち「ギフト」なのです。

　生まれながらに持っている，同年代の子どもに比べて秀でた能力のことを**ギフテッド（giftedness）**と言います。これは，知性だけではなく，創造性，芸術性，記憶力，集中力，好奇心，リーダーシップなど，じつにさまざまな特徴に使われます。神経発達障害の子どもたちは，平均より劣っているところばかり注目されますが，それ以上にたくさんのギフテッドを持っている可能性が高いです。これまでの歴史的な偉人の中にも，現代に

おいて活躍する人たちの中にも，不得意な部分を持ちながらもギフテッド
を思う存分発揮している人がたくさんいます。

　人の心を理解するのが苦手でも，一度聞いたことを忘れずに覚えていら
れるすばらしい記憶力を持っているかもしれません。ADHDの子どもの
笑顔は，人を引きつける魅力があります。好きなことに対しては，時間を
忘れて没頭できるなんて，とても幸せな時間を過ごせますね。自分の苦手
なところは，人からサポートをもらったりすることで補うことだってでき
ます。ですが，ギフテッドは誰にも変えられないその子の特技であること
を周りの人たちや支援者は忘れてはいけません。

④ カウンセラーによる専門的なサポート

(1) 子どもの特徴を素早く，細かく理解すること

　カウンセラーの役割は，神経発達障害の子どもの特徴を素早く，そして
細かく理解し，社会に適応しやすくなるようにサポートすることです。本
章では，神経発達障害の子どもの特徴を具体的に理解しやすいように紹介
しました。特徴を理解することによって，子どもの興味に寄り添えたり，
世界観を一緒に味わったりすることができます。下記に，神経発達障害の
子どものための心理的サポートを紹介します。その中で，神経発達障害の
子どもと，より良い関係性を築いていくことは，サポートがうまくいくこ
との絶対条件となります。例えば，次項に出てくるソーシャルスキル・ト
レーニングをカウンセラーが神経発達障害の子どもに実施した時，母親が，
「うちの子，このトレーニングを楽しみにしているんですよ」と言って，
いつものように連れてきました。その割には，子どもは，無表情であり，
カウンセラーとの関わりを楽しんでいるようには見えませんでした。です
が，カウンセラーは，ソーシャルスキル・トレーニングで最大限の工夫を
していました。"相手がどのように感じるか"という，子どもが苦手な
ワークをしているときには，ワークシートに子どもが好きなキャラクター
を載せたり，ホームワークで，練習した"相手の話を聞く"ということが

できた場合，一番好きなキャラクターをシールにしたものをあげました。カウンセラーは，子どものことを理解しようとし，好きなものを共有し，"そのままでよい" "人と違うことはとても素敵なことだ" というメッセージをニコニコしながら，与えていたのです。子どもを理解し，受け入れること，とても素敵なことであることを言葉だけではなく，態度で伝えていくことは，サポートをする上で，最も必要なことになります。

(2) 個々の能力を底上げすること

　特徴を素早く，細かく把握した後は，苦手な部分を高めるトレーニングを行います。例えば，上述した小2の愛さんは，「形と音を結び付けて覚える」ためのトレーニングを療育センターで行いました。その中で，形に "意味" があると覚えやすいということがわかりました。トレーニングを担当したカウンセラーは，早速，ひらがなのなりたちや意味を説明しながら，「形」と「意味」と「音」を結びつけてトレーニングを行いました。これによってひらがなの読み間違いや書き間違いが格段に減りました。

　このとき重要なことは，苦手な部分が平均以上になることを目指すのではなく，「底上げする」ことを目指すという点です。簡単に言うと，社会適応が可能なレベルまで上げていく。苦手な部分が底上げされてできるようになると，得意な部分にもその効果は波及していきます。ですので，カウンセラーは，子どもが学習しやすい方法を見つけ，トレーニングしていきます。

　対人関係に困難を抱えやすい ADHD や ASD の子どもに対しては，社会で円滑に生きていく上での基本的なルール（例えば，謝る，感謝する，挨拶する）やその際の言語・非言語の使い方（例えば，笑わずに，目を見てからごめんなさいと謝る）などを理解・実践してもらうトレーニングを行います。これを**ソーシャルスキル・トレーニング**といいます。ソーシャルスキル・トレーニングでは，まず，身に着けたいスキル（評定スキル）を選定し，そのスキルをなぜ身に着けた方がよいのか，使用しない場合はどうなるのかについて学びます（教示）。そして，良いやりかたと悪いやり方を見て，具体的にどのような行動が含まれれば，望ましいスキルかについて理解を深めます（モデリング）。次に，実際に体を動かして練習してみた結果，うまく

できたときにはほめられ，微調整しながら，体で理解していきます（リハーサル&フィードバック）。最終的に，日常生活に近い場面でできるように，標的スキルを必要とする遊び場面でヒントを与えて，練習したスキルを発揮する体験をします。たくさんの論文を集めて，ソーシャルスキル・トレーニングの効果を検討した論文では，ASD の人には，効果的な相互交渉を行う能力（社会的コンピテンス）や友人関係の質を向上させることがわかっています（Reichow et al., 2012）。

(3) 行動のコントロールの方法を周囲の人に伝授すること

　神経発達障害に対して推奨されている心理療法のほとんどが，応用行動分析に基づく心理療法です（Wong, et al., 2014）。上記に紹介したソーシャルスキル・トレーニングも応用行動分析を基礎とします。**応用行動分析**とは，①行動の前（「行動」に時間的に先立って存在し，行動を引きだすきっかけとなる刺激），②行動，③行動の後（行動した結果，環境から与えられ，次の行動の増加・減少を決める刺激）の３つの枠組みで行動を分析します。この３つの枠組みを使って，子どもの現状を評価し，場に適さない行動を減少させると同時に，適した行動が増えるように支援します。応用行動分析を専門とするカウンセラーは，児童と直接関わりながら支援しますが，臨床の場でできるようになった適切な行動が，それ以外の場（例えば，家庭や学校）でもできるかどうかは別です。臨床の場でできたことを，さまざまな場でもできるようになるためには，応用行動分析的な支援を臨床の場以外でも継続的に行う必要があります。このような観点から，養育者自身に応用行動分析の知識を踏まえた関わり方を伝授する支援方法が開発されました。これを**ペアレント・トレーニング**といいます。ペアレント・トレーニングは，悪い行動をしたら叱るといったしつけのパターンだけではなく，良い行動を増やすための養育スキルを親が身に着けていきます。

　少しイメージがわきにくいと思いますので，以下に例をあげましょう。

● ペアレント・トレーニングに参加した純也くんとお母さん

　ADHD の純也くんは，幼稚園に通う６歳の男の子です。純也くんはよく３歳の妹に暴言を吐くことにお母さんはとても悩んでいました。例えば，

純也くんが妹に向かって「うざい」というと，きまってお母さんは「どうしてそんなこと言うの！！」「小さい子には，優しくしなきゃダメでしょ！」と強く叱ります。なぜならお母さんは，純也くんに「人に優しく，思いやりのある人」になってほしいと強く願っているからです。ですが，このやりとりは3ヶ月以上も続いていて，最近ではますます暴言を吐くことが増え，エスカレートしているようです。困り果てたお母さんは，発達支援センターで行われているペアレント・トレーニングに参加することにしました。

　専門のカウンセラーを中心にしたグループ形式で行うため，「うちの子が一番ひどいんじゃないか」と心配していたお母さんでしたが，他の親の悩みを聞いて少し安心しました。一緒に参加していた人たちも，他の子と違う我が子に対して，イライラしてしまったり，焦ったりしていることを知ることができたからです。これまでは，幼稚園のママ友には，分かってもらえないような気がして，相談できずにいましたが，このグループでは「子どものことが話せる」と感じました。そして，話し始めると涙が止まりませんでした。

　純也くんのお母さんは，ペアレント・トレーニングを受ける中で，適切な行動の増やし方を学び，何度も練習しました。グループに参加するにつれて，不適切な行動を減らすことに力を入れるよりも，適切な行動を増やすことの方が子どもにとってわかりやすいことを学びました。学んだことをもとにして，具体的に，夕食場面での純也くんの不適切な行動についての応用行動分析を行い，それに代わる適切な行動について，カウンセラーと一緒に整理することにしました。

● **話し合ったエピソード**

　昨晩，夕食の準備をしているときに「ご飯できたから，手伝ってちょうだい」と純也くんと妹に声をかけました。すると，純也くんは，TVに集中していて返事はありません。一方，妹は「はあい」と言って，箸を並べるのを手伝ってくれました。お母さんは，「もう年長になるのに，手伝いをしてくれないなんて。こんなこともできないなんて，大丈夫かしら」という心配とイライラ感から，「3歳なのにもう手伝いができるなんて，お

利口さんね」と純也くんに聞こえるように大きめの声で妹を褒めました。すると，TVを見ていた純也くんが怒った表情で「うざいんだよ！」と妹に向かって声をあげます。すると，お母さんは「いい加減にしなさい！手伝いしない純也が悪いんでしょ！」と怒鳴ってしまうのです。

　このエピソードについて，カウンセラーと純也くんのお母さんは次のようなやりとりを行いました。

お母さん　「どうして叱っているのに，妹を罵ることが減らないのか，わからないです。」

カウンセラー　「行動が増えているということは，罵った後に純也くんにとって嬉しいことがあるはずですね。何か，心当たりはありますか？」

お母さん　「妹が褒められて，とても苛立っているんです。それなら，呼んだらすぐにお手伝いしてくれればいいのに。」

カウンセラー　「なるほど。純也くんは，お母さんに，褒められるのが大好きなのですね。」

お母さん　「そうなんです。他の子に比べて，幼いというか，甘えん坊なんです。なので，色々できるようになってきた妹に対して，最近，敵視しているというか。お兄ちゃんになりきれないんです。」

カウンセラー　「そうですか。妹が敵だとしたら，純也くんとしては，妹が褒められるのは絶対に阻止したいですね。」

お母さん　「そうなんです！！そういうところはあります。もう，ほんとしょうがないんだから。」

カウンセラー　「甘えん坊さんなんですね，純也君らしいです。」「では，整理してみましょう。行動は『うざいんだよ』という暴言ですね。行動の後は妹が褒められていないという結果になっています。これは純也くんにとっては喜ばしいことですね。他にもお母さんの注目が妹から純也くんに移ります。これも甘えん坊の純也くんにとっては喜ばしいことなのかも知れません。では，行動の前はというと…『妹が褒められている』となりますね。」

お母さん　「そっか。確かに，純也が罵ったあとに，私の注目は，妹から即座に純也に移ります。」

カウンセラー　「では，次は，適切な行動を形成する計画を立てましょう。」

お母さん　「はい。えっと，行動は『お手伝いをすること』でしょうか。でも，呼んでも来られないのですよ。TVに夢中になってしまって。」

カウンセラー　「ふふふ。やっぱり，一筋縄ではいかないですね，純也君。そうですか。お手伝いというのは具体的にどのようなお手伝いがよいでしょう

か。」

お母さん　「そうですね。妹ができないこと…妹は，箸を並べるので，純也にはご飯をついでもらおうかしら。」

カウンセラー　「いいですね。妹のお手伝いよりも難易度が高いなんて。できて褒められたら，純也くん，テンションあがりますね。」

お母さん　「①行動の前が…ご飯をつぐ行動につながらないといけないのですよね。呼んで，純也だけ来てくれれば，うまくいきそうなのですが。」

カウンセラー　「そうですか。純也くんが，話を聞いてくれそうな声かけってありますか。」

お母さん　「あぁ。なるほど。それだったら，耳元で，『お兄ちゃんにしかできないことがあるんだけど』ってささやくのがいいかも…」

カウンセラー　「それはいいかもしれませんね。では③行動の後はどうしましょうか。…（以後やりとり続く）（図4-4）。」

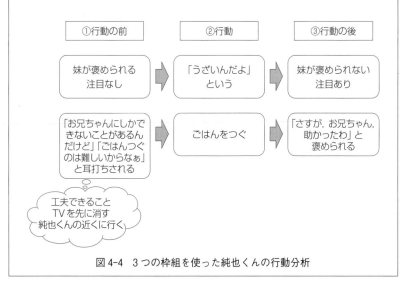

図4-4　3つの枠組を使った純也くんの行動分析

このようなペアレント・トレーニングによって，子どものコミュニケーション行動の改善，親のコミュニケーションスタイル，親子のかかわり，親のうつ症状に効果があることが分かっています（McConachie & Diggle, 2007）。現在では，ソーシャルスキル・トレーニングとペアレント・トレーニングを組み合わせて実施され，効果をあげています（岡島ら，2014）。

(4) 子どもを愛する気持ちを思い出すために

　カウンセラーを訪れた親は一様に，他の子どもと比べてよくないと思うところ，育てにくいところ，つまり，問題だと思うことを相談します。純也くんのお母さんも，妹と比較してしまい，純也くんの行動を「問題」ととらえてしまうのです。子どもに厳しく接している親の様子を見るとカウンセラーは心が痛みます。ですが，「子どもがかわいそう」という気持ちだけでは，気持ちが親に伝わってしまいカウンセリングはうまくいきません。

　なぜ，親がそのような態度や対応をしてしまうのかについての情報も必要です。仕事が忙しいうえに，ワンオペ育児であれば，「ちゃんと言うことを聞いてほしい」と思うのは当たり前のことです。あるいは，神経発達障害に関する知識がなく，何でも他の子どもと同じようにできるはずだと思い込んでいれば，いつまでたっても言うことを聞かないわが子に不安を感じてしまうかもしれません。愛情があるからこそ心配し，将来を案じることにも繋がるのです。しかし，日々の生活の中では，その愛する気持ちが弱くなり，怒鳴ってしまう。そんな自分に自己嫌悪に陥る親も少なくありません。

　純也くんとカウンセラーのやりとりの中で，とても重要なやりとりが含まれています。ペアレント・トレーニングで，親が，応用行動分析の知識をもち，行動をマネジメントすることは大切ですが，さらに大切なことがあります。お母さんは，純也くんの行動を「お兄ちゃんなのに，妹に暴言を吐くなんてひどい兄だ」と捉えていました。カウンセラーは，純也くんの行動を「お母さんに甘えたい，褒めてもらいたい」と捉え，伝えながらすすめています。お母さんは，「お兄ちゃんならこのくらいできてほしい」という気持ちが，カウンセラーとのやりとりで，成功体験を経験すると，「純也には，行動の前に他の子どもとは違う工夫が必要なんだな」という考えに変わっていきます。ペアレント・トレーニングを受けることによって，お母さんが，純也君の特徴を，受け入れ，肯定的な感情を持つ第一歩になることが最も大切です。

　神経発達障害の子どもとその家族の支援をするカウンセラーは，子どもの特徴をいち早く理解し，苦手な部分は底上げし，得意な部分は伸ばしていく手助けをしていきます。加えて，その子の個性をギフテッドとして受け入れ，一緒に楽しむ体験を重ねていきます。すると，いままで苦しかっ

た気持ちが軽くなり，心だけでなく生活にも余裕が出てきます。子どもの行動変化がきっかけとなって親の行動が変化しますし，その親の行動変化が，子どものさらなる行動変化を引き起こすのです。

おすすめの本

●佐藤正二・相川充『実践！ソーシャルスキル教育』図書文化，2005.

　この本は，児童期の子どもに，ソーシャルスキル・トレーニングをどのように行っていくかについて実践的に紹介した本です。特に，教育分野でソーシャルスキル・トレーニングをどのように取り入れていくかについて理解しやすい内容です。

●岡島純子『自閉スペクトラム症児の社会的スキルに関する研究』，風間書房，2019.

　この本は，児童期の ASD のソーシャルスキル・トレーニングについての日本での取組みや海外での取組みについて紹介しています。それらの研究をふまえて，ソーシャルスキル・トレーニングの実践をしている学術的な本です。

●山上敏子監修『お母さんの学習室―発達障害児を育てる人のための親訓練プログラム』二瓶社，1998.

　この本は，肥前精神医療センターで行われているペアレント・トレーニングプログラム内容を本にまとめたものです。発達障害児を育てる親のために養育スキルを身に着けるためのプログラムを紹介しています。

●フォアハンド，R・ロング，N. 著 / 小羽俊士訳『困った子が 5 週間で変わる―親にできる行動改善プログラム』日本評論社，2003.

　注意欠如・多動性障害の子どもに現れることが多い「反抗挑発症」や人をいじめたり，脅迫したり，威嚇するような「素行症」などに伴う問題行動に対する行動療法的アプローチについて解説しています。著者は，アメリカで，20 年このプログラムに対する研究をしており，効果的なプログラムを紹介しています。

●コイン，L. W.・マレル，A. R. 著 / 谷晋二監訳『やさしいみんなのペアレント・トレーニング入門― ACT の育児支援ガイド』金剛出版，2014.

　この本は，行動のマネジメントの技法を学べるだけでなく，親にとっての子育ての"価値"を見つけ，明確にして，それとともに生きていけるように方向づけしてくれます。

もしも ADHD の潤くんが，通常学級に入ったら…

　潤くんは今年，小学校1年生になりました。お母さんには気がかりなことがあります。以前，幼稚園の先生から，「潤くんは，お話が聞こえていないように見えることがある」と言われていたからです。お母さんにも，心当たりがありました。潤くんは，"虫博士"と呼ばれていたくらい虫が大好きでした。家で虫図鑑の DVD を見ている時は，潤くんに声をかけても返事がないのです。近づいて声をかけても反応がありません。潤くんの1つ下の弟の方が，呼びかけに応じてくれる始末です。

　学校での教育相談の時です。「潤さんは，授業がところどころ聞けていません」というのです。授業参観の時，潤くんは，一番前の席に座っていましたが，すべての動きが周りに比べてワンテンポ遅れているため，先生の指示を聞けていませんでした。先生からは，小学校内で相談できる場として，通級指導教室やスクールカウンセラーを紹介されました。そこでスクールカウンセラーに話を聞くと，「没頭してしまうと他に注意がむけられないといった注意力についての問題」の可能性があることを知りました。併せて，大人になるまでに人と比べてうまくできない体験を繰り返すことで自尊心を低下させてしまうことがないように，信じてくれる大人が近くにいることが大切なことも聞きました。スクールカウンセラーのアドバイスに基づいて，お母さんは，指示が通らない時に叱るのではなく，注意を払えるように工夫してみました。また，してほしいことは，DVD 視聴に没頭する前に伝えるようにしました。学校では，聞き漏らしがまだまだ多いですが，潤くんの両親は，潤くんが辛い思いをしないようにサポートし，潤くんを信じ，見守っていく覚悟をしました。教育相談でも学校での様子を確認し，必要であれば通級指導教室に通うことも視野に入れています。また，得意なことと不得意なことをもっと理解してあげたいと思い，教育センターにも相談するようになりました。

第5章

子どもの不安症，うつ病
—目立たないけど苦しんでいる子どもを救いたい

本章のポイント

　本章では，不安やうつの問題で苦しむ子どもたちについて焦点を当てます。これらの問題は大人にしか見られない問題だと勘違いされていることもありますが，幼少期から見られることも少なくありません。そこで本章では，まず子どもの不安症とうつ病の特徴について説明し，どのような基準で支援の必要性を考えていくべきか示します。その後で，子どもの不安とうつをアセスメントする方法について概説します。アセスメントは誰に対して，どのような方法で行うかが大切です。特に子どもの場合，複数の情報源から，多様な方法を用いてアセスメントを行うことが求められます。続いて，これまでの研究成果について紹介します。子どもの不安症とうつ病に対する心理療法の研究成果を紹介するとともに，日本で行われた効果研究の成果を示します。最後に，代表的な支援方法として子どもの認知行動療法の手続きについて，いくつかの技法を取り上げながら説明します。

① 子どもの不安症とうつ病を誤解なく理解しよう

(1) 子どもの不安症

　不安はありふれた言葉です。それが不安症と言われると日常から少し遠く感じてしまうかもしれません。ありふれているが故に問題視されない。子どもの不安症を理解する上での難しさはここにあります。不安は基本的な感情の1つなので，不安を感じない人はいません。そのため，不安を感じること自体を問題視する必要はありません。支援の対象になる不安を探るためには，いくつかの点を考慮する必要があります。

　第1に，不安が慢性的で多岐にわたっている点が挙げられます。不安症の子どもは，そうではない子どもと比べて不安になっている時間が長かったり，不安を感じる日が多かったりします。例えば，試験の前に不安を感じる，発表会の前に心配するということは，非常にありふれたことになりますが，それがかなり前から，あるいはずっと続いている場合は問題として取り上げるべきということになります。第2に，不安の程度が強すぎるという点が挙げられます。発表会の前に少しドキドキすることは誰にでもありますが，緊張しすぎるために1人だけ発表会を休んでしまうということがあったら，同年代の子どもたちよりも不安が強いといえるでしょう。

　最後に，最も重要な点として，不安によって日常生活に支障をきたしているという点が挙げられます。発表会がどんな場所で行われるのか，誰が見に来るのか，失敗したらどうなるのか，と何度もお母さんに聞いてしまうため，お母さんが家事をできなかったり，子ども自身も心配で勉強が手につかなかったりしたら，何らかの支援をしてあげないといけないといえます。そのため，不安を感じることはあたりまえのことであるということと，不安が①慢性的で多岐にわたり，②程度が強く，③日常生活に支障をきたす場合は，すぐに支援を求める必要があるという両方のことを理解しておく必要があります。

(2) 不安症の子どもに見られる特徴

　子どもの不安症には，不安を感じる対象に応じてさまざまな種類があり

ます。ここでは代表的なものを紹介するにとどめますので，詳細は他の文献をご覧ください（石川，2013）。

分離不安症とは，愛着対象となる人（多くの場合は母親）から離れることに対する不安を特徴とする問題です。親と離れないように園の前や校門で泣き叫んだりする小さな子どもや，少しの間も一人で部屋にいられずに親の後をついて回るなどが典型的な例です。親と離れているときに，事故に遭ってしまったのではないか，もう迎えに来てくれないのではないかと心配することがあります。

社交不安症とは，対人場面や社会的な状況で不安を感じる問題です。「人からどのように思われているのか」ということに気を揉んでいる，といえばわかりやすいかもしれません。人から注目されることが苦手なので，学校では発表，実技，スピーチ，朗読などに苦痛を感じます。分離不安症よりは，年長の子どもたちでよく見られる問題です。

全般不安症とは，一言で言うと「心配性」と呼ばれるような子どもたちです。学校での宿題，忘れ物，部活動，天災，病気などあらゆることを心配していて，親に「〜したらどうするの？」と何度も確認をすることが特徴的です。「完ぺき主義者」である子どもも少なくありません。こうした子どもは，ちょっとしたことでも間違うことを非常におそれています。

その他には，限局性恐怖症と呼ばれる問題も子どもによく見られます。「虫恐怖」「高所恐怖」という言葉で表現されるように，特定の対象や状況に強い恐怖を感じる子どもです。これらの不安症の問題は，単独で表れることは少なく，むしろ2つ以上を同時に持っていることが多くあります（石川，2013）。例えば，虫恐怖だけで日常生活がとても困ってしまうことは少ないかもしれませんが，同時に分離不安症や社交不安症の問題を抱えているために，とても困っているということはあり得ます。年齢に応じて不安の対象が移り変わっていくものの，小さい頃から大きくなるまで高い不安症状が続いてしまう場合もあります。

(3) 子どものうつ病

うつ病と聞くと，どっぷりと気分が沈んだ様子の大人を想像して，一般的な子どものイメージとはかけ離れていると感じてはいないでしょうか。

無理もありません。このような認識は，最近まで専門家の間でも見られていたのです（佐藤，2008）。しかし，学校に在籍している子ども達を対象とした研究成果によって，子どもにもうつ病がみられることが明らかになってきました（傳田，2008；佐藤ら，2008）。

　子どものうつの問題も不安症と同様に，ありふれた日常的な側面と，支援の必要な臨床的な側面の両方を考えなければなりません。抑うつ気分とは，悲しくなった，憂うつになった，ふさぎ込んだ，落ち込んだ気分のことです。何か悲しい出来事があれば，誰もが経験することになります。それに対して，抑うつ症状とは，以下に示すようないくつかの症状を持っていることを指します。まず，抑うつ気分とは悲しみや空虚感，絶望などが含まれます。子どもの場合はイライラしやすい，怒りっぽいといった形で表れることがあります。次に，興味・喜びの減退として，以前は楽しかったことが楽しめないという状況があります。この2つが抑うつ症状において最も特徴的なものになります。それに加え，以下の症状も見られることがあります。

①体重・食欲の変化（食欲がなくなったり，逆に食べ過ぎてしまうこと）

②睡眠の変化（眠れなかったり，逆に眠りすぎてしまうこと）

③精神運動性の焦燥または制止（行動に落ち着きがなくなったり，逆にすごく動きが遅くなったりすること）

④易疲労性（疲れやすくなったり，気力が減ってしまうこと）

⑤無価値感・罪責感（自分は価値がないと考えたり，罪の意識をもってしまうこと）

⑥集中困難（集中できないこと）

⑦自殺念慮や自殺企図（自殺についての考えを持ったり，実際に自殺に関連する行動に踏み切ってしまうこと）

　そして，抑うつ気分か興味・喜びの減退を含み，抑うつ症状が5つ以上みられる状態が2週間以上続き，著しい苦痛や日常生活の支障が認められる場合に，うつ病として考えられることになります。

　うつ病については特に心身の問題であるということを理解しておくことが重要です。つまり，心の苦しみだけでなく，体の症状としても表れるということです。実際に，うつ病が疑われる子どもによく見られる抑うつ症

状としては，疲れやすさ，興味や喜びが少なくなること，無価値感・罪責感といった症状であることがわかっています（佐藤ら，2008）。例えば，子どもの場合は，「落ち込んでいる」と表現するよりは，「しんどい」「だるい」「やる気がでない」と表現されることの方が多いかもしれません。そして，イライラや怒りといった形で抑うつ気分が表れることもあります。このように，一般的にイメージしやすい症状が見られなくても，うつ病と考えられる状態になることがあるという点には注意が必要です。

(4) 子どもの不安症とうつ病の関連

　また，不安症とうつ病は関連の深い問題です。この2つの症状が同時に起きる場合や，前後して両方の症状が見られることが多いという点は注意しておくとよいでしょう。一般的には，幼いときには不安症の問題が表れて，思春期以降にうつ病の問題になることの方が多いようです（石川，2013）。また，大人になってさらに別の問題が発生してしまう場合もあります。ですから，ある時点で問題があるかどうかだけでなく，長期的な視点に立って注意深く調べていく必要があるでしょう。

② 子どもの不安症とうつ病の問題を的確に調べましょう

(1) まずは意識すること

　不安症状や抑うつ症状といった問題は**内在化問題**と呼ばれ，暴力，逸脱行動といった問題に代表される**外在化問題**と区別されます。簡単に言ってしまうと，内在化問題で困っているのは子ども自身ですが，外在化問題では周りの大人が困ってしまうことの多い問題です。もちろん，落ち込んでいれば周囲は心配しますし，乱暴に振る舞うことで自身も傷ついていることは少なくありませんので，あくまで極端に言えばということになります。その上で，周囲があまり困らないことを考えると，内在化問題は気がつかずにそのままにされてしまうことが少なくない，ということです。第1節の「(2) 不安症の子どもに見られる特徴」の項でも述べましたが，こう

いった子どもたちは周りの大人から，いわゆる「問題のない子ども」と認識されている場合すらあるのです（石川，2013；Ollendick & Ishikawa, 2013）。したがって，子どもの不安症とうつ病は，すぐに周囲が気づけると安易に考えてしまうのではなく，周囲が積極的・能動的に調べてあげる必要があります。問題ないと放っておいてはいけません。

(2) 誰に尋ねるのか？

　子どもの不安症やうつ病のアセスメントの基本は，複数の情報源から情報を得ることです。例えば，幼い子どもであれば，言葉で表現できる能力が限られてきますので，親や家族からの情報が重要であることは言うまでもありません。また，日常生活がどのくらい支障を来しているか，という点においても親の意見は重要になるでしょう。例えば，親と離れることが怖いからといつでも一緒にいて学校に行けない場合，子ども自身はそのことであまり不自由を感じていないかもしれません。しかし，家族は非常に生活に困ってしまうでしょう。同じように，園や学校の先生の意見も大変貴重です。例えば，社交不安を感じている子どもであれば，家庭よりも学校の方が人の目が多いので問題は出やすいでしょうから，教室での様子などを聞くことが欠かせません。

　一方で，子ども自身からの訴えを無視することはできません。不安症状や抑うつ症状の多くは主観的な体験である以上，アセスメントにおいて何らかの形で本人からの情報を得ることは必要不可欠です。具体的な不安の対象や抑うつ症状は本人でないと説明できないことの方が多いのです。例えば，うつ病において最大限に注意しなければならないのが自殺に関連する症状です。実際に自殺に関連する行動であれば周りから観察できるかもしれません。しかし，その場合でも明らかに見てわかるような場合よりも，隠れて実行していることの方が多いかもしれません。さらに，自殺に関する考えは，本人に尋ねてみないとわからないことの方が多いでしょう。同じように社交不安で学校に行くことができていない子であっても，人前で失敗することを恐れているのか，友達から嫌われていると考えているのかによって，支援方針は異なります。そのため，子どもの発達に合わせた方法で，本人からも情報を得るための努力をすることが求められます。

(3) 何を調べるのか？

　複数の情報源から情報を得ることに加えて，アセスメントにおいて留意しておかなければならないことは，できるだけ多様な方法で情報を得ることです。一番有力な方法は面接によるアセスメントです。面接法は最も時間のかかる方法ではありますが，言語的反応のみならず非言語的反応も合わせて調べることができ，詳細に情報が得られるという利点があります。特に，**半構造化面接**による方法は，不安症やうつ病を特定するための質問が含まれているために有用になります。その多くは，アメリカ精神医学会から出版されている『精神疾患の分類と診断の手引（DSM-5；American Psychiatric Association, 2013)』や，世界保健機関（WHO）による『国際疾病分類（ICD-11；World Health Organization, 2018)』といった国際的診断基準に準拠して作成されています。代表的なものとして，Anxiety Disorders Interview Schedule for DSM-IV（ADIS；Silverman & Albano, 1996）があります。不安症やうつ病の問題を詳細かつ正確に定義しようとする場合には，このような面接法を使用することが望ましいのです。とはいえ，正式な方法は非常に時間もかかるので，いつでも実施することは難しいでしょう。そのような場合であっても，あらかじめ診断基準や面接法の中身に目を通しておき，どのような質問項目が子どもの特徴理解に必要なのかを把握しておくことが求められます。

　続いてアンケートに基づくアセスメントがあります。子どもの不安症状や抑うつ症状を測定する目的で，さまざまなアンケートが開発されています。その代表的なものとして，スペンス児童用不安尺度（SCAS；Spence, 1998）があります。SCAS は不安症状を測定する 38 項目が含まれる自己報告式のアンケートです。SCAS は，子ども自身については小学生〜高校生が対象です（Ishikawa et al., 2009；Ishikawa, Takeno et al., 2018）。また，親の視点から見た子どもの不安について測定できる親評定版の SCAS も作成されています（Ishikawa et al., 2014）。詳細については『日本語版 SCAS スペンス児童用不安尺度使用手引き（石川，2015)』を参照してください。一方で，抑うつ症状を測定するアンケートとしては，バールソン児童用抑うつ性尺度（DSRS；Birleson, 1981）と小児抑うつ尺度（CDI；Kovacs, 1985）があります。CDI は世界中で広く使用されている尺度であり，日本でも標準化が試み

られています（真志田ら，2009）。また，DSRS は，村田ら（1996）によって，日本語版が作成されました。DSRS は 18 項目からなる尺度であり，子どもの抑うつ症状について比較的簡便に測定できる特徴から，日本ではよく利用されています。

　最後に**行動観察**によるアセスメントも忘れてはいけません。例えば，分離不安を示す子どもであれば待合室の母子の様子，社交不安症を示す子どもであれば初めて面接に入ってきたときの振る舞い，あるいはうつ病が疑われる子どもの面接での声の大きさや表情などを観察することは非常に大切になります。また，面接室内で困っている場面を模擬的に再現してもらうこともできます。例えば，人前で話すのが苦手な子どもに対して，仮想のスピーチ場面に挑んでもらうことによって，実際にどのくらいの声の大きさであるのか，流暢さであるのか，あるいはスピーチが始められるのか，といった行動を観察できます。特に子どもを対象とした場合は，このような実際の振る舞いを知ることはとても重要になります。さらに，そのときにどのような考えが頭に浮かんだのか，と尋ねることで不安の対象を明確にすることができます。

③ 子どもの不安症とうつ病に対する支援を知りましょう

(1) 子どもの不安症に対する心理療法の研究成果

　子どもの不安症は，およそ半世紀にわたる研究成果の蓄積によって，改善可能な問題であることが明らかとなってきました（Higa-McMillan et al., 2016）。その中で，子どもの不安症に対して，十分に確立された治療法として科学的に効果があると認定された心理療法は認知行動療法（CBT）であることがわかっています（5 段階中の最上位レベル）。中でも頻繁に用いられている技法がエクスポージャー法です。効果が最も証明されている心理療法の 87.9% がエクスポージャー法を活用しています（Higa-McMillan et al., 2016）。次いで多いのが，認知再構成法に代表される認知的技法です（61.8%）。そして，3 番目にリラクセーション（53.9%），4 番目に子どもに対

する**心理教育**（42%），そして 5 番目にモデリングが含まれます（33.9%）。CBT とは対照的に，クライエント中心療法，プレイセラピーや精神力動的心理療法といった心理療法の効果は証明されていません。このように，不安症に苦しむ子どもには，まずは上記のような技法を組み合わせた CBT による支援を検討することが第一選択肢であるといえます。

(2) 子どもの不安症に対する認知行動療法

　日本の子どもたちを対象とした CBT の研究成果を紹介しましょう（Ishikawa et al., 2019）。はじめに大学相談室で，不安の問題に悩む家族を対象に CBT による支援を行うと告知しました。参加費は無料として研究への参加とデータの提供に同意をいただける参加者を募集しました。その結果，79 名の家族から問い合わせがありました。そこで，大学相談室に所属するカウンセラーが半構造化面接法（ADIS）を用いて，不安症に合致するか否かと研究参加の基準に沿っているかどうかを判定しました。その結果，51 名の家族が研究に参加することになりました。CBT プログラムとしては，日本で開発された『いっちゃが教室』を用いました（詳細は，石川，2013 参照）。子どもたちは，親と一緒に 8 回のセッションに参加して，心理教育，認知再構成法，エクスポージャー法，リラクセーションを学びます。また，日常生活での実践を促すために，**ブースターセッション**を数回行っています。参加者は，すぐに CBT に参加する群（CBT 群）と，CBT 群との比較のため一定期間時間をおいてから CBT を開始する**待機統制群**（WLC 群）にランダムに振り分けられました。そして，8 回のいっちゃが教室に参加した後で（図 5-1 の Post），効果が比較されました。この時点では，CBT 群のみがいっちゃが教室に参加し，何の支援も受けていない WLC 群と比較されています。その後，WLC 群も最初の比較の後（図 5-1 の Post の後）で同じ CBT プログラムに参加した上で，すべての参加者について 3ヶ月から 6ヶ月にかけて効果が維持されているかどうかが検討されました。

　図 5-1 は主たる不安症の問題から，どのくらいの子どもたちが改善を示しているか，半構造化面接法（ADIS）を用いてカウンセラーが判定した割合です。ちなみに，ADIS を行ったカウンセラーには，先入観を持たない

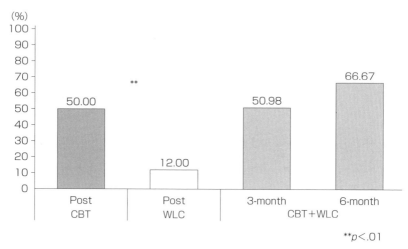

CBT＝認知行動療法を受けた群；
WLC＝待機統制群

出典）Ishikawa et al., 2019 を参考に作成.

図 5-1　主たる不安症の問題からの改善率

ように，対象の子どもが CBT 群か WLC 群かはわからない状態で面接を
してもらいました。さて，図 5-1 を見るとわかるように主たる不安症の問
題から改善した割合は CBT 群ではちょうど半分（50%）であるのに対して，
WLC 群では未だ CBT プログラムに参加していないので 12% のみである
ことがわかります。この差は統計的にも有意であり，「いっちゃが教室」
に参加することで主たる不安症の問題を改善する確率が高いことがわかり
ます。また，両群ともに CBT プログラムに参加した後では，ほとんど同
じ成果が得られており，半年後にはおおよそ 3 分の 2 の子どもたちが改善
を示しています。その他にも，子ども自身が評価する抑うつ尺度（CDI）
でも改善がみられました。以上のように，**ランダム化比較試験**を用いた**効
果研究**を踏まえると，日本の子どもの不安症の問題にも CBT が効果的で
あるといえそうです。

(3) 子どものうつ病に対する心理療法の研究成果

　先に述べたように，成人に比べると子どもを対象とした研究成果が報告されるようになるまでは少しの年月がかかりました。それでも 30 年ほどの研究の蓄積がなされた結果，今日ではうつ病に対する心理療法は，児童期（13 歳未満）と青年期（13 歳から 24 歳まで）で成果が異なることが報告されています（Weering et al., 2017）。**実証に基づく心理療法**の考え方に基づくと，青年期においては，CBT と対人関係療法（IPT）が，抑うつ症状やうつ病に対して，最上位のエビデンスのレベルにあることが一貫して報告されています。どちらの心理療法も個別での実施はもちろん，集団での効果も 2 段階目のレベルで認められているため，ニーズに応じて集団と個別の心理療法を選択することができます。一方，児童期のうつ病を対象とした場合，効果が証明されている心理療法はありません。3 段階目の効果のある可能性がある治療法とされているのが CBT もしくは行動療法（BT）であり，最も有望な心理療法です。ただし，以前は児童期においても CBT の効果が十分に証明されていると報告されていました（David-Ferdon & Kaslow, 2008）。なぜ，CBT のランクが落ちてしまったかというと，主に対象者の違いに原因があります。2008 年までは顕著な抑うつ症状を示す子どもたちも対象としていましたが，2017 年から診断基準に準拠したうつ病の対象者のみを対象としています。したがって，現在のところは抑うつ症状をいくつか示す児童期の対象者に対しては CBT の効果が認められていますが，診断基準を満たす児童期のうつ病については今後の研究成果が待たれるといえるでしょう。

(4) 学校で実施する抑うつ防止プログラム

　そこで，うつ病や抑うつ症状を既に呈している子どもを対象とした支援ではなく，学校で抑うつ症状を軽減するための取り組みを紹介したいと思います（佐藤ら，2009）。小学校で実施できるように作成されたプログラムが『フェニックスタイム』です（佐藤ら，2013）。このフェニックスタイムは，学校の実情に合わせて 7 回から 9 回程度の授業数で構成されます。これまでの心理学的な研究成果から，対人関係と認知（考え方）の偏りによって抑うつ症状が維持されたり，うつ病のリスクが悪化したりすること

が分かっています（佐藤ら，2009）。そのため，フェニックスタイムでは，心理教育，**社会的スキル訓練**，認知再構成法を学習します。フェニックスタイムの特徴は，教師用の指導案を作成することによって，小学校の先生が通常学級における授業時間内で，授業として学級の子どもたちに実施できる点です。そのため，この取組みは**心の健康教育**における**ユニバーサル予防プログラム**として活用が期待されます。

　フェニックスタイムの成果は2つの学校に対する効果研究で調べられました。公立A小学校では5年生の2学級と6年生3学級に在籍する150名の児童に対して，道徳と学級活動の時間に全9回の授業が行われました。1回目の授業はカウンセラーがモデルを示すために実施しましたが，その後はすべて担任教師が授業を担当しました。おおよそ1ヶ月に2回のペースで授業は計画され，9月から3月のはじめまで継続的に授業計画が立てられました。各授業の前に大学スタッフと担任教師とで打ち合わせを行い，各学級に合わせて内容の調整を行うとともに，空き時間には他の教師の授業内容を見られるように工夫しました。同じ期間，近隣にある公立B小学校の5年生の2学級と6年生3学級に在籍する160名の児童は，通常の道徳と学級活動を受けていました。そして，このプログラムの効果を測定するために，A小学校とB小学校の児童はフェニックスタイム導入前と，A小学校がフェニックスタイムを終了した後，先に紹介した抑うつ症状を測定するアンケート（CDI, DSRS）に加え，社会的スキル，ネガティブな認知，そして学校不適応感のアンケートに回答しました。

　図5-2はフェニックスタイム前後での抑うつ症状の変化を表したものです。A小学校ではフェニックスタイム前後で抑うつ症状が改善していることがわかります。特に，CDIにおいては，A小学校のみで統計的に有意な結果が得られています。さらに，CDIの基準で25.4%，DSRSの基準で24.3%がフェニックスタイム前に高い抑うつ症状を示すと考えられる基準に達していたのに対して，両方とも16.5%までの改善を示していました。B小学校ではその割合はあまり変わらなかったことから（CDI=16.5%⇒15.7%；DSRS=14.0%⇒14.0%），フェニックスタイムに参加することで，小学校に通っている中で高い抑うつ症状を示す児童への効果が期待できることもわかりました。社会的スキルやネガティブな認知にも一定の効果がみら

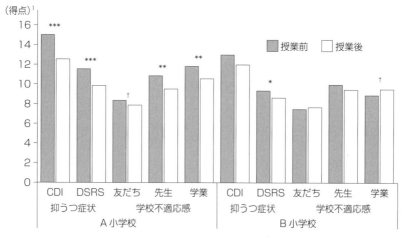

***p<.001, **p<.01, *p<.05, †p<.10

CDI＝バールソン児童用抑うつ性尺度；DSRS＝小児抑うつ尺度
1　いずれも低得点の方が良好な状態を示す。

出典）佐藤ら，2009 を参考に作成.

図5-2　フェニックスタイムの成果

れましたが，興味深い点は，学校不適応感でも A 小学校のほうで改善が
認められたことです。特に，学業に対して子どもが大変だと感じる割合は，
B 小学校では若干悪化傾向であったのに対して，A 小学校では改善してい
ます。学期を修めていけばいくほど勉強に大変さを感じる児童が増えるの
は当然のことなので，むしろ B 小学校の結果は自然なもので，A 小学校
がその変化に反しているといえます。したがって，このようなプログラム
を教師が実施することは，さまざまな好影響を与えるかもしれません。以
上の結果を踏まえると，学校の教師が授業内で実施できるようなプログラ
ムを開発し導入していくことができれば，広く子どもたちの心理的な問題
を防止できる可能性が示されているといえるでしょう。

④ 子どもの認知行動療法の具体的手続きについて学びましょう

(1) 基本的な人間関係の構築

　最後に，子どもに対してCBTをどのように実施していけばよいかについて紹介します。CBTにはさまざまな技法が含まれますが，そのすべてを説明することはできませんので，ここでは3つほど取り上げたいと思います。

　CBTの具体的な技法に入る前の大前提は，子どもと温かく共同的な関係を築くことです。CBTでは具体的な技法が強調されることが多いですが，そのすべては基盤となる信頼関係があって初めて効果を発揮します。基本的なカウンセリング技法を用いて，子ども，親，または周囲の人たちと前向きに課題に取り組める関係性を結べるように努力しなければいけません。加えて，子どものCBTでは明るく楽しい雰囲気を大切にしてください。子どもたちは相談場面に自分から進んでくることはほとんどありません。大人に言われて仕方なく来ている場合の方がはるかに多いです。そのため，少しでも「ここに来て良かった」と思ってもらうことが非常に大切になります。時には冗談やユーモアを交えて話を進めることも大切です。また，自分が困っている話題について話せるようになるタイミングも子どもによって大きく異なります。もし，その準備ができていないなら，メタファーや他人の例などを使って話を進めると良いでしょう。幼い子どもであれば人形やキャラクターに演じさせたり，もう少し年齢が高くなってくれば，その子どもの問題によく見られる典型例などを取り上げることも有益です。子どものCBTでは，少しずつ核心に迫りながらも，子どもが必要以上に心理的負担を感じないように距離感を保ちながら進めていくことが大切になります。

(2) 心理教育

　CBTにおいて，心理教育は非常に大きな役割を果たします。まず，ネガティブな感情をもつことは誰にでもあることで特別なことではないことを伝えましょう。これはノーマライゼーションと呼ばれます。子どもたち

の中にはネガティブな感情を話すことに抵抗を持っている場合もあります。むしろCBTの中では，さまざまな感情を口に出すことは望ましいことであると積極的に伝えていく必要があります。子どもが感じている感情にピッタリ当てはまる表現を一緒に探していきます。最初，子どもたちは「別に」とか，漠然と「いやな気持ち」といった限られた表現だけを使うことがありますが，少しずつそれが不安なのか，イライラなのか，悲しみなのかを特定していくと良いでしょう。その感情によって適切な対処方法は異なってくるからです。

　同じ感情であっても，その度合いは状況によって異なります。例えば，公園で遊んでいるときと，遊園地に行くときでは，うれしい気持ちの度合いは異なるでしょう。同じように，犬が苦手な子どもは，犬の大きさや種類によって恐怖の大きさが異なることが予想されます。100点満点や，10点満点，あるいは表情のイラストなどを利用しながら，子どもの発達に合わせて，感情の大きさを評価する練習もしてみます。さらに，感情だけでなく行動や身体反応もそれに伴って変化することを確認しておくと良いと思います。子どもによっては，汗をかく，ドキドキする，あるいはおなかが痛くなるといった身体反応の方が気づきやすいこともあります。何か1つをきっかけにして，不安や落ち込みに気づくことができれば良いので，子どもの得意不得意に合わせて強調すべき点を変えていくと良いでしょう。

　最後に，「何を伝えるか」はもちろん重要ですが，それ以上に重要なことは，「どのように伝えるか」です。子どもにCBTは難しいという誤解を持っている人が少なくありません。大人の方法をそのまま用いていれば，その通りかもしれませんが，重要な点は目の前の人に理解できる方法で説明することです。

(3) 認知再構成法

　例えば，お母さんの帰りが遅くなってしまった場面で，ある子どもは「渋滞に巻き込まれているのかな？」と考え，ある子どもは「事故に巻き込まれたのかもしれない」と考えたとしましょう。この場合，最初の子どもは比較的リラックスしてテレビでも見て帰りを待っていることができるかもしれませんが，後者の子どもはどんどんと心配になってしまうことに

なるでしょう。このように「親の帰りが遅れている」という同じ場面でも，それをどのように解釈するかによって，結果として生じてくる感情が異なります。不安症やうつ病の子どもの場合，認知の偏りが見られる場合があります。ここでの問題は「可能性の見積もり」における大きな偏りです。事故に遭う確率はゼロではないので，その考え自体は決して異常ではありません。それがまるで100％であるかのように確信してしまい，その考え方から一歩も動けなくなってしまうことが問題なのです。

　このような場合，最初に思いついた考えについて調べていきます。例えば，「前の時にはどうだったっけ？」「友だちの中で重大な事故に遭ったお母さんはいた？」などと質問してみましょう。すると，現実的な方向に少し視野が向けられます。また，「不安をましにする考え方はないだろうか？」「どう考えたらもう少し楽な気持ちになれるだろう？」と，他のアイディアを出して柔軟に考えてもらうことも有効になります。あるいは，他者の視点を理解できるのであれば，「お友だちはどう考えていると思う？」と質問すると客観的に答えられる場合もあります。いずれにせよ，「前向きに考えなさい」と説得するのではなく，より現実的に，広い視野を持って，柔軟に捉えられるように支援することが大切です。ただし，認知再構成法を使う場合は，常に実際にはどのようなことが起きているのかを調べておくことを忘れてはいけません。例えば，学校でいじめられるから行きたくないと言っている子どもの場合，学校で実際に何が起きているのかを入念に調べる必要があります。もし，学校で現実的に苦痛を引き起こすような出来事が起きているなら，認知再構成法の前に学校と協力してその問題に取り組むことを優先すべきです。さらに，認知再構成法は，次に紹介するエクスポージャー法などと組み合わせて実施する方がより効果を発揮します。子どもは何よりも現実の体験から学ぶことが多いからです。

（4）エクスポージャー法

　エクスポージャー法は，不安や恐怖の対象や状況にクライエントをさらす（expose）ことで不安や恐怖の改善を目指す技法です。エクスポージャー法は，「スパルタ」的なものであると勘違いされてしまうことも少なくありませんので，以下の説明を見ながらその違いについて理解してい

ただきたいと思います。

　まず，実施する前には必ずその効果と仕組みについて，子ども，親，あるいは協力してくれる周囲の人々に正確に理解してもらうことが大切です。先にも述べたように，これは，機械的に知識として伝えるということではなく，その人に理解してもらえるような説明をするということが大切です。「熱いお風呂に入っていると少しずつなれてくること」「最初に浮き輪なしで泳いだときのこと」など，子どもに合わせて理解できる例を準備しておくと良いかもしれません。理解が不十分なままエクスポージャー法を導入すると行き詰まりを見せることが少なくありません。

　次に重要なことは，子どもに適用する際には，段階的に実施するということです。いきなり一番苦手な場面に挑む方法もありますが，子どもを対象とする場合にはあまり利用されていません。むしろ，スモールステップの考え方で少しずつ確実に練習していくことが大切になります。**不安階層表**と呼ばれる不安の大きさの小さいものから，大きいものまでを並べた表を子どもや親と一緒に作成します。ここでは，誰が，いつ，どこで，何を，どのようにといった質問をしながら，できるだけ細かくステップを組むことが望ましいでしょう。

　また，練習の場面については，子どもが不安を感じている内容をきちんと反映させることが大切になります。学校に不安を感じている子どもであっても，人に話しかけることが苦手な子どもであれば誰に話しかけるのか，どのような内容を話しかけるのかといった課題設定が求められるのに対して，宿題で間違えることを恐れている子どもであれば，提出する宿題の見直す回数を制限するようにします。一般的に間違えは少ない方が評価されますが，過剰な不安を感じる子どもは，1つの句読点を忘れただけで先生にひどく叱責されたり，宿題を最初からやり直さないといけなかったりすると確信しています。そこで，子どもが想像していたような最悪な結果が起きるかどうかを確認すると良いのです（その際には，先に述べたように実際にどのようなことが教室で起きているかは確認しなければなりません）。そのため，子どもの不安の対象と課題の内容をきちんと照合できるように，しっかりとしたアセスメントが重要になります。

　可能ならば，最初の挑戦はカウンセラー，周囲の大人と一緒に実施する

ことが良いでしょう。最初のエクスポージャーを行う際に重要な点は，①確実に実施できる場面で行うこと，②十分に不安が軽減するまで行うこと，③不安の軽減を子どもが体験すること，④不安の軽減を子ども，親，セラピストが確認することです（石川，2013）。もし最初の挑戦が上手くいっても，すぐに次の課題に移らない方が賢明です。エクスポージャー法は漢字や計算のドリルやスポーツのトレーニングと似ています。つまり，一度できたことでも繰り返し実施していくことで，それを自然と，かつ流暢にできるようになるということです。

　また，挑戦を終えた後にどのようなご褒美を準備するかも事前に話し合って決めておくと良いでしょう。先ほども述べたように，子どもは自分から問題を治してほしいと来談している訳ではありません。さらに，自らの苦手な場面に挑戦することは非常に勇気のいることになります。そのため，子どもの挑戦に対しては，それに見合った報酬を準備しておくことが望ましいといえます。決して，高価なものを購入してあげましょうと言っているわけではありません。親とどこかに遊びに行ったり，家の中で一緒にゲームをするなどの社会的な報酬の方が効果を発揮することも少なくありません。大事なことは，子どもと親，そしてカウンセラーが十分に話し合って挑戦する内容とそれに伴う結果について話し合うことになります。また，苦手なことを克服できたこと，これまでできなかったことができるようになったことは，それ自体が大きなご褒美となります。成功体験の積み重ねは，さらなる自発的な挑戦を促すことでしょう。

●石川信一『子どもの不安と抑うつに対する認知行動療法―理論と実践』金子
書房, 2013.

　子どもの不安症とうつ病に対する認知行動療法の理論と実践がまとめられて
います。子どもの不安症やうつ病の特徴をより詳細に理解することや，子ど
もに対する認知行動療法の詳細な手続きを学ぶ上で役に立つ本です。

●石川信一『イラストでわかる子どもの認知行動療法―困ったときの解決スキ
ル36』合同出版, 2018.

　子どもが1人で，あるいは大人と一緒に認知行動療法を実施できるように作
成された本です。イラストがたくさん使われたワークシートを見ることで，
どのように子どもたちに技法を説明していくのかがわかります。実際に子ど
もに認知行動療法を適用してみたい方にもおすすめです。

●石川信一・佐藤正二『臨床児童心理学―実証に基づく子ども支援のあり方』
ミネルヴァ書房, 2015.

　子どもの不安症やうつ病はもちろん，子どもの心理的問題全般に対する実証
に基づく心理社会的技法を学ぶことができます。日本で臨床児童心理学を学
ぶことができる唯一のテキストになります。

もしもコラム 5 | もしも社交不安症の信江さんが，保健室に相談に行ったら…

　中学2年生の信江さんは，小さい頃から人前で話すことが苦手でしたが，中学生になってから欠席したり保健室に来たりすることが増えました。保健室では，腹痛や頭痛を訴えていましたが，病院で検査をしても異常は見つかりません。そこで，養護教諭はスクールカウンセラーを紹介しました。そこでは傾聴を中心とするカウンセリングが行われましたが，信江さんは数回ほど通ったところですぐに止めてしまいました。理由は，「『話したいことを話して良いのよ』って言われても，別に話したいことないし」とのこと。自由に話せる場面では，自分自身の問題を整理して説明することが難しかったようです。

　次に，近隣のカウンセリングルームを紹介してみました。そこでは施設の方針に従ってプレイセラピーが実施されました。しかし，こちらも長くは続きませんでした。信江さんも母親も「プレイルームで遊んでいるだけで……」とのこと。現実的な支援が提供されなかったため，クライエントの求める支援にはならなかったのです。

　困ってしまった養護教諭は，認知行動療法を専門とする大学の相談室を紹介してみました。信江さんは，最初「そんな遠いところ行きたくないし」と渋っていましたが，パンフレットにある社交不安症の説明を見ると，母親は「これはまさに信江のことです」と言って相談室に連れて行くことを約束しました。

　2ヶ月後，「初めて自分の問題を理解してもらえました。」と信江さんは養護教諭に明るい顔を見せました。そして，得意な英語の時間から少しずつ授業に戻る練習をするつもりだという答えが返ってきました。信江さんは，この挑戦をエクスポージャー法のステップに選んだのです。

　信江さんが，進んで自らの悩みの解消に取り組み始めたのは，まさにニーズと提供されるサービスが一致したからです。

第6章 統合失調症
─幻覚や妄想ではなく"人"をみられるように

本章のポイント

　　統合失調症は一般人口の 0.7% が生涯に罹患するリスクがある割とありふれた病気で，思春期から 30 代頃の発症が多いとされています。以前は回復の見込みが乏しい病気として悲観的に見られていましたが，治療や支援方法の進歩，社会の変化などが影響して，現在では回復可能な病気だと考えられています。中には症状や生活の困難が続く人がいることも確かですが，さまざまな治療や支援を組み合わせて病気とうまくつきあい，豊かに人生を送ることができる人も多くいます。しかし，統合失調症の症状やつらさは周りの人からはわかりにくいもので，周囲の誤解や偏見に苦しむ当事者も少なくないようです。そこで，この章では統合失調症への理解を深めるために，症状や病気の経過の説明に加えて，病気によって生じる日常生活の問題を具体的に紹介していきます。その上で，治療方法を生物・心理・社会の 3 つの側面に分けて学び，早期介入や長期支援についても紹介します。

① 統合失調症の症状

(1) 陽性症状―本来ないはずのものが現れる症状

　幻覚や妄想は統合失調症に特徴的な症状とされています。幻覚とは実際にはないものをあるように感じる症状のことで，視覚や聴覚，嗅覚，触覚とさまざまな感覚で現れます。最も多く見られるのが誰もいないのに声や不思議な音が聞こえるという幻聴体験ですが，統合失調症では人の声が聞こえることが特徴で，自分に対する悪口や非難などの否定的なものが多く，声が命令や脅迫をしてくることもあります。その他にも，ほかの人には見えないものが見える幻視，普段は感じないような体の感覚を感じる体感幻覚，ときには幻臭や幻味が起こることもあります。また，妄想は現実とは異なることを事実だと強く信じ，訂正できなくなってしまう症状です。「周りの人が自分の悪口を言っている」「自分をおとしいれるために行動を見張っている」などの被害妄想が代表的ですが，周りで起こっている関係のない出来事を自分に結びつけてしまう関係妄想，特別な能力や才能をもったなどと信じる誇大妄想などが見られることもあります。

　その他にも，自分の行動や考えが誰かに操られているかのように感じたり，筒抜けになって世の中の人に知られてしまっているなどという体験をすることがあります。また，考えがひどくまとまらなくなって会話のつじつまが合わなくなったり，支離滅裂な行動を取ることもあります。なかには激しく興奮して大声で叫んだり，逆に周りからの刺激に全く反応しなくなる症状が一時的に出る人もいます。このように，本来はあるはずのないものが現れる症状を**陽性症状**と言い，陽性症状のうち，幻覚，妄想，まとまらない会話や行動などの症状は精神病症状と呼ばれます。

(2) 陰性症状―本来あるはずのものが乏しくなる症状

　喜怒哀楽といった感情の表出が少なくなり，外の世界に興味がなくなったように見える症状が現れることがあります。勉強や仕事などへの興味や意欲がわかず，自分から進んで行動を起こさなくなることもあれば，会話の量が少なくなったり会話の内容に広がりがなくなったりして，話しかけ

ても素っ気ない返事しか返ってこないこともあります。

　これらの症状は**陰性症状**と呼ばれます。もともとはあったはずの感情表出が乏しくなり，意欲や思考力が低下するために，他の人との関わりを避けがちになり，一人でひきこもり，ぼんやりと過ごすことが多くなります。

(3) 認知機能の障害—脳の働きが低下する症状

　私たちは普段，視覚や聴覚など外から入ってくる情報を記憶し，理解し，考えて，判断していますが，このように脳が情報処理する能力を**認知機能**といいます。統合失調症では認知機能が低下するため，考えや行動が遅くなったり，間違いが多くなることがあります。また，注意の集中が難しくなったり，記憶力が落ちたり，同時に複数のことを処理することが難しくなったりもします。これらの障害が普段の何気ない日常生活に影響して，学校や仕事などの社会生活を難しくするのです。

(4) その他の症状

　この他にも，うつや躁などの気分の症状，不安，緊張，神経過敏などの症状がみられることがあります。幼少期や成長期に経験したひどくつらい出来事がトラウマの症状として出る人もいますし，震えや体のこわばり，落ち着きない行動や多量の発汗など身体の症状が見られることもあります。また，動作が遅くなって周りのスピードについていけず，生産性が低くなるなどの行動上の症状が観察されることもあります。こうした症状は精神症状として起こることもある一方で，飲んでいる薬の副作用で起こることもあるので注意が必要です。

② 統合失調症の診断

(1) 診断の概要

　統合失調症の診断は，病気の症状が悪化している時期に，ほとんど1日中，1ヶ月以上毎日のように陽性症状や陰性症状が続き，日常生活や社会

生活に著しい問題や困難が続く時に診断されます。また，脳を含めた体の病気，あるいは医薬品や精神作用物質によるものでないことを確認する必要もあります。

(2) 統合失調症に関連する精神病性の障害

統合失調症の診断基準は満たさないまでも，統合失調症と同じような症状が一部だけ，または短期間だけ現れる人々もいます。この場合はその特徴に合わせて，妄想性障害，急性一過性精神病性障害（あるいは短期精神病性障害），統合失調症様障害，統合失調型障害，他の特定できる精神病性障害などと診断されます。また，うつ病や双極性障害に精神病症状が伴う場合もあれば，精神病症状と気分の症状がどちらも著しく統合失調感情障害と診断される場合もあります。さらに，脳を含めた体の病気，あるいは医薬品や精神作用物質によっても精神病症状が出てくることがあります。このような統合失調症と関連した精神疾患は，統合失調症スペクトラムと総称されることがあります。

③ 統合失調症の経過

(1) 精神病エピソードの経過

統合失調症の症状は時間の経過とともに変化します。精神病症状が悪化し，その後に改善していく経過は精神病エピソードと呼ばれ，1回の精神病のエピソードは，一般的には前駆期，急性期，休息期，回復期という4つの段階に分けて理解することができます（図6-1）。

①前駆期：明らかな精神病症状が出てくる前触れの時期です。イライラ，やる気が出ない，落ち込みやすい，疑り深くなる，一過性の幻覚，対人恐怖などの精神的な変化や，頭痛，だるさ，不眠，集中力の低下などの身体的な変化，孤立する，不登校，だらしなさなどの行動の変化が現れてきます。この時期にはストレスに対処する能力が弱くなっていることが多く，さまざまなストレスを経験します。特に不眠が続くと，脳の神

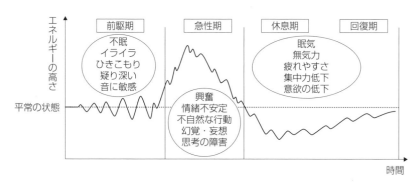

図 6-1　統合失調症の経過

経が休めなくなり病状が悪化するので注意が必要です。

②急性期：前駆期に続く急性期では，幻覚，妄想，まとまりのない会話や行動，興奮などの陽性症状が強くなります。周囲にとって不可解な言動や行動が認められることもあります。急性期の体験は，本人にとっては不安や恐怖を伴って深刻に体験されることが多いのですが，自覚的にだけ体験されて周囲には気づかれないままに経過することもしばしばです。急性期に病状が悪化して自宅での治療が困難な場合には，入院治療が必要となることがあります。

③休息期：急性期が過ぎると，次は休息期に入ります。感情表現が乏しくなる，いつも無気力でぼんやりしている，寝てばかりいるなどの症状が中心に現れます。急性期に沢山のエネルギーを使い切った結果，その失われたエネルギーを回復するための充電期間と考えられている時期です。

④回復期：休息期にしっかりと休むことでエネルギーが回復し，意欲が生まれてきます。この時期を回復期と呼びます。「何かをはじめてみよう」という気持ちが生まれ，少しずつ活動の範囲や内容が増えてきます。ただ，病み上がりの状態で，一見回復したように見えても脳の働きが十分に回復していない場合もあるため，様子を見ながら少しずつ行動範囲を増やしていくことが大切です。もとの生活に戻る意欲と同時に焦りも感じやすくなる時期ですが，じっくりとマイペースに進んでいけるように心がける必要があります。

(2) 長期の経過

　統合失調症の長期経過は多様です。先に紹介した精神病エピソードを生涯に１度だけしか経験しない人もいれば，生涯に複数の精神病エピソードを経験する人もいます。また，精神病エピソードからすっかり回復して，症状がまったくなくなり，日常生活にも支障がなくなる人もいれば，症状が持続したり，日常生活に影響が出る機能障害が残る人もいます。図6-2は，このような多様な経過を大きく４つに分類した調査結果の一例です（Shepherad, M., et al., 1989）。

　初回の精神病エピソードからの長期経過を調べた研究のまとめによれば（Lally, J., et al., 2017），初回エピソード後に症状が消失するか軽度のレベルにまで改善する人が58%，症状だけではなく社会的な機能も回復する人が38%ほどいることが分かっています。

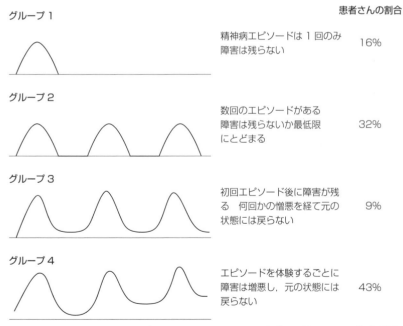

	患者さんの割合
グループ１ 精神病エピソードは１回のみ 障害は残らない	16%
グループ２ 数回のエピソードがある 障害は残らないか最低限 にとどまる	32%
グループ３ 初回エピソード後に障害が残 る　何回かの憎悪を経て元の 状態には戻らない	9%
グループ４ エピソードを体験するごとに 障害は増悪し，元の状態には 戻らない	43%

（Shepherad, M., et al., 1989；丹野・石垣 2006, 23頁より引用）

図6-2　統合失調症の初期経過の分類

④ 日常生活に与える影響

　第1節で紹介した通り，統合失調症の症状はさまざまな側面で現れます。症状が日常生活に与える影響も広い範囲に渡るため，多面的な見方で病気の影響を捉えていく必要があります。

(1) 周りの人との関係

　自分の悪口を言う声が聞こえたり，「皆がグルになって自分に嫌がらせをしようとしている」と信じている時，人との関わり方はどのようになるでしょうか。人と会ったり話したりすることが怖くて仕方なくなるかもしれませんし，周りの人の言動を信じられなくなるかもしれません。自分の考えや行動を悟られないようにと怯えながら外出したり，自分に嫌がらせをしてくる（と本人が考える）人に対して，怒ったり，やり返そうとしてトラブルが起こることもあるでしょう。

　また，感情表現が少なくなったり，周りへの興味や関心が乏しくなる症状や，注意力や記憶力の低下なども影響して，周りの人とのコミュニケーションが取りづらくなり，これまで通りに人の輪の中で過ごすのが難しくなることは多くの方が経験するようです。

(2) 家族との関係

　家族は本人にとって一番近くて安心できる存在ですが，思いもよらぬ相談を受けて家族が戸惑ってしまうことも多いようです。本人から「おかしな声が聞こえる」などと相談をされると，家族は「そんなことある訳がない」と取りあわなかったり，本人の心配事を否定してしまうかもしれません。しかし，家族に否定される経験を繰り返す結果，本人の側では「相談したって無駄」と不満がつのったり，相談することをあきらめてしまうことがあります。また，症状として「家族が食事に毒を入れている」「今いるのは悪者がすり替わった偽の家族だ」などと家族に関連した妄想を持つ場合には，家族と本人との関係は非常に緊張したものになってしまいます。

　家族は，本人を気遣い回復を願う気持ちから，日常生活の細々としたこ

とにも世話を焼きすぎたり，「いつまで休んでるんだ」などと厳しく当たったりすることがあります。一方で本人の側では，こうした家族の対応をうっとうしいと感じたり，自分の苦しみをわかってもらえてないと感じたりするかもしれません。このように，本人の気持ちと家族の気持ちがうまく噛み合わず，お互いに批判的な気持ちとなって家族の関係がこじれてしまうことがあります。

このような家族関係が当事者本人の経過に影響することは，家族の感情表出（Expressed Emotion：EE）の研究から明らかにされています。当事者に対する批判的コメント・敵意・情緒的巻き込まれなどを多く示す家族（感情表出の高い家族）と暮らす統合失調症の人は，感情表出の低い家族と暮らす人と比べて再発率が高くなってしまうのです（Vaughn & Leff, 1976）。

(3) 学校や仕事

陰性症状や認知機能の症状のために，授業や仕事に集中することが難しくなったり，物忘れやミスが多くなったり，疲れやすくなるなどして，学業や仕事のパフォーマンスが全体的に下がることもあります。また，幻覚や妄想，対人恐怖，意欲低下などの症状のために人と会うのが怖くなり，不登校になったり仕事をやめざるをえなくなることもあります。

(4) 自分に対する価値観

病気の影響で**自尊心**が傷つき，自信が失われてしまうことがあります。病気の症状のために，人とうまく話せない，外に出られない，ちょっと勉強しただけで疲れてしまうなど，これまで普通にできていたことがうまくできなくなるという事態に直面すると「いくら頑張っても，自分はもうだめなんだ」と自信を失い，絶望的な気持ちになるかもしれません。なかには「こんな病気になったのは，自分がちゃんとしていなかったからだ」と自分を責めてしまう人もいます。

また，当事者自身が精神科に通院することや統合失調症に対して過度に否定的なイメージを持っていることは少なくありません。「急に暴れたりする怖い人」「おかしな人」などの否定的なイメージが強いと，「もう普通の生活はできない」「人生が終わってしまった」などととらえて，将来に

対して過度に悲観的に考えてしまう人もいるのです。

　自尊心の傷つきや絶望感は，「生きていてもしかたがない」という考えへとつながり，自殺の危険性を高めます。自分に対する価値観の問題は，本人から積極的に語られることは少ないため見過ごされがちですが，とても大切な問題です。

⑤ 治療と支援の方法

　統合失調症の原因や病態は解明されていませんが，これまでの研究からは遺伝と環境とが複雑に影響し合うことで，脳神経系がストレスに対してもろくなってしまうことが関係していると考えられています。特に，神経伝達物質のひとつであるドパミンの放出が過剰な状態になってしまうことが病態に関係するという仮説があります。一方で，このような生物学的な要因だけではなく，心理的な要因や社会的な要因が病気の発症や経過に影響することも明らかになっています。このため，統合失調症を理解するためには**生物・心理・社会の統合モデル**が適していると考えられるようになっています。

　統合失調症では，上述した生物・心理・社会の統合モデルに沿って，当事者一人ひとりの症状や問題に合わせた治療や支援を包括的に行うことが大切だと考えられています。以下ではそれぞれの治療の概略を紹介します。

(1) 生物学的な治療

　生物学的治療の中心は薬物療法で，主に抗精神病薬という種類の薬が用いられます。抗精神病薬には脳のドパミン神経の活動を抑制する作用があることが知られており，急性期に現れる陽性症状を中心とした症状を和らげる効果があります。また，統合失調症はいったん陽性症状が治まった後にも再発することが多いのですが，抗精神病薬にはこの再発を抑える効果があることが分かっています。

　抗精神病薬の副作用として，手足の震え，ムズムズしてじっとしていら

れなくなる，食欲亢進，体重増加，高血糖，性機能の障害などが認められることがあります。薬の効果や副作用には個人差があり，また，薬の種類によっても出やすい副作用が異なります。医師と当事者が薬について適切なコミュニケーションを図ることが薬物療法では大切です。

(2) 心理学的な治療

　統合失調症では，前駆期，急性期，休息期，回復期といった精神病エピソードの病期を理解するとともに，初回エピソードからの長期的な経過のなかで，個々の当事者の特徴を理解して個別にアプローチしていくことが大切です。心理学的な治療法の要として重要な役割を担うのは，当事者の訴えを支持的，共感的に傾聴するとともに，当事者の持つ能力を強化していくという支持療法です。このベースの上で以下に紹介する心理学的な治療方法を行っていきます。

● 心理教育

　当事者や家族が，統合失調症の概念，症状，治療，経過などを理解することは治療に役立つと考えられています。当事者に対する心理教育はグループ形式でも個別形式でも行われますが，どちらの形式においても医学的なモデルを一方的に押しつけるのではなく，個々の当事者の個別性に配慮し，一人ひとりの理解力や心理的な状態に合わせた働きかけを行うことが大切です。

　例えば，はじめて精神病エピソードを体験した方は「恐ろしい症状は治まったが，何が起こったのかがわからない。うまい説明が見つからない」ということに，不安と混乱を抱えるかもしれません。その時に，心理教育を行うことで「自分に起きた不可解な体験は病気の症状だったのだ」と理解し，一定の説明がつくことで安心感をもち，落ち着きを取り戻すことがあります。

　なかには「おかしな声は現実に起こっていることだ！」などと，病気の症状として捉えることに抵抗を示す方もいます。そのような時には本人の捉え方を尊重しながら，あくまで病気についての一般的な情報として伝えるようにします。心理教育の目的は，一般的な情報提供をしながら本人が

病気を理解するための枠組みを一緒に見つけることと、それによって本人が体験を客観的に捉えられるようになり、「自分の対処の仕方次第でコントロールできる」と考えられるようにすることです。医療者の知識や見方を一方的に示して終わりにすることのないように気をつける必要があります。

　家族に対する心理教育は、以下に述べる家族介入の一環としても位置づけられます。

● 家族介入

　家族介入は、統合失調症に対する最も効果的な心理支援の方法だと考えられています。心理教育プログラムとして行われる場合、最初の段階では統合失調症についての知識を学んでもらいます。これは、家族だけに学んでもらう場合と、家族と当事者とが一緒に学んでもらう場合とがあります。その次の段階では、当事者に関わる日々の生活の中での困りごとを具体的に取り上げ、その対処の方法を一緒に考えていきます。

　例えば、毎日のんびり過ごしている本人にいらだっている家族がいたとしましょう。いつもは「もう少しちゃんとしたら？」とイライラした口調で本人に伝えるのですが、これではお互いに面白くなく、ストレスが溜まってしまいます。そこで「今日は調子良さそうだね。ちょっとご飯を作るのを手伝ってくれたら嬉しいんだけどな」と家族のしてもらいたいことをポジティブなメッセージで伝えてみると、どうなるでしょうか。家族は思いを溜め込まずに済み、本人も「少しやってみようかな」という気持ちになるかもしれません。このように、口うるさく言う、非難するなどの否定的な感情の表出を減らして、本人にしてもらいたい事をきちんと伝えたりポジティブなコミュニケーションへと変えていくことを勧め、ロールプレイを重ねるなどしてスキルを練習していきます。このような家族介入には、再発を抑える効果があることも知られています（Leff. J., et al., 1982, 1985）。

● 認知行動的アプローチ

　統合失調症に対して認知行動療法が効果を発揮することが近年明らかになってきています。認知行動療法では、出来事の解釈や自分自身に関する

信念がネガティブな感情を発生させ，悪循環を維持させているというモデルに基づいて考え，当事者の考え（解釈）や行動に働きかけます。

　例えば，通りすがりの人と目が合った時に「嫌がらせられる」などと妄想的に解釈をして，不安や恐ろしい感情でいっぱいになる人がいたとしましょう。恐ろしさを感じないようにするために，できるだけ周りを見ないように下を向いて歩く，外に出ないようにするという行動をとるかもしれません。しかし，この行動は周りの状況や正確な情報を不確かなままにするため，結果的に妄想を維持するという悪循環につながってしまいます（図6-3）。認知行動療法では，この悪循環の仕組みを一緒に共有し，出来事に対する他の解釈の可能性を一緒に考えたり，行動を少し変えてみることで自分の解釈の確からしさを検証するなどして，妄想や妄想に伴う苦痛を和らげることを試みるのです。認知行動療法は，幻覚や妄想などの陽性症状のほか，陰性症状，抑うつや不安など，統合失調症のさまざまな症状に対応できることも強みです。

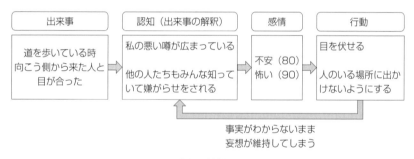

図6-3　妄想が持続する悪循環

　ただし，認知行動療法による効果を発揮させるためには，治療者が適切なトレーニングを受け，十分に経験を積むことが必要です。一方で，認知行動療法で用いられている治療姿勢や介入技法はさまざまな形で統合失調症の心理社会的な治療に取り込まれているため，認知行動療法の基本を理解しておくことは多くの人々に役立つでしょう。以下にその基本のいくつかを紹介します。

①信頼関係の構築：認知行動療法を進める時には，「信用できる人」と思ってもらえるような信頼関係を作る事が何よりも重要です。いきなり「考え方を変えてみましょう」と言われても，「頭ごなしに言ってくる嫌な奴だ」と腹を立てたり，自分の殻に閉じこもってかたくなになってしまうことの方が多いでしょう。

②ノーマライジング：当事者が自分の症状や体験に対して過度に否定的・悲観的に捉えている場合には，その症状や体験が正常な体験との連続体上にあることを理解してもらうための働きかけをします。例えば，普通の人でも変わった考えや幻覚性の体験をすることがあることを示す具体的な情報を提示します。ノーマライジングによって「たくさんの人が体験しているんだ」と安心する方もいます。ただし，本人の捉え方を軽視していると誤解されないように配慮することが必要です。

③再発予防：統合失調症は再発率が高く，その予防が重要な課題です。再発は突然に起こることもありますが，数日～数週前に前触れの症状が現れることが多いため，これを早期警告サイン（Birchwood, M. J., et al., 1989）として把握し，初期対応することが再発予防に役立つと考えられています。早期警告サインは一人ひとりに個別のもので，その人に特有の再発パターンがあるので，これを当事者と一緒に探すことが大切です。手順としては，まず思い出せる範囲で発症時や再発時の症状の経過を辿り，個人特有の早期警告サインを数段階に分けて把握し，パターン化します。次に早期警告サインに気付いた時に取るべき対策を検討し，最終的には1枚の再発予防シートにまとめ上げます（表6-1）。必要に応じて，一緒に対策のシミュレーションをしたり，家族に再発予防プランの内容を理解してもらうことも有用です。

④生活技能訓練（Social Skills Training：SST）：人づきあいがぎこちなくなったり，相手の気持ちを想像する余裕がなくなったりと，対人コミュニケーションに難しさを感じている場合に用います。個別，あるいは同じ悩みを抱える仲間と一緒に，自分が苦手とするコミュニケーションのスキルをロールプレイで練習し，学習していくというものです。認知行動的アプローチの一部として位置づけられることもあります。

表6-1　再発予防シート

	早期警告サイン	対処方法
ステップ1	● 神経がピリピリする ● 体が硬くなって凝っている感じになる ● 孤立している感じがする	● お風呂でリラックスする時間を増やす ● 整体に行く ● 好きなお店に出かけるようにする
ステップ2	● 周りから見られている感じがして不安 ● 疲れやすくなる ● 自分は役に立ってないように感じる	● 「気にしすぎ」と考えるようにしてみる ● もっと休む時間を増やす ● 家族に悩みを聞いてもらう
ステップ3	● 声が聞こえる ● 疲れで体が動かない ● 家から外出しない	● 好きな音楽を聴く ● 家でゆっくり休めるように家族に頼む ● 心理面接を受ける，病院の予約を取る

(3) 社会的な治療と支援

　病気の影響で生じた生活のしづらさを改善し，社会的な機能を回復していく目的で行われる介入は，精神科リハビリテーションと呼ばれています。社会的な治療と支援は，実際には心理学的な治療と一体になっていることが多いため，両者を合わせて心理社会的治療と呼ばれることも多いです。前項で紹介した生活技能訓練は精神科リハビリテーションのプログラムとしてよく用いられています。また，生活に関連した作業活動を通して，社会生活上の機能の回復を目指す治療としては作業療法があります。最近では，認知機能の低下に働きかける目的の認知リハビリテーションも用いられるようになっています。精神科のデイケアは，さまざまな活動からなるプログラムを日中に通所で行う精神科リハビリテーションの一種です。

　また，近年は統合失調症の人々のリカバリーを促進するためには，働くことや学ぶことが大切であるということが明らかとなっており，就労・就学支援の重要性が認識されています。すぐに一般企業に就職するのが難しかったり不安な場合には就労継続支援のサービスを，また，一般企業への就職を希望する場合には就労移行支援のサービスを受けることができます。働きたいという希望がある方に対して，一般の職に就くことを前提として行われる個別就労支援プログラムは一般就労率を高めることが知られています。

　その他に，重い精神障害を抱えている場合には，包括的な訪問型の支援

を行う包括的地域生活支援プログラム（Assertive Community Treatment：ACT）の効果が認められています。

　病気の症状によって社会生活を営む機能に障害が残っている場合には，社会生活を支えるための支援や制度を利用することが有用です。就労や就学に関する支援，通院費の支援や生活費の保障などの経済面に関する支援，居住についての支援，訪問での看護やヘルパーの支援などがあります。こうした生活面での支援の専門家としては精神保健福祉士（PSW）がいます。医師，看護師，臨床心理士，公認心理師，精神保健福祉士，作業療法士などのさまざまなスタッフが**多職種連携**することで，これらの社会的な治療と支援は円滑に進みます。

（4）病気に対する理解や受容の問題

　健康な人であっても，自分の心の状態を客観的にみることは難しいものです。自分にも理解が難しい精神症状を経験した場合にはなおさらのことで，幻覚や妄想などの症状を“病気の症状”として客観的に理解することは難しいことも多いのです。自らが体験したことを病気の症状として理解して，すんなりと必要な治療を受け入れることができる人も多くいますが，薬物療法や一般的な心理教育だけでは，これを達成することはすぐには難しいこともあります。このような難しさがあることを理解し，受けとめながら，柔軟な姿勢で治療に臨むことが支援者には求められます。

（5）リカバリーを目指した支援

　これまでの統合失調症の治療では，症状の改善を目指すことに重きが置かれていましたが，近年は社会生活上の機能の改善や生活の質の向上にも注目が集まるようになってきました。このような症状や機能における回復は臨床的リカバリーと呼ばれています。さらに最近は，当事者が自分の人生に意味を見出し，満足感のある生活を送れているという主観的な価値観に沿った回復，すなわちパーソナル・リカバリーを目指すことの重要性が強調されるようになってきています。統合失調症に関わる支援者は，一人ひとりの個別性と価値観を大切にし，当事者の目線に立った支援を心がけることが大切とされています。

⑥ 早期発見・早期介入

　統合失調症はかつて考えられていたよりも，生物・心理・社会的なさまざまな要因によって経過が変化することがわかってきました。特に，初めて精神病のエピソードを経験してから5年程度の初期の経過の重要性が強調されています。このため「できるだけ早期に発見して，早い段階で手厚い治療を行うことで，その後の経過をより良くする」ことを目指した早期発見・早期介入についての研究や取組みが発展してきました。

(1) 初回の精神病エピソードへの取組み

　初回の精神病エピソードを発症してから治療を開始するまでの期間が長引くと，症状や社会的な機能の回復が遅れるため，できるだけ早期に精神病エピソードを発見して適切な治療を行うことが大切だと考えられています。

　また，海外では支援者が当事者の自宅に訪問するなどして，地域の中で薬物療法の管理と心理社会的な治療を積極的に行うことで，入院を減らし，さらに症状や社会的な機能の改善を高めるための早期介入サービスが成果を挙げています。

(2) 臨床的ハイリスク状態への取組み

　最近の研究では，はっきりした幻覚や妄想とまでは言えない弱い精神病症状が現れ，さらに心理的な苦痛や社会生活上の困難を抱えている場合には，その後に精神病の初回エピソードになるリスクが高いことが知られるようになっています。この状態は臨床的ハイリスク状態，あるいは，リスクのある精神状態（at-risk mental state : ARMS）と呼ばれています。

　このリスク状態から精神病を発症する割合は2年で20％くらいなので，実際には精神病を発症しない人も多いのですが，精神病を発症しない場合でも，その他の症状や問題のために困難を抱えていることが多く，適切な支援や治療が必要となります。この状態では必ずしも抗精神病薬は必要ではありませんが，本人の症状や問題に応じた適切な心理社会的治療や薬物

療法が効果を示すと考えられています。

おすすめの本・ホームページ

●中村ユキ著 / 福田正人監修『マンガでわかる！統合失調症』日本評論社,
2011.
統合失調症の家族を持つ著者が，具体的なエピソードを交えながら統合失調
症がどんなものなのかについて漫画で描かれている本です。初めての方には
読みやすく，病気の理解が深まるでしょう。

●モリソン，A.P.・レントン，J.C.・フレンチ，P.・ベンタール，R.P. 著 / 菊
池安希子・佐藤美奈子訳『精神病かな？と思ったときに読む本─認知行動療
法リソース・ブック』星和書店，2012.
統合失調症の不可解な体験をしている方が，体験を理解し，認知行動療法の
テクニックを使って楽に過ごせるようにと書かれた本です。治療のテクニッ
クが紹介されており，カウンセラーを目指している方にもお勧めです。

●『SAFE クリニックホームページ（東北大学病院精神科内)』
http://www.safe-youthcentre.jp/index.html
臨床的ハイリスク状態と，精神病の早期段階についての情報が掲載されたサ
イトです。セルフチェックシートも用意されているので，気になる人が周り
にいる時には薦めてみるのも良いでしょう。

もしも正体不明の声で悩む昌美さんが精神科を受診したら…

　昌美さんが異変を感じたのは高校1年の冬，クラスの雰囲気になじめないながらも，勉強だけは負けたくないと頑張り続けていた頃でした。授業中に「バカ」「うざい」という声が時々聞こえるようになったのです。家族は「空耳じゃないの」と笑って真剣に聞いてくれませんでしたし，自分でも「空耳」と言い聞かせて我慢していました。しかし，そのうちに教室だけではなく，学校のそこかしこ，電車，コンビニ，色んな場所で悪口が聞こえてくるようになりました。声が気になると勉強に手はつきませんし，眠れなくもなりました。さらに，すれ違う人から睨まれたり笑われたりするようにもなり，「自分のだめな所がばれている」と怖くなって，外出が嫌になりました。学校には行けず，家でも頭の中が混乱して気持ちがおさえられない昌美さんを見かねて，家族が病院に連れていきました。

　病院では昌美さんの体験をしっかりと聞いてくれ，それらは統合失調症という病気の症状であって昌美さんがおかしくなった訳ではないこと，治療によって嫌な体験は少なくなり回復することが説明されました。それを聞いて昌美さんはホッとしましたが，半信半疑でもありました。薬の治療が始まると嫌な体験はだんだん減っていきました。ほどなくして家族と一緒に，病気が生じる仕組み，どんな道筋をたどるのかや治療方法についての話を詳しく聞かせてもらい，「そういうことかぁ」と納得しましたし，「再発には気をつけなくちゃ」とも思いました。

　やる気が出ずにずっと寝ていたり，全然集中できない時もありましたが，治療を続けながら部分登校を試し，3年生の今では以前のように登校しています。大学進学を目指していますが，根をつめている時には時々声が聞こえたり，周りが怪しく見えたりもします。そういう時は「頑張りすぎかな」と早めに寝るようにしたり，家族と気晴らしに出かけたり，早めに病院を受診したりと，自分でうまくコントロールできています。

第Ⅱ部　附録
未成年やその周りの人が相談できる場所

第3章　ライフスタイルの形成

● 少年鑑別所（法務少年支援センター）

　少年鑑別所（法務少年支援センター）では，地域援助業務として，非行問題を中心に青少年が抱える悩みについて，本人と家族の相談に応じています。心理学の専門家である職員が，保護者を対象に子どもとの接し方を助言したり，本人を対象に継続的にカウンセリングを行ったりするなどの援助を行っています。

参照ホームページ
URL：http://www.moj.go.jp/kyousei1/kyousei_k06-1.html

● 都道府県警察の少年相談窓口

　各都道府県警察では，悩みを抱えている本人と子どものことで悩みを抱えている家族の相談に応じています。都道府県によって多少体制が異なりますが，本人と家族を対象に，非行，家出，いじめ，犯罪被害等を中心とした悩みの相談を受け付けています。

参照ホームページ
URL：https://www.npa.go.jp/bureau/safetylife/syonen/soudan.html

● 独立行政法人国立病院機構　久里浜医療センター

　久里浜医療センターでは，依存症の治療を行っています。ネット依存治療部門では，本人と家族を対象にインターネットやゲームへの依存の治療や情報提供を行っています。

参照ホームページ

URL : http://www.kurihama-med.jp/index.html

具体的な検索ワードや検索のコツ

　非行，家出，いじめ，犯罪被害等については，最寄りの少年鑑別所（法務少年支援センター）と都道府県警察の少年相談窓口の web サイトを検索しましょう。

　インターネットやゲームへの依存は，久里浜医療センターの web サイトをご確認いただくか，「ネット依存」「治療」「お住まいの地域名（例えば，横浜）」で検索し，最寄りの医療機関で対応してくれる施設を探してみましょう。

第4章　神経発達障害（ADHD, ASD, LD）

● 発達支援センター

　発達支援センターという名称の療育施設には，市町村が運営している場合と，市町村から委託を受けて民間団体が運営している場合，民間団体が運営している場合があります。公認心理師／臨床心理士，作業療法士，言語聴覚士が協力して，療育にあたっており，就学前の子どもの療育を行っている場合が多くあります。

参照ホームページ（東京都の場合）
URL : http://www.tosca-net.com

● 市町村の相談窓口

　子どもの発達が気になる場合，保健センターや保健所が行う乳幼児健診で相談することもできます。また，子育て総合センターや家庭支援センター，発達支援室等の名称で，子どもの発達相談ができる窓口があります。市町村によって発達相談の受付施設が異なる場合があるので，調べてみましょう。

● 福祉サービス

　居住している市町村が通所受給者証を発行された場合に受けることができます。中には，先述の市町村の相談窓口に行った後，受給者証を発行してもらう場合もあるでしょう。児童福祉法に基づいた施設で，学童期の児童が利用できる放課後等デイサービス，就学前の子どもが利用できる児童発達支援事業があります。児童発達支援事業や放課後等デイサービスは，障害をもつ児童を対象としています。障害種別には，知的障害，肢体不自由，聴覚障害，重症心身障害をもつ児童も含まれ，神経発達障害をもつ児童は利用者全体の5割程度です。

　余暇活動のため集団で過ごすことを目的としているものや，個別や集団の療育的な内容を実施している事業所もあります。事業所に相談したり，見学に行ってサービス内容を確認する方がよいでしょう。

● 小児科の神経発達専門外来

　小児科の神経発達専門外来は，子どもの発達障害や心理的問題などの問題を対象に診療を行う専門外来です。多くの場合は小児科の医師から紹介されます。

　なお，スクールカウンセラー，教育相談機関，児童思春期精神専門外来，大学附属心理相談室など後述する第5章の相談機関でも，精神発達障害をもつ子どもの相談ができます。

具体的な検索ワードや検索のコツ

　発達の問題は，検診等によって明らかになる場合が多いでしょう。しかしながら，学童期になって指摘される場合も多く，教師や通級指導教室，養護教諭から病院や療育機関についての情報を得ることもあります。市町村の相談窓口に相談に行くのもよいですし，「発達障害」「療育」「お住まいの地域名（たとえば，東京都）」で検索し，最寄りの相談機関を探してみましょう。

第5章　子どもの不安症，うつ病

● スクールカウンセラー

　各種学校にはスクールカウンセラーが在席していることがあります。スクールカウンセラーの中には，子どもの不安や抑うつの問題について対応できる場合，あるいは適切な専門機関を知っている場合があります。

● 教育相談機関

　各地方自治体には独自に運営する教育相談施設（例えば，教育センター）があります。名称（愛称），場所，運営方法などはさまざまなので，管轄の教育委員会に問い合わせたり，ホームページなどを参照したりするとよいでしょう。適応指導教室などが準備されている場合があります。

● 児童思春期精神専門外来

　児童思春期精神専門外来は，子どもの発達障害や心理的問題などの問題を対象に診療を行う専門外来です。多くの場合は，他機関からの紹介で受診できることが多いので，まずはかかりつけの医師に相談するとよいでしょう。

● 大学附属心理相談室

　公認心理師／臨床心理士を養成するカリキュラムを有する大学や大学院によっては，子どもの不安や抑うつの問題を専門として支援している施設があります。各心理相談室の受付に電話をするか，ホームページなどでサービスの内容を確認するとよいでしょう。

具体的な検索ワードや検索のコツ

　不安や抑うつの問題の場合，どの機関にかかるかよりも，どのような専門性を持つ専門家の支援を受けるのかの方が重要です。そのため，「子ども」「児童」「思春期」といったキーワードだけでなく，不安や抑うつなどの問題や症状を組み合わせて検索し，ヒットした情報をたどっていく方が

適切なサービスを受けられる可能性が高いと思います。「お住まいの地域」から少し範囲を広げて調べてみるのもよいでしょう。

第6章　統合失調症

● 精神科病院や精神科クリニック

　精神科では薬の治療とこころの治療が同時並行で行われることがほとんどです。外来通院での治療が主ですが，必要に応じて入院治療を行うこともあります。医師，看護師の他にも公認心理師／臨床心理士，精神保健福祉士，作業療法士など様々なスタッフがいて，それぞれの専門知識を活かしながら幅広い治療や支援を行うことができます。

● 精神保健福祉センター

　各都道府県に必ず1つ以上設置されている機関です。こころの問題に関する幅広い相談を受け付けており，来所相談のほか，電話相談や家族への支援も行っています。デイケアや精神科リハビリテーションが利用できるセンターもあり，社会的な機能を回復する目的で利用することもできます。また，症状に応じた適切な医療機関や相談機関を教えてくれるので，こころの不調を感じた時には一度相談してみると良いでしょう。

● 市町村の精神保健福祉窓口

　担当の精神科医師，精神保健福祉士，保健師などがこころの健康の相談を行っています。また，通院費の支援や生活費の保障に関する支援，居住に関する支援，訪問による支援など，より安心な生活を送るための相談に乗ってくれる窓口でもあり，統合失調症を発症したのちに，生活面での支援が必要な時に活用されています。

> **具体的な検索ワードや検索のコツ**

　「統合失調症」と検索するだけで様々な情報が見つかります。実際に治療する場所を探している時には「統合失調症」「治療」「お住まいの地域名

（例えば，練馬区）」で調べると医療機関がリストアップされます。また，相談窓口や社会的支援を知りたい時には「統合失調症」「相談」「お住まいの地域名」で検索するのが良いでしょう。

〔石川信一，野村和孝，岡島純子，濱家由美子〕

第Ⅲ部
大人になってから直面しうること

第7章 ライフサイクルの変化
—私たちは，年齢に応じて変わりゆく環境・役割・関係性に伴って
成長・成熟し続ける

第8章 大人の神経発達障害（ADHD，ASD，LD）
—自分の特徴を知り，活かす

第9章 不安症，うつ病
—不安とうつを乗り越えて充実した人生を歩む方法

第10章 依存（薬物，ギャンブル，ネットなど），性犯罪
—やめたくてもやめられない病

第11章 働き世代が抱える睡眠の問題と健康リスク
—睡眠負債に負けない習慣づくりの提案

附録
大人やその周りの人が相談できる場所

ライフサイクルの変化
―私たちは，年齢に応じて変わりゆく環境・
役割・関係性に伴って成長・成熟し続ける

本章のポイント

　あなたのこれまでの人生には，いくつかの転機と
なる出来事がありましたか？それはどのようなもの
でしたか？そして，今後のあなたの人生にもまた新
たな転機がやってくると思います。私たちの人生は
こうした転機を結ぶ線でつながっていくと表現でき
るでしょう。その線はまっすぐな直線の時期もあれ
ば，曲線を描く時期もあるかもしれません。この章
では，大人になってから転機として経験しうる出来
事について概観します。これらの転機は，これまで
の自分とは異なる環境に身を置く状況を作り出した
り，それによって求められる役割や周囲の人々との
関係性の変化を生み出したりします。こうした転機
は私たちに新たな考え方や価値観を与え，人として
の成長・成熟を促します。しかし，そこに至る過程
では，悩んだり，落ち込んだり，時に眠れなくなっ
たり，心理的な苦しみを感じることもあるでしょう。
むしろ，そうした体験の結果として，私たちは成長
や成熟を手に入れるのかもしれません。それでは，
大人になってからの私たちの人生に起きうる転機に
ついて一緒にみていきましょう。

① 大人になってからの成長・成熟

　「成長」という言葉を聞いたとき，みなさんはどんなものをイメージしましたか？赤ん坊が少しずつ発達し，立って歩けるようになる。そして，言葉や運動を獲得し，人間関係を築いて大人になっていく。そうした「乳児から大人までの成長」を想像したのではないでしょうか。従来はそのような青年期までの心や認知の発達を重視し，子どもが大人になるまでの道のりが研究されました。それが「発達心理学」です。

　しかし，成長や変化は子どもにのみならず，大人になっても訪れます。例として，製薬会社の営業職として働く男性Aさんの困りごとを一緒に考えてみましょう（架空症例）。Aさんは5，6年おきに家族と一緒に全国転勤をしながら働いてきましたが，Aさん42歳，妻41歳，長女14歳となったとき，昇格して現在の埼玉県から兵庫県への赴任となりました。家族で相談した結果，Aさんは単身で赴任しましたが，翌年，長女が学校で起きた友人間のトラブルから不登校になりました。妻の強い希望もあってAさんは関東圏への転勤願いを出すも，兵庫県での多忙は続き，1年半後，東京都内への転勤が決まって単身赴任を終えました。そのとき既に長女は高校に進学して元気に登校していて安心したAさんでしたが，以前より妻との会話が少なくなっていました。気になって問いかけたところ，「この3年間，たしかに仕事は大変だったかもしれない。でも，なぜ長女の問題に一緒に取り組んでくれなかったのか，そんなあなたとこれからやっていけるのか，と不安に思ってしまう」と妻は話しました。妻は少し前からこの気持ちをカウンセリングルームで相談し始めたということでした。Aさんは長女の不登校問題に一緒に取り組めなかったことを謝り，単身赴任で生じた夫婦の気持ちのすれ違いを修復するために，現在一緒にカップルカウンセリングを受けています。Aさんは成人して就職，仕事に邁進し，結婚して家庭も築きました。しかし，職場での役割の変化や家族関係の変化を経験し，今は夫婦関係の見直しと再構築に取り組んでいます。

　このように，人の変化は大人になってからも継続して生じていきます。

発達心理学は一生を通したライフサイクルの中で人がどのように変化・成長していくのかをとらえるようになり，子どもだけではなく大人も対象とする「**生涯発達心理学**」として発展してきました。人は大人になって完成するのではなく，人生を終えるその時まで，生涯，成長・成熟が続いていくのです。

　生涯発達を記述した心理学者として有名なエリクソン（Erikson, E. H.）は，「子どもが大人になるまで」ではなく「生まれてから亡くなるまで」の流れに着目しました。人の人生全体を8つの時期に分け，それぞれの段階に固有の発達課題を設定しています。発達課題とは，人生における転機として年齢に伴う環境の変化から与えられる課題であり，それらに対処することによって次の段階へ進んでいきます。しかし，誰もが発達課題としての転機を難なく解決するわけではなく，失敗したり，課題を解決できずに止まったりすることもあります。つまり，この転機（発達課題）は人生における「危機」ともなりうるものであります。危機は，達成されれば成長・成熟の方向性に向かうものの，その葛藤の処理が難しい場合に，心理的・精神的に難しい局面に立つ分岐点として理解されています。

② 発達的なライフサイクルにおける危機

　この項では，人のライフサイクルに伴って，誰もが出会いやすい「危機」について考えてみましょう。

(1) 職業生活における危機
　学生時代は，「他者」によって設定される区切りがあります。例えば，小学校は6年間，中学校は3年間，高校は3年間。あなたが大学生であれば4年，短大生や専門学校生であれば2，3年で学生生活は終わります。しかし，学校生活を終えたその後は時間的区切りを他者から設定されることが少なくなります。自らの人生や生活について考え，デザインしていかなければならないのです。そのためには，「私はどんな人間であり，何を

大切にしてどうやって生きていくのか」の大きな方向性を決定する必要が
あります。エリクソンはこれを「**アイデンティティの獲得**」と呼び，成人
になる前の大きな**発達課題**と位置づけています。

　例えばあなたが就職活動を始めるとき，どんなことを大事にして働きた
いかなどを明らかにする自己分析に取り組むことを勧められるでしょう。
自己分析は，自分について掘り下げて考えてみることで自分の仕事選びの
軸を明確にしたり，他者に自分を説明するときの材料を与えてくれます。
これはアイデンティティ獲得を明確にするための作業とも位置づけられ，
これに基づいて職業選択が行われます。例えば，仕事にどのような価値を
期待するかは人によってそれぞれです。人を助ける仕事である，報酬が高
い，休日が多い，など個人の価値観が反映されます。仕事は 1 日の大半を
費やすもので生活の中心となるため，従事する仕事が自らのアイデンティ
ティや価値観と沿っているものを選択できないと，働く中で不全感や無意
味さを感じやすくなります。そのような場合は日々の生活での苦痛を感じ
やすくなり，1 つの大きな危機と位置づけられるでしょう。

　また，職場でのストレスの原因で最も頻度が多いのは，人間関係の問題
です。学生時代は「この人とは合わない」と感じたら，そっと距離も置く
こともできます。しかし，職業組織の中では，大きな組織であればこれま
でに出会ったことのないような人との出会いがあり，馴染めない上司や同
僚，後輩に出会っても関係を断絶することはできません。その中で何とか
関係を調整しながら取り組まなければならない状況が多く存在します。付
き合い方がわからなかったり，どう接したらよいかわからない場面も経験
するかもしれません。

　さらに，年齢を経ることによって組織における立場と責任はどんどん変
化していきます。例えば，所属部署で一番年下だった人も年とともに後輩
を持ち，部下を任されるようになります。頼まれた仕事に取り組む役割か
ら，後輩を指導し，部下を管理して業務全体の調整と部門の責任を問われ
る立場になり，組織から要求されるものも刻々と変わっていきます。また，
営業の第一線でお客様の開拓や商談に取り組んできた人が管理職に昇進し
て現場から離れたり，それまでとは全く異なる部署への転属を打診される
場合などもあります。こうした仕事の内容や質の変化に自らを合わせなが

ら働くことが求められるといえるでしょう。その課題に取り組み、乗り越え、調整することで、また私たちは新たな自らのスキルや価値観を得ながら、その環境に適応し、人間的成長を遂げていきます。

　また、これまでの日本社会は、終身雇用として一度就職した企業で定年まで働き続ける人がほとんどでしたが、現代は年功序列型の賃金体系や終身雇用は崩壊しつつあります。離職率や転職率も増加していて、現代の働く世代は、身を置くそれぞれの業界における技術の変化に対応し、新しい知識を身につける努力をしていかなければならないことになります。自分が「できること」「やりたいこと」「求められること」を振り返りながら、年齢の変化とともに仕事における自らの位置づけや役割を思案していくことが求められる時代といえます。

(2) 家族形成と発達における危機

　素敵な人と巡り合い、恋をして、結婚をし、家族をつくる。これも成人における大きな出来事のひとつです。しかし、人生に起きるさまざまな変化によるストレスを研究した知見では、結婚は大きなストレスを感じうる出来事として上位に挙がることが示されています（ギャッチェルら、1996）。とても幸せなことであるはずなのに、なぜでしょうか。

　みなさんもマリッジブルーという言葉を聞いたことがあると思います。マリッジブルーとは、結婚する前後に生じる不安や心配などを含むゆううつな気持ちをさした言葉です。これは、環境が大きく変わることに対する心配や大きな変化を迎えることに対する不安などが影響しています。結婚の準備段階に入ると、恋愛関係から結婚式や新婚生活への準備などの具体的な手続きや実際の作業を進める現実的な関係に変化していきます。配偶者と新たな家族を構築していくその段階では、将来の家族像、生活スタイルの相違に気づくこともあり、「このまま結婚して大丈夫だろうか」「うまくいくか心配」というような不安や心配が生じやすい時期なのです。

　また、実際に結婚生活が始まると、日常生活の中でのお互いの役割を明確にしたり、どのように暮らしていくのかを模索する時期となります。例えば、家事のやり方やその方法、休日の過ごし方などさまざまな場面でお互いの中に理解し難いところを発見したり、相手の変わってほしいところ

に出会ったりしてぶつかる場合もあるでしょう。結婚生活では互いを許容しあいながら生活の仕方を見出していく必要があります。

　実は，結婚初期だけではなく，家族を形成した後はさまざまな変化や転機が訪れます。個人が年齢によって発達・変化していくように，家族も形成から成熟に至り，家族メンバーの変化などのライフサイクルがあると考えられています。そして，その家族の発達にも個人の発達と同じように，それぞれの場面で乗り越えなければならない課題が付随していくと考えられているのです。生涯発達心理学が個人の発達について論じるのと同様に，家族の発達を論じる学問も存在します。それが「家族発達論」です。家族，家族メンバーが発達していくのと同時に家族のあり方や関係性もそれに合わせて変遷していくことが必要であり，その過程が滞ると心理的な葛藤が生じやすく，心理的精神的問題が生じやすいと考えられています。家族の発達段階とそれぞれの発達課題について**表 7-1** に示しました。

　　配偶者との間に子どもを授かり，家族が増えることもあります。こうした出産前後の時期は，女性のメンタルヘルスにとって，リスクの大きな時期であることが分かっています。前述のマリッジブルーと同様に，マタニティブルーという言葉も聞いたことがあるのではないでしょうか。マタニティブルーは医療領域の中でも具体的に定義されており，出産直後から1週間ごろまでに生じる一過性の気分と体調の障害のことを指しています。日本における発症率は 30% を超えるという調査もあり（中野，1994），3，4人に1人に見られる，とても身近なものです。具体的には，涙もろくなる，不安が強くなる，疲労，不眠，緊張，頭痛などの症状が認められます。これは，出産前後ではホルモンバランスが大きく変化し，それに心理的な要因が加わって発症するものと考えられています。マタニティブルーはあまり持続せずに自然に軽快することが多いと言われていますが，長く持続すると産後うつ病に至ってしまう場合もあります。産後4週間以内の間にゆううつな気分が続いた場合に産後うつ病と診断され，この有病率はおよそ1割と考えられています。産後うつ病も非常に身近なものであることがわかるでしょう。

　　こうした出産前後の困難は女性だけではなく男性にも生じます。「産後クライシス」という言葉を聞いたことがありますか？子どもの誕生後に夫

表7-1　家族の発達段階とそれぞれの発達課題

第1段階　親元を離れて独立している未婚の，若い成人の時期
この時期の課題：親から離れて自立する認識を持つこと 課題を達成するために必要な家族の変化： 　①　もともとの家族と自分を分けて考える 　②　家族以外の親密な仲間関係を育む 　③　経済的に独立する
第2段階　新婚の夫婦の時期
この時期の課題：新しい家族を自分の居場所とすること 課題を達成するために必要な家族の変化： 　①　夫婦のあり方や役割分担を構築する 　②　夫婦それぞれの両親やきょうだい，親戚やこれまでの友人との関係を再編成する
第3段階　幼児を育てる時期
この時期の課題：家族に新しいメンバーを受け入れること 課題を達成するために必要な家族の変化： 　①　子どもの誕生に伴って夫婦のあり方や役割分担を構築する 　②　親としての役割を担う 　③　夫婦は子どもの親として，夫婦それぞれの両親は祖父母としての役割をふまえ，夫婦それぞれの両親との関係を再編成する
第4段階　青年期の子どもをもつ時期
この時期の課題：子どもの独立を進め，家族の境界を柔軟にすること 課題を達成するために必要な家族の変化： 　①　青年になった子どもが家族と家族外の環境を行き来できるように親子関係を変える 　②　中年の夫婦関係，仕事上の達成にもう一度焦点を合わせる 　③　老後への関心を持ち始める
第5段階　子どもたちが家族から独立していく時期
この時期の課題：家族システムの出入りが増大するのを受容すること 課題を達成するために必要な家族の変化： 　①　子どもを除いた二者関係としての夫婦の関係を再調整する 　②　親子関係を「親と子ども」ではなく「大人と大人」の関係に変更する 　③　配偶者の親・きょうだいや孫を含めての関係の再編成 　④　父母（祖父母）の老化や死に対応すること
第6段階　老年期
この時期の課題：世代によって求められる役割の変化を受け入れること 課題を達成するために必要な家族の変化： 　①　自分および夫婦の機能を維持し，生理的な老化に直面し，新しい家族の，または社会の中での役割を持つ 　②　中年の世代がいっそう中心的な役割をとれるように支援する 　③　経験者としての知恵で若い世代を支援するが，過剰な介入はしない 　④　配偶者やきょうだい・友人の死に直面し，自分の死の準備を始める

出典）加藤（2017）を参考に作成。

婦関係が悪化する現象を指してメディアなどでよく使われるようになりました。表7-1の第3段階を参照してください。子どもという家族メンバーが増えた後は，また新たに夫婦のあり方や役割分担を再構築したり，親としての子育ての価値観をすり合わせたりする課題が生じます。男性にとっては子どもを持ったことでより仕事への責任感が高まる場面でもあります。これらの例や表7-1に示したように，家族は，子どもが誕生すること，子どもが成長すること，独立することなどの家族の発達に応じて変化や順応を求められていくのです。

(4) 中年期の危機

　40代から60代にかけての中年期は，青年期に確立したアイデンティティの再確立が迫られる時期とされています。その理由のひとつとして挙げられるのは，この時期に生じる身体的な変化です。加齢によって生理的な機能に変化が生じ，男性ホルモン・女性ホルモンが低下することで更年期障害と言われるさまざまな身体症状を経験しやすくなります。女性が経験する更年期障害は発汗や動悸，ほてり，頭痛，めまい，体の痛みや食欲不振，かゆみなどの身体に現れる症状と，いらいらや不安感，集中力や意欲の低下，涙もろくなるなどの精神的な症状など多岐にわたります（相良，2018）。更年期障害という言葉から思い浮かべるのは女性かもしれませんが，実は男性にも年齢によるホルモン変化が生じることによる身体症状が生じることがあることが分かっています。女性と同様に全身倦怠感や筋肉や関節の痛み，めまい，頻尿，排尿障害などの体に現れる症状と不眠，無気力，イライラなどの精神的な症状と両方を含みます。

　どちらも加齢に伴う女性ホルモンの減少，男性ホルモンの減少によって引き起こされる症状であることから，薬剤によってこれらを補う補充療法が有効であるものの，その効果が見られない症例も少なくありません。こうした症例には，中年期で「人生の過渡期にいる」という視点が役立つ場合があります（相良，2018）。男性も女性も上述のように（表7-1），家族の変化における夫婦や親子関係の問題や，職場での悩みごとや両親の介護問題など，今までに経験したことのない問題が生じる時期です。これらの問題について一度立ち止まって振り返り，次のライフステージに適応してい

くことを促すような視点を持った心理療法的アプローチが用いられることもあります。

③ 予期しない突発的な危機

　私たちは普段，自らの将来の生活において何かが突然身に降りかかってくることを想定していません。しかし残念ながら，予期しない突発的な出来事が生じ，自分や家族，環境に大きな変化が生じてしまうこともあります。ここでは，いくつかの例として，災害，自分や家族が病気にかかることの2つを予期しない突発的な危機として挙げます。

(1) 自然災害
　わが国は災害大国と言われるほどに災害の多い国の1つです。大雨による洪水や土砂災害，大雪による雪崩，火山の噴火，台風被害，そして地震，津波など，これらはまさに突然にやってきて，私たちの生活を大きく変えてしまいます。読者の方の中にも，何らかの災害を経験した方がおられるでしょう。災害に遭遇した時，私たちはその最中や直後にさまざまな反応を体験します。出来事の直後に心と体に現れる反応を**表7-2**に示しました。特に，災害によって生じる心身の反応は精神的な影響だけではありません。具体的には，動悸や頭痛，不眠など，強い緊張による身体的反応が，まず大きな反応として生じます。

　したがって，最初に当面の安全を確かなものにして心身を休められるような支援が必要となります。気持ちや感情などの心の問題について対処する前に，まずは毛布や食料，水などのいますぐに必要なことを聞くことが必要です。このように，災害時の心のケアには取り組むべき順番や工夫が必要であり，こうした心理的支援の方法は**サイコロジカル・ファーストエイド**と呼ばれています。災害後の初期の苦痛を軽減すること，短期・長期的な適応と対処行動を促進することを目的とし，被災された方の状況や時期における適切なケアを構築しているものです（アメリカ国立子どもトラウマ

表 7-2　災害の直後に現れる心身の反応

領域	苦しい反応	建設的な反応
考え方	混乱する，状況を正しく理解できない，不安になる，勝手に考えやイメージが浮かぶ，自分を責める	決断しやり抜く力，感覚が鋭敏になる，勇敢さ，楽観主義，信じる力
感情	ショック，悲しみ，嘆き，寂しさ，恐怖，怒り，イライラ，自分を責める，自分を恥じる，何も感じない	充実感，やりがい，連帯感
対人面	極度にひきこもる，周りの人とうまくいかない	社会的な連帯，人のために行動する
身体	疲れる，頭痛，筋肉がこわばる，胃痛，心拍数が増加する，刺激に過敏になる，睡眠困難	機敏になる，反応がすばやくなる，気力が充実する

出典）アメリカ国立子どもトラウマティックストレスネットワーク・アメリカ国立 PTSD センター，2011。

ティックストレス・ネットワーク，2011）。

　また，被災する中では極端に怖く恐ろしい場面を経験することがあり，これらは差し迫った生命の危機を現実のものとして体験することになるでしょう。こうした体験は非常に強いストレス因子となります。これらに対する反応としては，その場面の記憶が心に割り込んで来るように思い出されたり，その出来事に関連する人や場所などを思い出すきっかけとなるものを避けようとしたり，いつまでも緊張が解けずにびくびくしていたりする，などの反応が伴うこともあり，精神的な症状の予防や対応が必要となります。

　さらに，大切なものを失う場面にも出会うことがあります。自宅や個人の財産やペット，そして友人や家族など，愛する人やものを突然奪われてしまった時には，強い混乱と哀しみも経験します。また，場合によっては，行方が分からずに亡骸が見つからなかったり，避難して自宅に戻れないままに時間が経過する場合もあります。こうした明確な区切りを設けられない「お別れ」は，「あいまいな**喪失**」と呼ばれ，さらに心の回復への道のりが長くなることが分かっています。こうした心の危機にも心理的ケアが重要な役割を担います。

(2) 身体疾患への罹患

　健康診断で異常が見つかって詳細な検査を求められる，胸が急に苦しくなる，もしくは，大きな交通事故や労災事故に遭うなど，体の病気は予測なく，急にやってくることがほとんどです。突然，心臓疾患や糖尿病，悪性腫瘍（がん）などの診断を受けたら，もしくは，交通事故に巻き込まれて下半身が不随になってしまったら，あなたはどうしますか？きっと，動揺したり強い不安や憤りを感じたりするでしょう。身体疾患の罹患に伴ってよく認められる不安の内容を表7-3に示します。

　身体疾患にかかると私たちはさまざまな面での変化を余儀なくされます。例えば，身体の機能が障害された状態で生活していくことや，通院や薬物療法の継続が必要になり，それらが経済的負担を生むことも多くあります。食事のカロリー制限が必要で甘いものや外食を控えなければならないなど，食事や嗜好品の楽しみに制限が生じる場面も少なくありません。さらに，生死に関わる重大な病気であれば，突如として自分の人生が有限であることを突きつけられるのです。

　こうして，それまでの生活を大きく変更することになり，描いていた未来像の変更や修正を余儀なくさせる場合もあります。例えば，身体疾患のために目指していた職業を選択できなくなったり，大学での学びや現状の

表7-3　身体疾患患者が抱く不安の内容

1. 治療についての不安
2. 病気の予後についての不安
3. 合併症，医療事故，医療過誤などについての不安
4. 薬の副作用，残る障害，後遺症についての不安
5. 肉体的能力，体力についての不安
6. 経済的，家庭的，社会的な不安
7. 仕事（役割）についての不安
8. 人間関係についての不安
9. 孤立化，見捨てられる不安
10. 自尊心の低下，身体像の悪化についての不安
11. 実存的な不安―将来設計・計画の挫折
12. なじみのない場所（病院）での生活に伴う不安
13. 情報不足による不安
14. 生死についての不安

出典）春木，2004。

仕事を継続することが難しくなったりする場合もあります。また，結婚や出産なども含めた将来的な家族像に変更を迫られる局面も生じます。

　すなわち，身体疾患に罹患することは，それまでの身体的な健康やそれによって支えられていた生活，そして予測していた将来や自分に対する自信を失うことにつながり，その人にとっての重大な対象喪失の経験となります。したがって，そうした場合，私たちが身体疾患に対する怒りや落ち込みの気持ちなどの否定的感情を抱きます。これは当然のことであるといえるでしょう。

　最後に，こうした身体疾患の罹患による環境の変化や心理的負担は，患者をケアする家族にも大きな影響を与えます。家族は患者の気持ちを支えたり生活の変化をサポートすることが求められる一方で，家族にとってもまた，それぞれが家族の中での役割が変化したり，日常生活の大きな変化を経験することになるのです。

④ 転機とつきあっていくために

　現代は非常に多様な時代になりました。特に，これまでに見てきたような職業や家族のあり方には正解がありません。転職や副業の選択肢も，家族を形成しない選択肢もあります。選べる範囲が広いことは自由でよいことですが，選択肢が多いことが逆に悩みを増やしてしまう場合もあります。

　また，この章を読んで，私たちの人生には危機がたくさん待っているのではないかと，悲観的になった方もいるかもしれません。実際，人生のさまざまな時点で心理的な葛藤が生じうるものです。しかし，こうした危機が起こりうるのだという知識は，その危機に出会った時に生じるあなたの動揺を少し和らげてくれるでしょう。これもまた心理学を学ぶ1つのメリットといえます。そして，そうした体験の結果として成長や成熟を手にできるよう，心理的支援が必要な時は活用しながら歩んでいきましょう。

●岡本祐子編『成人発達臨床心理学ハンドブック―個と関係性からライフサイクルを見る』ナカニシヤ出版，2010.

人が大人として人生を生き抜く中で出会うさまざまな局面をとらえ，その中で経験される問題の発達心理学的理解と支援についてまとめられている著書です。

●アメリカ国立子どもトラウマティックストレス・ネットワーク・アメリカ国立 PTSD センター著 / 兵庫県こころのケアセンター訳『災害時のこころのケア―サイコロジカル・ファーストエイド実施の手引き [原書第 2 版]』医学書院，2011.

災害の直後に，被災した方々に対して行うことができ，効果が示されている心理療法の方法がまとめられています。災害後，その時々に何が必要なのかについて時系列に沿ってまとめられている実践的な 1 冊です。

●鈴木伸一編『からだの病気のこころのケア―チーム医療に活かす心理職の専門性』北大路書房，2016.

身体疾患に罹患した患者さんの「こころ」の問題がどのような病気やどのような治療によってもたらされるのか。また，心理専門職はチーム医療の一員として身体医療との連携のなかでどのようなメンタルケアを担っているのかについて網羅的にまとめられた著書です。

もしもコラム7	もしも入社4年目の理香子さんが産休から仕事復帰したら…

　理香子さんは大学卒業後に通信会社に就職して企画部に配属され，日々の仕事にやりがいと刺激を感じていました。入社2年目，交際中の男性と結婚。翌年妊娠がわかり，夫は喜んでくれましたが，理香子さんはあまり現実味がなかったということでした。その時，企画部では子育てをしながら働く女性はおらず，イメージが湧かなかったのでしょう。毎日残業だった帰宅時間も少しずつ早くなり，周囲の気遣いを理解しながらも，寂しさや疎外感を感じました。上司に話してみたところ，待っているからと諭されて産休に入りました。

　出産後，子どもはかわいいけれど，どうしたらよいか分からない場面にたくさん遭遇しました。明確な問題解決に取り組める仕事と子育てを比較してしまい，仕事に邁進するのが自分に合っていると考えるようになりました。そんな理香子さんの元に，上司が異動になった知らせが届きます。「新しい上司に早く認められないと」，とフルタイムで復帰しましたが，子どもの急な発熱等で思うような働き方ができません。補佐的な仕事がほとんどで，憤りや焦りを感じるようになりました。そんなとき，小さなことで夫と口論になり，「あなたは子どもが生まれてからも変わらない仕事ができているじゃない！」と大きな声をあげたせいで子どもが泣きやまなくなる出来事がありました。数日後，子どもを遊ばせるために出かけた近所の子ども支援センターで子ども相談窓口が目にとまり，そこでカウンセラーに出会いました。先日の夫婦喧嘩について話すうちに，背景には仕事に対する焦りがあることに気づき，産休前のように自分の考えや気持ちを上司に伝えてみようという気持ちが出てきたということでした。その翌週，上司に現在の気持ちを話してみたところ，子育てと仕事を両立する方法を相談しながら取り組もうと言ってもらえました。理香子さんは，少し冷静に自分を振り返る時間が必要なのだと感じ，時々子ども相談窓口に通っています。

第 8 章	大人の神経発達障害（ADHD, ASD, LD） ―自分の特徴を知り，活かす

本章のポイント

　子どもの神経発達障害に比べて，大人の神経発達障害はあまり知られていません。神経発達障害は成長とともに無くなるわけではないので，子どもの頃に神経発達障害があった人は，大人になってもその特徴を持っています。ただ，子どもの頃には見逃されてしまい，大人になってから神経発達障害の診断を受ける人が，ここ数年で増えてきています。それでも，成人の場合は，うつ病や不安症といった心の病気を診る専門家が多い一方で，神経発達障害が見逃されてしまうケースも多いのが現状です。この章では，心の病気の裏にかくれている神経発達障害，いわゆる「かくれ発達障害」について，事例を紹介しながら説明します。また，成人の神経発達障害に対して効果のある心理療法について紹介するとともに，社会適応していく上でのカウンセラーの役割について解説していきます。

① 大人になっても神経発達障害は続く？

　最近では，メディアを通じて"大人の（神経）発達障害"という言葉が広がりつつあります。しかし，認知度は依然として低く，誤解されていることが多いのも事実です。例えば，「大人になったら発達障害は治る」とか「発達障害ではなく，ただのなまけだ」とか。実は最近まで，大人の神経発達障害に関する問題意識は，子どものそれよりもとても低く，したがって研究者や臨床家も十分に理解できていませんでした。そのため，神経発達障害の子どもは，大人になってもその特徴を持ち続けることは，考えてみれば当然のことですが，十分な理解と支援がされずにいました。

　第4章で示しましたが，神経発達障害の特徴は，さまざまな能力（例えば，言語的理解，視覚的理解，ワーキングメモリ）のばらつきが大きいので，とても得意なことと，とても苦手なことが明確になってしまうことです。その特徴ゆえに，小さい頃から「どうしてもうまくできない」「どんなに頑張っても皆と同じようにできない」という経験を多くしています。仕舞いには，できないことについて周囲の人からよく怒られて育ちます。そのため，苦手なところを他人と比較したり，他人から指摘されたりすると，自分に自信が持てなくなったり，素直にミスしたことを認められなかったりします。そのような経験が積み重なっていくと，自己否定的な考え方が強くなってしまい，「どうせ自分にはできない」と諦めやすくなってしまいます。結果として，大人の神経発達障害では，二次的に，うつ病や不安症などの心の病気になってしまうことが少なくありません。

　第4章で述べてきたように，神経発達障害は先天的な障害です。つまり，子どもの頃にその特徴を持っているならば，大人になっても特徴を持っているということになります。30人クラスに2名の割合でいるとされている発達障害が，大人にも同じ割合で存在しているといえます。しかし，大人の場合は，神経発達障害による二次的な心の病気（例えば，うつ病など）の方が傍目には顕著になるため，神経発達障害が見逃されてしまうことが多々あります。この「かくれ発達障害」によって心の病気に対する薬の治療が効きにくかったり，心理学的支援が難しくなったりします。

それぞれの神経発達障害の特徴については，**第4章**に詳しく書いてあります ので，そちらを一読していただいた後の方が本章の理解がしやすくなります。

② かくれ発達障害

大人になると，神経発達障害よりもうつ病や不安症といった心の病気の方が気づかれやすくなります。その理由として，①心の病気による社会生活の支障が大きくなること，②心の病気を扱う専門家が多いことが挙げられます。

神経発達障害の特徴とは，子どもの頃から付き合って生きているため，その特徴から来る生活の支障に関しては，ある程度受け入れられるようになっています。つまり，その状態であることが当たり前になっているのです。しかし，社会に出てからの対人関係のトラブルや業務遂行・管理などがうまくいかなくなると，当たり前の状態に気分・気力の低下やパニック発作などが上乗せされ，社会生活上の困りごとが大きくなるので，クライエント自身も，その周りの人たちも心の病気に目が向きやすくなります。

うつ病や双極性障害（テンションの低い時期〔うつ病期〕と高い時期〔躁病期〕の両方を持つ）の診断を受けた人の中には，もともと神経発達障害を持っていることがよくあります。他にも，統合失調症（**第6章**参照），強迫症（不快な思考〔強迫観念〕を払拭するために行う強迫行為が特徴），パニック症（パニック発作が起こることへの不安が特徴）などで苦しんでいる人たちの中にも神経発達障害を持つ人がいます。中でも，双極性障害や統合失調症，強迫症は，神経発達障害の特徴と似ているために，これらの心の病気が隠れ蓑になってしまうことがあります。ですので，神経発達障害と他の病気をしっかりと診断・鑑別することが大切です。

③ 成長に伴う特徴の変化

(1) 大人の自閉スペクトラム症の特徴

　神経発達障害の1つである自閉スペクトラム症（ASD）は「人とのコミュニケーションややりとりが独特」で，「行動の興味の範囲が限定的・反復的」というのが特徴的であることは**第4章**でお話ししました。しかし，幼少期に人への興味の薄さを感じても，大人になるにつれて，この「人と接したい，興味がある，人が好き」といった，人と親密になる喜びが発達していきます。親密な関係の人がいないと，さみしさや孤独感も感じます。大学生の時に，初めて仲のいい友達ができて，「世界が変わった」と，人間関係に興味を持つようになったASDの人もいます。また，「人と付き合うのは疲れるし面倒だから付き合いたくない。でも，とてもさみしい。1ヶ月に1回会ってくれる彼女なら欲しい」というASDの人もいます。

　一方で，「好きこそ物の上手なれ」ということわざがあるように，自分の好きなことに関しては小さい頃からの積み重ねによって非常に知識豊富なため，周囲の人から尊敬されることもあります。ただし，それ以外のことにはほとんど興味がないように見えるため，自分本位の人と思われてしまうこともあります。

　対人関係においては，その関係性によって距離感が異なります。初対面の人なのに，恋人と同じ距離感まで接近してきたら驚くでしょう。人は，親密さによって距離感がかわるパーソナルスペースというものがあります。ASDの人はこの距離感をつかむのが苦手なので，意図せず距離が近くなることがあります。それによって，周りの人から嫌厭されたり，陰口をたたかれてしまうことがあります。

　また，文脈の理解が得意ではないため，例えば，「同僚は，今，仕事にとりかかりたいと思っている」ことが読み取れずに，話しかけてしまうこともあります。また，冗談は前後の文脈が大切になりますが，その文脈が分からないため，周りの人が冗談に笑っていても，なぜ笑いが起きているのかが分からず，あたふたしてしまうことがあります。中には，よく分からない時には，周りに合わせて笑顔を浮かべておくというスキルを持って

いる人もいます。いずれにしても，文脈理解の苦手さによっても周りの人から嫌厭されたり，陰口をたたかれてしまうことがあります。

(2) 大人の ADHD の特徴

　洗濯物が仕舞えない，出した物を片付けられない，買ってきた食品を冷蔵庫に入れ忘れて数日放置してあるなど，整理整頓がうまくできないのも神経発達障害，特に ADHD の特徴です。これは，**ワーキングメモリ（作業記憶）**の不具合から起きることがほとんどです。ワーキングメモリとは，簡単にいえば頭の中に留め置いておける情報の容量や時間のことです。何かの作業をする際，1つなら問題なくこなせるのですが，複数を同時にしなければならなくなると，途端にできなくなり，ミスが増えます。これは作業能力の問題のみではなく，ワーキングメモリの不具合が関係して，パフォーマンスが発揮できない状態も考えられるのです。しかし，周囲の人からは，「作業能力が低い」と評価されてしまうことがあります。

　このワーキングメモリは注意の持続時間とも関連します。注意が逸れ易く，注意を持続させることが困難である場合，頭の中で情報を留め置いて作業するワーキングメモリが働きにくくなります。紙に書いて留め置くことができれば，問題が解けたり，課題が達成する能力があっても，紙に留め置かないことが多い日常生活のタスクの場合は，途端にできなくなってしまうことがあります。注意の持続時間が短いと，授業を受けている時では，一度気がそれてしまい，我に返ったときにはもう，何の話をしているのかわからなくなってしまいます。聞き漏らしが多くなり，要求されたタスクもわからない，持ち物もわからないということになってしまい，社会適応がとても難しくなります。

　注意の持続が苦手である一方で，物凄く興味があるものは，過集中になってしまうこともあります。一見，正反対に見える症状ですが，これも，注意の問題の1つです。注意の配分が，まんべんなく行えずに，偏ってしまうことで，多方向へ注意を払えなくなります。こうなると，大好きなインターネットで大好きな動画を見ていると，声をかけても気づくことはできません。また，そんな中，電話が鳴っていて，音が聞こえていても注意の転換ができなくなってしまいます。頭の中で考えごとをしているときも

同様に周りの音への反応が鈍くなります。

　この注意の特徴によって対人関係がうまくいかないことがあります。街で歩いている時に，知り合いが本人に気づき，後ろから声をかけても，気づかずに行ってしまうと，相手は「無視された」と勘違いしてしまい，もめ事の種になってしまいます。

　ADHDには，特徴の1つとしてこのような注意のアンバランスさがあります。「注意を分配できるか（**分配性注意**）」，「注意が持続できるかどうか（**持続性注意**）」，「選択して注意を向けられるか（**選択性注意**）」，「注意をスムーズに転換できるか（**転換性注意**）」といった注意の問題は，ワーキングメモリ（作業記憶）の容量と関係し，整理整頓や時間管理，対人面に影響が出てきます。

　ADHDの2つめの特徴として，「じっとしてられない，待てない」といった行動が挙げられます。大人になると，あからさまに離席してしまう程の行動は見られなくなり，「すぐに人に話しかける，ずっと話している」，「着席していても，足や手を動かしている」といった行動として現れることがあります。このような特徴によって「よくしゃべる人」とか「よく話かけてくる人」といった印象を持たれることがあります。周囲の人は，頻繁に話しかけられると，作業が思うように進まずイライラしてしまいます。ADHDの特徴を持っている人は，衝動的に話しかけた後に，「今，話しかけてほしくなかったかな」と気づくことがあります。しかし，その後もしばらくは静かにしていても，衝動性が勝ってしまえば，話しかけてしまいます。席についているけれど，足や手をそわそわ動かしたりします。

　手足を動かすことで，こころが落ち着くという人もいます。しかし，隣の席の人が終始，足をガタガタ動かしていたり，パソコンモニタを見ながら独り言をぶつぶつ言って仕事していたりしたら，集中しにくいですね。大人になると，周りの人も直接注意してくれませんので，陰口をたたかれてしまったり，嫌がらせを受けたりすることがあります。

　集中しすぎたり，反対になかなか集中できなかったりすること，衝動的に話してしまうといった注意や多動・衝動の特徴は，誰にでも当てはまります。この章を読んでも，“これ，私に当てはまる”と感じた人は多いでしょう。そのため，これらの特徴から，仕事，対人関係，学業など生活の

何らかの側面で，著しく支障が生じていることがADHDの診断の条件となります。また，苦痛や機能障害が存在しても，他の何の障害にも当てはまらず，幼少期から続くADHDの特徴によって，生じていなければ診断されません。

　具体的にどのような困難さがあるのか，もしくは，どのように神経発達障害が隠れてしまうのかを理解するために，2つの例を見てみましょう。

症例1：双極性障害と診断された自閉スペクトラム症の千加子さん（32歳，OL）

　彼女は会社の研究部門で研究費を管理しています。大学卒業後，派遣社員として現在の会社に就職しました。まじめな仕事ぶりが評価され，昨年から正社員として働けることになりました。ですが，その頃から気持ちがめいることが多くなったため，近くの精神科に通っています。そこでは双極性障害と診断され投薬治療を受けています。千加子さんには，姉がいますが「姉と比較して，小さい頃から私は可愛がられていない」と感じていました。例えば，姉は，学費の高い大学に行き，就職がうまくいかなくても許されてきたのに対し，自分に対しては，「あなたは，学費の安い大学にいけるわよね」と親から言われてきたからです。そのため，「姉のように親に受け入れてもらえるには，親が求めるような学費のかからない，優秀な子でなくてはいけない」と感じるようになりました。

　千加子さんは自分の特徴として，これまでやってきたルーティンの仕事は，こなすことができるのですが，臨機応変な対応が苦手だといいます。今の職場の上司は，「臨機応変に対応できなければ，仕事はできない」が口癖で，千加子さんに批判的な時があります。特に，「こんなのもできないなんて」という雰囲気を感じ取ると，「私なんて，仕事辞めたほうがいいと言いたいんだ」と思ってしまいます。最近では，その上司がいると手が震えて作業に取り掛かれなくなったり，吐き気をもよおしたりします。一方で，後輩には「いい顔」をしがちで，「こうやれば，簡単にできるわよ」と，生き生きとして教えていることがあります。

　ある時，上司から，「会議の参加者の交通費を精算しておいてくれる？」と頼まれました。しかし，領収書を用意し忘れ，参加者を少し待たせてしまうことがありました。すると，その上司から「そういった細かい場所まで配慮できないと，社外からいい評価は得られないわよ」と注意を受けま

した。その日以来，千加子さんは吐き気が続き，帰宅後は「こんな私がいなければいいんだ。私が死ねば，世の中は変わってくれるだろう」という考えに囚われるようになりました。命の危険があるため，かかりつけの病院で診察を受けた後，入院することになりました。

　入院中，千加子さんは中学生の時に友達からいじめを受けたことを思い出しました。これまで，友達関係を築くのに苦労したことを，主治医やカウンセラーに話しました。カウンセラーは，話を聞く中で，少し気になることがありました。それは千加子さんの表情です。つらい体験について話しているのに，表情はほとんど変わらず，時系列に沿って淡々と話すので，千加子さんの気持ちがつかみにくいと感じていました。また，話している時，口元が時々，引きつっていたり（チック症状），視線がぐるっと動いたりすることが度々ありました（反復的な動き）。また，話をしている時の身振りが非常に少ないのです。病院内のケースカンファレンス（医師，看護師，カウンセラーによる）を経て，主治医からは神経発達障害の可能性があることについて千加子さんに伝えられました。千加子さんは早速，詳細な診断を知るために病院の精神保健福祉士（ソーシャルワーカー）に相談し，他の病院への検査入院を希望しました。2日間の検査入院の結果，自閉スペクトラム症の診断が伝えられました。

症例2：成人してから ADHD であることが分かった完璧主義の太郎くん（21 歳，大学生）

　太郎くんは，現在大学3年生です。しかし，大学入学後から「朝起きられず，授業に出られない焦りと不安から抑うつ状態が強くなり，大学の学生相談室を訪れました。そこでは，焦りと不安について聞いてくれるだけではなく，現状を立て直すためにはどのようにしたら良いかについても整理していくということで太郎くんは相談に通うことにしました。

　太郎くんは一人っ子で，3歳の時にお父さんを亡くしました。その後はお母さんと二人暮らしで，母方の祖父母から援助を受けながら生活してきました。小さい頃から成績優秀だった太郎くんですが，よく動き回る方で，ゲームなどの興味のあることに対しては周りの声が聞こえないくらいの過集中でした。

　お母さんは，不安が強くどちらかというと過干渉です。また，夫を亡く

して以降，気持ちが不安定になり，孤独感が強く，感情的に太郎くんを怒ることもしばしばありました。

　例えば，小学校3年生の頃，誕生日にテレビゲームを買ってもらうと，すぐにのめり込みました。ゲームをしているときは声をかけても返事はいつも「うん」だけ。しかも，ゲームしていたときの話は一切覚えておらず，「そんなこと聞いてない！」と母親に怒鳴ることもありました。「このままじゃ，ダメな人間になる」と感じたお母さんは，ゲームをとりあげ，以後家でゲーム禁止としました。

　中学生の頃は友だち関係がうまくいかず，どこか「のけ者」にされてしまいます。その頃から「自分は，どこか人と違う」という気持ちが強くなっていきます。高校生の頃，スマートフォンを母親に買ってもらうと，すぐにゲームにはまり，部屋ではスマホばかり見ていて，気づくと朝になっていることが多くなり，遅刻・欠席が増えました。それでも，もともと成績が優秀だった太郎君は，下がりつつある成績でも何とか大学進学に至りました。

　大学入学後は，大学の寮に入り一人暮らしを始めました。口うるさい母親がいなくなり，パソコンや携帯でインターネットを好きなだけ見る自由を手にした太郎くんは，高校生の頃よりも生活が乱れ，昼夜逆転の生活になってしまいます。そのため，授業に出席できず，単位もほとんど取れていません。さすがに焦りを感じますが，どうしても生活を立て直すことができないのです。その理由の1つとして，太郎くんは，完璧主義で，初めからきちんとできなければ，苦痛を感じてしまいます。授業も出るなら完璧にしたいですし，授業の理解も完璧にしたいのです。これは言い換えると「こだわり」です。「完璧に学校に行くこと」ができなくなるとすぐに諦めてしまうのです。さらには，「完璧な状態でなければ試験は受けられない」という気持ちになり，試験も受けられない大学生活が続きます。焦れば焦るほど，現実から逃れるために，インターネットの世界に入りこみました。

　学生相談室のカウンセラーから勧められた病院に行くと，さまざまな検査を受けさせられました。すべての検査が終了し，後日結果を聞きに病院に行くと，医師からはADHDとそこからくる抑うつ状態であると告げら

れました。病院のカウンセラーからの検査結果の説明では，全体的な IQ は高い一方で，その内容にはばらつきがあるとのことでした。言葉の理解と視覚的な処理はとても良い一方で，複数の課題を頭にとどめておくことが苦手なこと，また，課題を処理するのは速いけど間違うことも多いことがわかりました。

(3) 総合的な理解とサポートの重要性

　大人の神経発達障害の人に心の援助を行う場合，抑うつ気分や不安感が前面に出てくるため，神経発達障害の特徴を理解しておくことがとても重要になります。それによって，支援方法も変わってきます。一般的に，子どもの臨床現場で働く専門家（例えば，医師，カウンセラー）は，神経発達障害の特徴を良く理解しているため，大人の神経発達障害の人たちに対しても適切な支援法について提案できます。しかし，「朝起きられない」や「焦りが強く，行動できない」といった不安・抑うつ的な感情に対しては，あまり対応がうまくできず，気分がすぐれなくて「相談に行けない」，「学校に行けない」という悩みには適切な対応ができないことがあります。一方，成人の臨床現場で働く専門家は，うつや不安について非常にうまく対応できますが，神経発達障害の特徴には疎く，適切な支援法を提案できないことがあります。

　重要なのは，子どもの頃の神経発達障害の様相がどのようなものであり，それが現在にどのように現れているかについて理解していること，それと同時に，「焦りが強すぎて，行動できない」という感情も理解し，対応することです。神経発達障害の人が心理学的支援を必要とする時，ほとんどがその特徴に困っているのみではなく，長年の経験からくる自己否定，落ち込み，不安といった問題に悩まされています。これには，支援者は，神経発達障害の特徴を理解していることと，併せて，次章に出てくるうつ病や不安症の治療法を習得していることが重要になります。

④ 大人の神経発達障害に対する心理療法の研究成果

　大人の神経発達障害の中でも，ADHD に関しては，認知行動療法（CBT）が十分に確立された心理療法であることがわかっています。これは，① ADHD の中核症状である注意の偏りと**多動性・衝動性**の問題，および②中核症状よって生じている社会生活（例えば，仕事，学校）上の支障（例えば，感情，行動など）に対処する方法とスキルの獲得が中心となります。ADHD の中核症状からくる苦手さの具体例として，例えば，物事を順序立てて計画するのが苦手でどれも中途半端になってしまう，時間管理が苦手で約束を果たせない，問題解決が苦手で先延ばししてしまうといったことが挙げられます。これらの理解を促すための**心理教育**によって，自分の性格だと思っていたことが，実は ADHD の特徴からくるものであることを知ります。また，それによって自尊心が低くなったり，心の病気になったりすることがあることも知るので，現状理解が進みます。

　現状を理解したら，次はその対応策の理解と実践になります。計画立てる練習（例えば，やることを書き出して優先順位をつける），時間管理する方法（例えば，携帯のリマインダ機能を使う），ストレス状況や上手くいかない状況で浮かびやすい考え方を柔軟にする**認知再構成法**などを行っていきます。

　一方，大人の ASD に関しては，有効な心理療法に関する研究がほとんど行われていないため，まだ十分な心理療法が確立していません。ですが，認知行動療法（CBT）が有効である可能性が指摘されています（Gaus, 2011）。その中核的な方法はセルフモニタリング（self-monitoring）です。簡単に言うと，自分の状態を記録しながら観察し，それを通して自身の気分や行動と悩んでいることとの関係などについてチェックしていく方法です。大人の ASD に対しては，出来事に対する認識や解釈のくせに気づいたり，それが気分や行動とどのように関係しているかを理解するために行います。この方法に加えて，社会でうまく生きていくために必要なソーシャルスキル（例えば，目を見て話す，笑顔をつくる，交互に会話する）や，ADHD のところで挙げたような対応策の理解と実践を行います。緊張感が強い場合は，リラックス法を獲得することもできます。

⑤ 自分を受け入れるということ

(1) 柔軟な支援によって自分を受け入れる

　上述してきたように，神経発達障害の人たちは，自分の考えたことをなかなか変えることができないという特徴とともに，「0か100か」といった完璧主義的な考え方があります。ですので，支援をする人は，柔軟に対応する必要があります。前項に出てきた太郎くんですが，カウンセラーは，面談を予約制にしてしまうと，「行かなきゃ」といった焦りや「今日も行けなかった」といった落ち込みにつながると考え，「大学に来られた調子のいいときに相談室に顔を出す」という約束をしました。太郎くんは，大学に来られた時には，相談室に顔を出すことができました。次に，顔を出したときに，相談員が空いていれば，「10分ほど話をする」という目標にしました。これは，話をすることが好きな太郎くんは，顔を出すとすんなりできることでした。すると少しずつ冗談を交えながら話すことができるようになってきました。このように太郎くんのペースを守りながら支援することで，徐々にカウンセラーに対する信頼感が生まれ，人には相談できなかったことが言えるようになります。

　太郎くんの考え方のくせと不安感に対するカウンセラーの対応方法の例をみてみましょう。

太郎くん　「しっかりと試験勉強しなければ，ただでさえ，授業に出席できていないんだし。このままじゃ単位がとれない。」
カウンセラー「今の状況で，試験勉強をたくさんやることは難しいのでは？」
太郎くん　「そうだけど。授業にでないと単位がとれないよ。」
カウンセラー「そうよね。単位は欲しいよね。授業に出席しないと試験出られないというのは…。うーん。じゃあ，むしろ，授業に出ず，試験勉強を全くせずに，試験を受けてみるのは？」
太郎くん　「そんなの，どうせ単位はとれないよ。」
カウンセラー「本当に取れないのかな？太郎君の学科は，試験の得点が重視で，出席があまり重視されない授業が多いって，前に言っていたから…。でも，最後の試験にでなければ，単位が取れる可能性は0になるのよね？」

太郎くん　「それは，そうだけど。」

カウンセラー「"太郎くんの持ち前の力のみで勝負！！"っていうのはどう？だって，完璧に試験勉強したくて，できなくて，試験受けないよりは，受けただけでも，確率はあがるんじゃない？しかも今の段階でも，ほとんど，授業に出られてないんだし。」

太郎くん　「まあ確かに。それはそうだけど。」

カウンセラー「全くしない方が，試験中の力の発揮は凄いかもね！超必死になりそう。」

太郎くん　「うーん。そうだけど。まあ，確かに，試験内容的にも，自前で解けることもあるけど。」

カウンセラー「太郎君，そのしっかりやりたい気持ちはとても大切。だけど，元気な時でないと，"やらなきゃ"と思えば思うほど動けなくなることない？」

太郎くん　「あるある。いつもそう。確かに。昔と比べて，今は元気がないなあ。いつも，焦りすぎて動けない。」

カウンセラー「そうね。太郎君が元気になったら，その完璧さんを戻してあげていいけど，今は，ちょっと完璧さんを置いておいて…。例えば，今期は"試験勉強しないで，どこまでいけるか作戦"というのはどう？試験勉強はしなくていいから，とにかく，試験を受けるっていうのは？」

太郎くん　「まあ，確かに。結局今のパターンじゃ，試験当日に行けなくて単位が取れないいつものパターンだろうし。やってみるか。」

カウンセラー「そうそう。結局，今までのパターンだと，単位とれなかったんだから，新しいパターンを試してみようよ。当日出席できるなら，その方が確率あがるし。だから，試験勉強しちゃダメよ。」

太郎くん　（笑顔）「勉強しちゃダメって，自分に言ったことないな。」

　試験の前日，太郎くんは相談室に顔を出しました。

太郎くん　「明日試験だけど，どうしよう。やっぱり試験勉強できなかった。明日起きられなかったら嫌だから，遅くまで図書館にいて，何とか朝まで，大学にいれないかな。」

カウンセラー「おっ。よしよし。試験勉強しない作戦は，順調ですね。」

太郎くん　「あ，そうだった。どこかで，"試験勉強しなきゃ"って思っていた。しないにしても，不安で不安でしかたがない。」

> カウンセラー「もし，単位が取れなかったらっていう不安？」
> 太郎くん「そう。単位がとれず，大学卒業できない。いい会社にも就職できないし。今の状態でも，卒業が1年遅れてしまう。」
> カウンセラー「そうか。今までの取得状況からするに，ほとんど，単位がとれていないから。+1年で単位がとれてもいい方だよね。」
> 太郎くん「どうしよう。こんなんじゃ。卒業できない。もし，1年以上かかってしまうなら，もう嫌だ。」
> カウンセラー「1年以上かかっても，もしかすると，2年…。それなら卒業しない？大学辞めてしまうことになる？」
> 太郎くん「…」

　次の日，太郎くんは，相談員のところに来て，「もし，1年，いや，2年かかっても，卒業したい。」と言いました。その日の試験は，受けることができたのです。その期の単位は，全部で18単位あった中で，12単位取れました。今まで，年間に最高4単位しかとれなかった太郎くんは，1番とれた学期となりました。これがよいきっかけとなり，太郎くんは定期的に相談室に来るようになりました。そこでは，昔から自分が苦手なことで，今の生活を困難にしている「部屋の片づけ」について，片づけの順序と計画を立てること，次の予定を忘れないようにリマインダを利用することを行いました。また，やるときは徹底的にやりたいタイプなのですが，徹底的にやれないとなるととたんにやる気を失ってしまうことに気がつきました。そこで，「完璧主義が悪さをしている，どうせ，そんなにできないんだから，自分に優しく」と言い聞かせることにしました。

　このように，神経発達障害の人たちは，1つのことにこだわってしまうと，なかなかそこから抜け出すことができません。太郎くんの場合，「大学の卒業が遅れる自分」について受け入れることがなかなかできませんでした。一見，常識外れのカウンセラーの発言は，確信に満ちた考えをぐらつかせるためのもので，太郎くんにとってみればまさに発想の転換なのです。しかし，小さい頃から練習してきた考え方はそう簡単には変わりません。昔の考え方と新しい考え方を繰り返しながらも，新しい考え方に則った行動を増やしていくことが大切です。

（3）苦手な部分は底上げし，ギフテッドは強みとして活かす

　神経発達障害に限らず，人はどうしても，他人より劣っていることに目が向きやすく，そこが自分の弱みであると思ってしまいます。しかし，それはあなたの一側面を見ているにすぎません。例えば，今，手元に白紙を持ってみましょう。

　さて質問です。どちらが表でどちらが裏ですか？

　表裏は分かりませんね。では，次にどちらかに「表」と書いてください。

　では質問です。どちらが表でどちらが裏ですか？

　「表」と書いた方が表ですね。

　つまり，「紙」自体には表も裏もないのですが，字を書いたり色づけすることでいつのまにか表と裏を作ってしまったのです。人は，自分にとって良い面を表，嫌な面を裏と考えてしまい，裏面ばかりが気になってしまいます。「裏面は私じゃない！なくしたい」というのは，紙自体を丸めてゴミ箱に捨てるかのように，自分自身を見失うことになってしまいます。良い面も悪い面も含めてあなたであることを忘れてはいけません。ですので，苦手な部分（裏面）については，うまく工夫しながら能力を底上げし，反対に得意な部分（表面）をどんどん活用していけば良いのです。

　第4章で触れましたが，生まれながらに持っている，同年代の子どもに比べて秀でた能力のことをギフテッド（giftedness）と言います。これは，知性だけではなく，創造性，芸術性，記憶力，集中力，好奇心，リーダーシップなど，じつにさまざまな特徴に認められます。神経発達障害の子どもたちは，平均より劣っているところばかり注目されますが，それ以上にたくさんのギフテッドを持っています。これまでの歴史的な偉人の中にも，現代において活躍する人たちの中にも，不得意な部分を持ちながらもギフテッドを思う存分発揮している人がたくさんいます。

　苦手な部分については，周りの人に理解してもらったり，サポートを得ることも重要なスキルの1つです。そのためには，自分が苦手な作業などについて，あらかじめ周囲に伝えておくことも1つでしょう。ギフテッドはサポートを得やすくしてくれます。例えば，大人のADHDは，屈託のない笑顔というギフテッドがあります。ミスをカバーしてくれた部下に対して，はにかみながら，「ありがとう！とても助かったよ」と言われると，

とても嬉しい気持ちになるでしょう。いつも冷静沈着で論理的な ASD の同僚に，「自分ってダメだよな」と愚痴をこぼしたときに，「でもあれだけ残業して頑張ったことは事実だし，すごいと思う」と言われたら，やる気がわいてきますし，何かあったら恩返ししようと思います。

　ミスをしない人はいません。何度やってもうまくいかないことは誰にだってあります。自分の苦手な部分と得意な部分をしっかりと理解し，それを受け入れること，そして苦手な部分は底上げし，ギフテッドは強みとして活かすことが大切です。

⑥ 社会で能力を発揮する

(1) 就職活動の際に知っておくべきこと

　わが国には「障害者の雇用の促進等に関する法律（障害者雇用促進法）」があり，企業に対して身体障害者，知的障害者，精神障害者（神経発達障害を含む）を一定割合以上雇用することを義務づけています。就職する際は，「障害者枠」と「一般枠」があり，法律では「障害者枠」の雇用率が定められています。ただし，「障害者枠」で応募する際は障害者手帳の取得が必要となります。

　また，どちらの枠で就職するにもメリットとデメリットがあります。「障害者枠」で就職する際のメリットの一例として，苦手な仕事を周囲の人が理解しやすくなります。一方で一般枠よりも就職数が少ないですし，偏見の眼を向けられることもあります。一方，「一般枠」で就職すると，求人数が多いため会社を選べる一方で，周囲の理解が得られずに配慮されない可能性が高まります。

　神経発達障害の人は，"どちらの枠での就職が妥当か"ということよりも，"どういう環境で仕事する覚悟があるか"ということが大事になります。もちろん，一般枠で就職した場合，能力以上のことを求められ，理不尽に叱られることもありますが，厳しい環境だとわかって，そちらを選ぶかどうかは，本人の選択次第です。逆に，"私のことを理解してくれてい

る人がいると，自分の力を十分に発揮できる”と，気づいて，障害者枠で就職することもあります。神経発達障害の方の就労支援は，自分の特徴を理解していくとともに，自分を受け入れ，自分にあった環境を選べるように寄り添うことが重要になります。

(2) 社会で活躍するために

　神経発達障害の人たちは，「支援を必要とする人たち」と思われがちですが，実は，歴史上に残る偉人の中にも，神経発達障害であったと言われている人がたくさんいます。彼らは，ギフテッドを活かしてたくさんの偉業を成し遂げました。その偉業によって，私たちの生活が豊かになってきたのです。つまり，神経発達障害だからといってなんら臆することはないのです！自分の特徴をしっかりと理解し，社会でその力を存分に発揮しましょう。

おすすめの本

●サフレン，S.A.・スピリッチ，S.・パールマン，C.A.・オットー，M.W. 著／坂野雄二監訳『大人の ADHD の認知行動療法──本人のためのワークブック』日本評論社，2011.

　この本は，マサチューセッツ総合病院精神科の認知行動療法プログラムとして行われている内容を本にまとめたもので，"本人のためのワークブック"と"セラピストガイド"があります。"本人のためのワークブック"は，ADHD の大人が，自分で読みながら，対処方法を獲得していけるようなセルフヘルプ本になっています。"セラピストガイド"は，心理士が ADHD の方と，対処のスキルを一緒に身に着けていくためのガイド本になっています。

もしも ASD の順二くんが，大学に入ったら…

順二くんは，小学校から頭脳明晰，スポーツ万能で，高校の野球部ではキャプテンでした。そんな，人からうらやましがられる順二くんですが，小学校高学年から「自分は人と違う」と感じていました。というのも，一度見たものは，まるで写真や映像を撮ったかのように見たままの形で，忘れることはありません。一度会ったら人の顔は忘れませんし，教科書の内容もそのまま覚えておくことができるのです。周りの人には，どうやらそれができないことに気づきました。

第1志望の大学に一発合格しましたが，入学してから状況が一変します。高校までとは違い，先生が丁寧に教えてくれるわけではないので，履修登録の仕方がわからず途方に暮れてしまいました。その他にも，レポート課題に曖昧な問題（例えば，これまでの自分の経験に即して，意見を述べなさい）が出題されると，書き方がまるで分かりません。どうしてよいかわからず，順二くんは，兼ねてより気になっていた学生相談室に行ってみることにしました。そこでは，カウンセラーが親身に話を聴いてくれて，困ったときの対処方法なども一緒に考えてくれました。あるとき，カウンセラーが障害学生支援室について教えてくれました。そこでは身体障害に加え，精神障害や神経発達障害の学生も修学に関するサポートが受けられるということでした。大学生活を送る上での現在の困りごとだけでなく，将来起こりうる困難についても解決策を考えていくことができ，順二くんは霧が晴れたような気持ちになりました。また，希望があれば学科の教員で共有したり，授業担当の先生に情報を伝えたりすることもできると聞いてとても安心できました。学生相談室，障害学生支援室とつながったことで，「自分は，できることも多いのだ」，「安心できれば，より大きな力を発揮できるんだ」「安心できる環境にするために，人に頼っても大丈夫なんだ」と思えるようになりました。そして自分をもっと理解するために，病院に通ったり，知能検査を受けることにも前向きに捉えられるようになりました。

第 9 章

不安症，うつ病
─不安とうつを乗り越えて充実した人生を歩む方法

本章のポイント

　人前で話すときに緊張したり，試験や試合の前に不安になったり，怒られて落ち込んだりした経験はありませんか。不安や気分の落ち込みといった感情の変化は私たちにとって身近なものです。この章では，多くの人が経験する不安や気分の落ち込みとともに，それが生活に支障をきたすレベルになった不安症やうつ病について説明します。不安症やうつ病とはどのような病気なのか，どのように治療できるのかについて，心理療法として最も有効であることが科学的に実証されている「認知行動療法」の観点から解説していきます。認知行動療法は専門家ではなくても理解したり取り組んだりしやすい方法です。不安やうつの感情の波に圧倒されずに，どんな波かを客観的にとらえて，サーフィンのように波をうまく乗りこなし，波に乗り終わったときには爽快感と充実感が得られるような，そんな体験を増やすヒントを紹介します。

① 「感情・気分」として経験する不安や落ち込みと「病気」の違い

(1) 社交不安症の仮想事例から

「2週間後，発表してもらいます。」

大学の演習授業で教員から指示があり，Aさんの発表が決まった。Aさんは小学生のとき，みんなの前で発表した際に心臓がバクバクして手足や声の震えを感じ，みんなからも「どうしたの？」という目と笑われたように感じた経験から，人前でスピーチしたり発表したりすることが怖くなった。

今回の演習での発表も，発表が決まった2週間前から心臓がドキドキして，失敗するシーンのイメージが浮かんだり，どのようにして発表を回避しようかと考えたりする時間が続いた。発表の前日になると食欲も落ち，夜もあまり眠れなかった。

発表当日，教室に入ると，いつもの部屋なのに何となく違う空気感というか，何とも言えない膜がある状態で世界をみているような感覚に襲われながら，席に着いた。授業が始まり，発表順が近づいてくる。心臓はバクバクして，手汗で発表レジュメはヨレヨレになるほどだった。「ダメかもしれない」「声が震えて話せなくなり，みんながビックリして，『情けないやつだ』と思われるのではないか」「どうしたら不安を隠せるか，ひどい結果にならないか」という考えが頭に浮かぶ。いよいよ次がAさんの発表になった。不安と恐怖感に耐えられなくなり，「もう教室から抜け出そうか」，それとも「挑戦しようか」，頭の中が混乱するほど不安に圧倒されていた。

(2) 不安感情と不安症

みなさんは不安を感じるのは好きですか？おかしな質問に聞こえるかもしれません。なぜなら，多くの人が「不安は感じたくないもの」「いやなもの」と考え，「好きかどうか」という発想をもったことがないからです。不安や緊張を感じると，部活動での試合や発表，試験などでうまくいかな

いイメージが頭に浮かぶのかもしれません。不安で困っている人はなんとかして「不安をなくしたい（ゼロにしたい）」と考える傾向があります。ところが，心理学では，不安とパフォーマンスに図9-1のような関係があることがわかっています。ここでいうパフォーマンスは，スポーツや演奏でのパフォーマンスだけではなく，試験での成績や仕事ぶりなども含みます。不安が強すぎるとパフォーマンスはたしかに低いのですが，不安がゼロの場合にもパフォーマンスは低くなります。パフォーマンスが最も高いのは不安やストレスが中程度のときです。これを**ヤーキーズ・ドッドソンの法則**といいます。「人前でわかりやすく話せるか」「試験に合格できるか」と，不安になるからこそがんばって準備することにつながります。また，対人場面においても他者からどのように思われるかまったく不安に感じなかったら，相手を傷つけるような言葉を繰り返し言ってしまうかもしれません。適度な不安は適応的であり，私たちの生活に役立つものなのです。

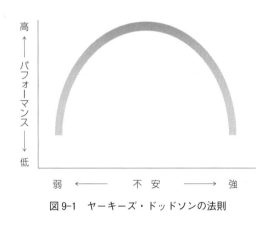

図9-1　ヤーキーズ・ドッドソンの法則

　不安症は，不安や恐怖が強くなりすぎて日常生活に支障をきたすようになる精神疾患です。対人場面での不安に関する社交不安症，パニック発作を特徴とするパニック症，乗り物や閉鎖された空間などを恐れる広場恐怖症，クモや犬，高所など特定の対象を恐れる限局性恐怖症，学業や健康，家計など，さまざまなことに対する過剰な不安と心配を特徴とする全般不安症などがあります。ここではパニック症と社交不安症を中心に考えてい

きます。

　パニック症については，2018年にジャニーズ事務所に所属しているアイドルが相次いでパニック症による休業を発表して話題になりました。パニック症では，心臓のドキドキや発汗，息苦しさや胸部の不快感，めまいなどの急激な身体変化，および「死んでしまうのではないか」などの症状が激しい恐怖感とともに突然（予期せずに）生じるパニック発作が繰り返し生じます。そして，「また発作が起きるのではないか」という予期不安も特徴です。また，パニック症では，電車や車などの乗り物，エレベーター，スーパーマーケット，美容院など，パニック発作が起きそうな状況や発作が起きたときに逃げることや助けを得ることが難しそうな状況を避ける広場恐怖症を併発することが多くあります。詳しい事例は，もしもコラム9をご覧ください。

　社交不安症は，スピーチや人前でのパフォーマンスのように他者から注目される場面や，会話などの他者と交流する場面に対して著しい恐怖や不安を感じて，対人場面を回避したり，強い恐怖や不安を感じながら堪え忍んでいたりする疾患です。人前での振る舞いや，赤面や震え，発汗などの不安症状を他者に見られることが，否定的な評価を受けることにつながることを恐れています。典型的には症状が6ヶ月以上続いていることが条件になります。

（3）気分としての落ち込みとうつ病はどう違う？

　みなさんは失敗が続いたり，目上の人から怒られ続けたり，友人との関係がうまくいかない状態が続いたりすると，気分が落ち込んだり，何事に対してもやる気が起きなくなったことはありませんか。一方，朝目覚めたら起き上がれないほど身体が重くてダルかったり，悪いことは何でも自分のせいで起きたと考えたり，朝になってもこのまま目が覚めなければいいと思ったりするほどの状態は，「普通の」気分の落ち込みといえるでしょうか。このレベルになるとうつ病の可能性が考えられます。では，健康な人が経験する気分の落ち込みとうつ病はどのような点が異なるのでしょうか。また，うつ病はどのように治療するのでしょうか。うつ病は誰でもかかる可能性がある病気なので，症状と対応方法を知っておくと役に立ちます。

表 9-1　うつ病の症状

以下の症状のうち，5つ以上が同じ2週間の間に存在し，病前の機能からの変化を起こしている。
[1] ほとんど1日中，ほとんど毎日の抑うつ気分〔悲しみ，空虚感，絶望感，涙が流れるなど〕
[2] ほとんど1日中，ほとんど毎日の，すべてまたはほとんどの活動における興味・喜びの著しい減退
　※うつ病と診断されるためには，[1] と [2] のうち，どちらかを満たさなければならない
[3] 著しい体重減少か体重増加，またはほとんど毎日の食欲の減退か増加
[4] ほとんど毎日の不眠または過眠
[5] ほとんど毎日の精神運動焦燥〔静かに座っていられない；足踏みするなど〕または制止〔会話，思考，体動が遅い；声量，抑揚，会話量，内容の豊かさの減少〕
[6] ほとんど毎日の疲労感，または気力の減退
[7] ほとんど毎日の無価値感，または過剰であるか不適切な罪責感
[8] ほとんど毎日の思考力や集中力の減退，または決断困難
[9] 死についての反復思考，反復的な自殺念慮，または自役企図，自殺するためのはっきりとした計画

(DSM-5 に基づいて作成)

　表 9-1 は，医師が診断するときに用いる基準の1つである **DSM-5**（American Psychiatric Association, 2013）の診断基準をまとめたものです。抑うつ気分あるいは興味・喜びの著しい減退の少なくともどちらか1つがあることが条件になっています。興味と喜びの減退とは，これまで楽しかったことをしていても喜べなくなったり，楽しかったことに関心がなくなる状態です。例えば，テレビドラマを楽しみに見ていたけれど観る気がしなくなるとか，スマートフォンのゲームもしたいと思わなくなるなどです。

　みなさんも数日間，いくつかの項目にあてはまる状態を経験したことがあるかもしれません。どの程度続くとうつ病の基準を満たすのか，それは「2週間」です。後ろ向きに考えたり，何でも自分の責任であるように感じること（自責感），そして「消えて楽になりたい」（死について考えること）もうつ病の症状であることがわかります。うつ病の症状であるということは，適切な治療を受ければ，こうした症状も改善するということです。うつ病の基準を知っておくと，例えば，睡眠の問題や何をするのも「おっくう」と感じる状態が続いたときに対策を取ることができます。

（4）不安症やうつ病になるのは「心の原因」があるから？

　不安症やうつ病といった心の病気になるのは，幼少期の親子関係や養育環境，虐待やいじめを受けた過去があるからというように，トラウマや性格などの「心の原因」を仮定しがちです。私たちが日常生活で直面する問題は原因を特定して問題解決することが多いので，心の不調についても「原因」を探して解決したくなる思考プロセスが働くのは無理もないのかもしれません。ところが，心の不調について親子関係やトラウマ，性格を原因として仮定して解決しようとするとうまくいかないことが多くあります。むしろ，不調が解決されないのは，自分が怠けているせいではないかと，自分の性格の問題と考えて落ち込みを強めてしまうことさえあります。心の状態がよくないときに考えた原因はズレている（歪んでいる）ことも多いのです。不調が始まったきっかけは確かに「原因」として考えたことが影響している可能性もありますが，その不調が長く続いている時には考え方や振る舞い（行動）の習慣が影響していて，そこを変えた方が解決しやすいものです。

（5）不安症とうつ病の解決方法

　不安症やうつ病に対する治療は薬物療法と心理療法が一般的です。心理療法としては，**認知行動療法**が科学的に有効であることが実証されています。認知行動療法では，不安症やうつ病などの症状が生じている状態を，「認知（考え方）」「行動」「感情」「身体反応」，そして「外的な環境（他者の言動や体験した状況）」の側面に分けて整理した上で（認知行動モデルでとらえて）理解します。そして，行動や考え方の習慣など，各要素のなかで変えやすいところから少しずつ変えていくことで生活しやすくすることを目指す心理療法です。冒頭で紹介したAさんの状態を認知行動モデルで整理したものを図9-2に示します。このように認知行動モデルで自分の体験を整理することを続けていくと，それまで漠然と「不安だ」「こわい」と感じて圧倒されていた感情の波を，少し距離をおいて客観的にとらえることができるようになります。そして，各要素のうち，「変化を起こしやすそうなところから」，また「変化の連鎖（行動→感情など）が起きそうなところから」介入していきます。

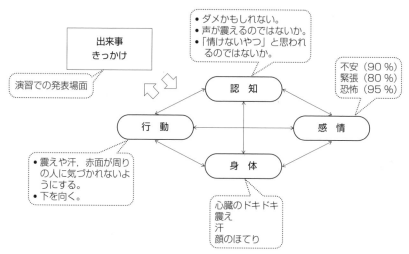

例としてAさんの状態を点線の吹き出しで示している.

図 9-2　認知行動モデル

　認知行動療法では心の深層心理や無意識にある原因を仮定せず，幼少期のトラウマの影響も考えません．不安やうつをはじめ，心理的な問題は，経験によって身についた（学習された）ものであると考え，新たな体験（学習）をすれば，心理的な問題が解決されると考えます．その新たな体験ができるように，さまざまなノウハウと道具（ツール）が揃っているのも認知行動療法の特徴の1つです．

　認知行動療法では患者さんも自分自身で問題を理解してセルフコントロールできるようになります．以降の内容のなかには，「わたしがやっている対処法と同じだ」と思うところがあるかもしれません．認知行動療法は「ストレスにうまく対処できている人の対処法を，うまく適応できていない人に使えるように技法として抽出した」心理療法ともいえます．

　以下では，認知行動療法の観点から不安症やうつ病をとらえて改善する方法を紹介します．

② 認知行動療法による不安症の理解と介入方法の実際

(1) 不安症では恐れている身体感覚に過敏になる

　パニック症や社交不安症などの不安症では，特定の場面に対して不安反応が生じるようになると，その後，その場面を予測したときや実際に直面したときに生じる身体反応や感覚に敏感になり，わずかな身体の変化を察知して気づくようになります。心臓の鼓動が速くなったり，ちょっとした胃の不快感を抱いたりなどの身体感覚に対して注意を向けやすくなります（注意バイアスといいます）。そしてその身体感覚に基づいてネガティブな結果（例えば，失敗，他者からの否定的な評価）を予測するようになります。一般的な例として，車酔いを恐れている人の場合を考えてみましょう。バスに乗っているときに車酔いをしやすい人は，バスに乗ることを予期するだけでドキドキしたり，バスの排気ガスや車内の匂いを感じただけでなんとなく気持ち悪さと関連する身体感覚を経験したりすることが多いのではないでしょうか。そこで感じ取ったドキドキや胸部や腹部の不快感からさらにネガティブな結果（酔って気持ち悪くなること）を連想してしまいます。

　また，心臓のドキドキや赤面などの身体反応に対する解釈の仕方も不安反応に影響します。例えば，社交不安が強い学生が発表する場面や大事な部活の試合の前に心臓のドキドキを感じると，そのドキドキは不安の兆候であるとか，失敗につながる可能性が高い兆候であると解釈しがちです。ところが，身体の変化すべてを不安が強まったことによるものと解釈する必要はありません。社交不安と身体反応の関係について行われた複数の研究をまとめてみると，社交不安の強い人と低い人の心拍数には差がないことを示す研究が多いです（金井・坂野，2006）。一方，心拍の解釈の仕方に違いが見られ，不安が高い人は心臓がドキドキしてくると，「また失敗して，みんなが驚いた顔で見て，評価が悪くなってしまう」，「恥ずかしい思いをするんじゃないか」と考える（解釈バイアスといいます）のに対して，不安の低い人は異なった考え方をします（例えば，ワクワクしてきた）。

　Beltzer, Nock, Peters, & Jamieson（2014）は，社交不安の高い42名と低い43名を対象として，冷たい態度をとる2人の面接者の前でスピーチと

暗算（996から順に7を引いていく）を行ってもらいました。その課題を行なう前に身体反応の解釈の仕方を変える（認知的再評価）ために，半数の人たちには次のように伝えました。

「スピーチ場面のようにストレスを感じる状況では，身体がいつもと違う感じで反応します。ストレスを感じる場面で心臓がドキドキしたりするのは悪いことではありません。むしろ，身体全体に酸素を行き渡らせてパフォーマンスを高めるために心臓が頑張ってくれているのです。これは狩猟採集民族であった私たちの祖先が進化した成果です。これから行うスピーチ場面で身体の変化を感じたら，スピーチを行う準備に役立つものであると考えてみてください」。

これを伝えた群を認知的再評価群と呼びます。もう半数の統制群には気分転換としてパソコンでドライビングゲームを課題前にしてもらいました。実験の結果，認知的再評価群は統制群に比べて，社交不安が高いか低いかにかかわらず，人前でスピーチや暗算課題を行っている時に不安そうに見える程度が低いこと，さらに視線の向け方や身振り手振りなどの話し方が上手に見えることがわかりました。不安を感じる場面に直面したときに生じる身体の変化を，不安の兆候ではなく，これからがんばるための身体の準備，というように解釈の仕方を変えることがパフォーマンスを高めてくれることを示した研究です。

(2) マインドフルネス

不安症やうつ病に対する治療で用いられることが多くなってきた技法が**マインドフルネス**です。マインドフルネスは「今，この瞬間の体験に意図的に意識を向け，評価をせずに，とらわれのない状態で，ただ観ること」と定義されています（日本マインドフルネス学会）。特定の刺激や場面に直面したときに生じる身体の感覚を「不安の兆候」ととらえたり，失敗を予測したりすることは，まさに「評価・判断」をしていることになります。身体に生じる変化を「良い悪い」で評価せずに，「ただ観察する」のです。身体の変化が強まったり弱まったりしても，その感覚や変化の仕方にそっと注意を向け，観察します。身体の感覚を「不安の兆候」や「失敗の予兆」としてとらえると，それを防ごうとして，身体感覚を抑えよう，なく

そうと回避的な対処行動をとることが多いわけですが，マインドフルネスでは，こうした回避的な対処ではなく，身体感覚や感情の生起と変化を客観的に観察しながら「放っておく」態度を身につけることができます。波を低くしたりなくそうとしたりすることは難しいですが，波にうまく乗ることはできます。

　「今，この瞬間の体験」に意図的に注意を向けてマインドフルネスの状態を高めるために，マインドフルネス瞑想がよく用いられます。「瞑想」というと仏教のイメージがありますが，マインドフルネスの瞑想は，宗教性を排除し，呼吸や身体感覚など，今体験していることに意識を向けるトレーニングとして実施されます。

　呼吸は私たちと常にともにあり，呼吸に意識を向けると，鼻腔を空気が通る感覚やおなかが膨らんだり縮んだりする感覚が得られます。呼吸によって得られる身体感覚や，何かに触れている手の感覚などに注意を向けます。とても単純な作業なので，さまざまな考え（雑念）が浮かびます。雑念が浮かんだら「いけない，ダメだ」と考えずに（評価をしている状態），雑念が浮かんだことに気づいて，呼吸の感覚に意識を戻します。これを繰り返します。筋トレのように，雑念が浮かんだら呼吸の感覚などに戻せばいいのです。

　マインドフルネストレーニングは不安やうつの状態になっているときだけではなく，落ち着いているときに，定期的に実践することが大切です。1日5分からでも構いません。慣れてきたら少しずつ時間を延ばすこともできます。感情が落ち着いているときに，呼吸の感覚に好奇心をもって，そっと注意を向けてみてください。呼吸しているときの鼻腔のなかの感覚はどうでしょうか。息を吸うときに比べて吐くときの方が温かく感じるかもしれません。それはまるで感情の「波」が来ていないときに，落ち着いている海のなかを覗いてみるようなものです。マインドフルネストレーニングを積むほどに，海の中は澄み渡り，きれいな魚が見えるかもしれません。マインドフルネスのトレーニングを継続していると，出来事（他者の言動など）の受け止め方が変わり，ストレスの影響を受けにくくなります。さらに頭がスッキリして集中力が高まったり，身体のコリがとれたりする効果も期待できます。

ここまでの知見をまとめると，次のようなメッセージが役に立つかもしれません。

　「ストレスによってどんな感覚が生じてもそれを無理に打ち消そうとか，抑えようとしてあせる必要はありません。不安な気持ちになったり，身体が反応すると，どうしてもそれを抑えよう，なくそうとしがちですが，それが問題を余計に悪化させます。避ければ避けるほど怖くなります。自分としては怖いから避けているつもりで，一時的には安心するかもしれないけれど，避けているからこそ怖さがどんどん増幅していくことに気づくことが大切です。ストレスによって生じる身体の変化を抑えようとするより，そこで生じる身体の変化を味わいながら（客観的に観察しながら），そして息をゆっくり吐きながら，エネルギーが体中にみなぎっているのを感じましょう。体の反応がストレスに向き合うことを助けてくれます」。

(3) 恐れている対象からの回避行動 vs 対象と向き合うエクスポージャー

　恐れている刺激や場面を回避していると，怖さが膨らみ，後ろ向きな考えが増幅します。例えば，パニック発作を恐れて電車に乗ることができない人であれば，「発作が起きて倒れてしまうのではないだろうか」，「耐えきれないほどの怖さが襲ってくるだろう」，社交不安症の人であれば，「震えや汗を周囲の人に気づかれて，周囲の人から変に思われるのではないか」などの考えが浮かびます。これらは頭のなかにある過去の記憶に基づいた思考であり，この思考と回避行動が相互作用して不安反応が持続しています。

　そこで，経験によって身についた恐怖や不安反応を和らげて，やりたいことをできるようにするために，恐れている刺激や場面と向き合う**エクスポージャー**という方法が用いられます。「曝す」という意味の英語である「expose」に基づいています。恐れている対象を「回避」するのではなく，「接近」するのです。恐れている場面や刺激と向き合ってしばらくすると，馴れてきて不安反応が落ち着いたり，現実の情報が手に入って，「事前のネガティブな予測と現実のズレ」に気づくことができたりします。「思っていたほど身体の反応が出なかった」「思っていたより話すことができた

し，相手の人もにこやかだった」など，エクスポージャーによって現実の情報を入手すると，頭のなかに新たな情報が入力されます。その結果，予測していたこととは異なる情報が得られ，後ろ向きな思考や不安反応が改善していきます（Craske, Treanor, Conway, Zbozinek, & Vervliet, 2014）。

　ただし，恐れている対象に直面すれば，不安反応は一時的に強まります。そこで，その反応がどのように変化していくかを知っておくと役に立ちます。図9-3をご覧ください。脅威刺激に直面すると，不安は上昇していきます。その不安は「どんどん強まってずっと続く」ように思われますが，私たちの身体はそのようにできていません。ある程度ピークの強さが続いたあとに，不安は自然に弱まっていきます。おそらくみなさんも他のことでこうした不安の変化を体験しているはずです。ただ，こわくて途中で逃げてしまったり，回避してしまったりすると一気に不安が下がり，安心しますが，十分に下がりきらないため，その場面や刺激に対する恐怖はジワジワと持続します。回避で得られる安心感は一時的なものですが，スッと楽になる感覚があるので，クセになります。長期的に見たときに改善を邪魔する（悪さをする）のが「回避行動」なのです。

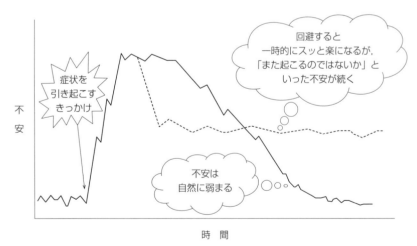

坂野（2002）を参考に作成．十分な時間，対象と向き合えば実線の経過をたどるが，途中で回避行動をとると点線の経過になる．

図 9-3　時間に伴う不安の変化

これまでにすべて避けているわけではないのに（「すでにエクスポージャーしている」と思うのに）恐怖・不安反応が続いている場合には，直面しているときになにかしらの回避行動（安全確保行動）を行っている場合が多くみられます。目を合わせなかったり，こわいことが起こらないようにあせって終わらせたり（早口で話すなど），震えが出ないように身体の一部に力を入れたりすると，「回避」をしていたから大丈夫だった，という考えが残り，十分に安心したり，新たな学習ができないのです。

　エクスポージャーによって強まる不安は，あくまでも一時的なものであることを知っておくことが大切です。「現実の場面に直面したら，ずっと続くと思っていた不安がしばらくしたら自然に弱まった」という体験は，**p. 171** で述べた「予測と現実のズレ」に相当します。このズレ（主観的には驚き）が大きいほどエクスポージャーの効果が大きくなります（Craske et al., 2014）。また，生じる不安反応が強いほどエクスポージャーの効果が高まります。「不安反応は弱い方が楽だし，良さそう」に思えますが，エクスポージャーによって高まる不安反応が強いと，脳のなかの恐怖記憶を変化させる力が高まります。こわい体験をしたあとに回避をしつづけると，脳内の恐怖に関する記憶が「コチコチ」に固まっていくイメージです。そこで，現実の刺激や場面に直面し，不安反応が強まると，その記憶が「柔らかくて変わりやすい状態」になり，そこに新たな情報が繰り返し入ってくると記憶が変わっていきます。不安が強まるほど，治療的に「良い」状態なのです。不安反応がピークになっている時間は人や場面によって異なりますが，1つの基準として 10 分間直面していると恐怖記憶が変わりやすいというデータもあります。

　(2) で紹介したマインドフルネストレーニングを行うことは，エクスポージャーにも役立ちます。マインドフルネストレーニングによって，脅威刺激にとらわれない態度が作られて，さまざまな刺激に広く注意を向けることができるようになると，エクスポージャーをしているときにさまざまな情報に気づくことができ，恐怖記憶が変わりやすくなります。

(4) 恐れていることが起こるコストの評価が変わると前向きになる

　不安症のエクスポージャーや考え方を修正する認知再構成法では，コス

トの評価に対する介入がポイントになります。コストの評価とは，身体の反応や，他者からの評価を表す言動などが，自分にとってどの程度コストになるのか，つまり危険であるかに関する考えです。例えば，人前で話しているときに声が震えることを恐れている人は，声が震える可能性やそれを他者に気づかれる可能性を高く考えます。そして，震えを他者に気づかれたら，他者から「エッ，声が震えている。情けない」「弱々しくて頼りない人だね」などと評価されることが重大なこと（コストである）と考える傾向にあります。

　本当にそうなのでしょうか。仮に，声が震えていることを他者に気づかれたとしても，他者は「緊張しているのかな」と思う程度かもしれません。それがその人自身の人格に対する評価（例　弱々しくて頼りない人）につながるとは，限りません。人の評価はさまざまな面（ものさし）でなされるものです。学業や仕事への取り組み方，人との接し方など，そのほかの面もあわせて評価されます。むしろ，「声が震えたことで否定的な評価をするような人とは距離を置く」くらいの心意気でよいかもしれません。社交不安症に対する認知行動療法では，自分が気にしている身体反応（赤面や震えなど）を示したときに他の人がどのように思うかを実際に聞いてみる（調査する）ことを治療上の課題として行ってもらうこともあります。そうすると，赤面や震えなどの身体反応を示す人に対して「頑張れと思う」「素直で純情な人」といった回答が得られる場合もあります。

　エクスポージャーの一種として，恐れていることを実際に生じさせて何が起きるのかを観察する，ということもコストの評価の改善に有効です。上述した例で言えば，人前で話すときに，実際に声を震わせてみます。そして，それに気づいた人がどの程度いるのか，何を言われたか，どのように思ったかを聞いてみてもよいかもしれません。そして，自分が考えていたコストが本当に生じるのかどうかを検証するのです。この実験で，「意図的に」声を震わせようとすると難しいと感じるかもしれません。そうなのです，「声が震えないように，震えないように」と回避的な態度でいると余計に声が震えるような感じがしたり，話すことを早く終わらせようと焦って早口になったりすると，呼吸が浅く速くなるので息苦しくなり，実際に声が震えます。震えを抑えようとする回避行動が，実際に震えを引き

不安や恐怖の感情に圧倒されている，
予期不安と回避に支配された生活

↓

認知行動モデルで自分の体験を理解し，
エクスポージャーや行動実験を通して，客観的に観察できるようになる

↓

治療開始前と同じような出来事が生じ，症状が生起したとしても，
ショックが小さく，受け入れられるようになる

↓

本人も気づかないうちに恐怖反応が弱まり，気にしなくなる
（予期不安の減弱，回避行動の減少）
＋
自分のしたいこと，大事だと思うことを積極的に行うようになる
（行動範囲・生活の幅の拡大）

図 9-4　不安症患者さんの改善プロセス

起こしているのです。逆に，「声を震わせてみよう」と意図的に，能動的に取り組むと，声が震えないことに気づくかもしれません。このように，能動的に，実験的に，試行錯誤してみよう，という態度が出てきたらしめたものです。

これまで紹介した解決方法を通して，不安症の患者さんが改善していくプロセスを図 9-4 に示しました。最終的には，不安の症状を受け入れて「コントロールできるもの」ととらえることができるようになり，さまざまな活動ができて生活しやすくなります。

③ 認知行動療法によるうつ病の理解と介入方法の実際

(1) うつ病を長引かせる悪循環のメカニズム

うつ病になると，p. 165 で述べたように，興味・喜びの低下が起き，これまで楽しかった活動やさまざまな活動をしなくなりがちです。朝起きたときに調子が悪く感じると昼頃まで横になっていたりします。一時的には

楽なのですが,「また何もしなかった。無駄な1日を過ごしてしまった。やっぱりダメなんだ」という考えとともに落ち込みが強まります。これは,「自分が行動を起こしても落ち込んだ気分は変わらない」という「行動と結果の関係」に関する思い込みが関係しています。通常,私たちはある行動を起こすことで気分が変わったり,他の人と交流することで優しく声をかけてもらったりすることを経験し,行動がもたらす結果に気づくことができます。ところが,上記の思い込みによって「どうせやっても無駄」と考えて自発的に行動しないことが増えると,ポジティブな感情を経験することが減っていきます。そうすると,相対的に失敗している感覚が強まり,ネガティブなことをグルグルと考えるループにハマりやすくなります。このグルグル考えることを**反すう**と言います。この反すうによって,自発的に行動を起こすことがさらに減ります。その結果,現実の情報が手に入らなくなるので,頭の中にある情報だけで考えることになります。そして,これまでの失敗体験に基づいて考えたり,破局的に考えたりする傾向が強まって絶望感が高まる,という悪循環のメカニズムになるのです(鈴木,2014)。

(2) うつ病の治療法

　うつ病の主な治療法は,①休養,②薬物療法,③心理療法(認知行動療法,対人関係療法)です。まずは休養することが最も大切です。うつ病の患者さんには「生真面目で責任感が強い人」(メランコリー親和型性格と呼ばれたりするうつ病の病前性格)が多いので,「自分が休んだらみんなに迷惑をかける」と考えてなかなか休もうとしない方も多くいらっしゃいますが,治療として休んでいただく場合も少なくありません。

　薬物療法としては,神経伝達物質であるセロトニンやノルアドレナリンの脳内でのバランスを調節するSSRI(選択的セロトニン再取込み阻害薬)やSNRI(選択的セロトニン・ノルアドレナリン再取込み阻害薬)が用いられることが多くなりました。セロトニンをお薬以外で調節する方法としては食べ物や生活リズム(太陽の光を浴びるタイミング),リズム運動などが挙げられます(有田,2003)。また,セロトニンの量に影響する食べ物があります。トリプトファンという必須アミノ酸を含む食べ物を摂取すると体内でセロト

ニンになります。トリプトファンを多く含む食べ物としては，納豆などの大豆製品，バナナ，アーモンドなどのナッツ類，チーズなどの乳製品，肉類があげられます。

　うつ病の治療では生活リズムを調整することも行われますが，セロトニンの調節とも関わっています。みなさんも授業や仕事のスケジュールによって昼過ぎまで寝ていたり，夜型の生活が続くと，何となくだるかったり，やる気が起きないことを経験したことがないでしょうか。朝日を浴びることでセロトニンが分泌されます。朝，一定の時間に起きて朝日を浴びるということがセロトニンの分泌に関わっており，心身のだるさややる気に影響します。

　リズム運動としては，散歩や意識的な呼吸が挙げられます。呼吸は常に行っていますが，呼吸法として，意識して呼吸を行うことがセロトニンの分泌につながるリズム運動になります。

(3) うつ病に対する認知行動療法

　うつ病に対する認知行動療法は，①心理教育，②生活リズムの調整，③行動活性化，④認知再構成法などで構成されます。心理教育では，うつ病とはどのような病気なのか，どのように治療できるのかを学びます。この本を読むこともまさに心理教育に相当します。また，上述したような生活リズムの調整も行います。そして，認知行動療法では，落ち込んだ気分や気力の減退を維持している認知行動的要因（ふるまいや考え方の習慣）を特定して変容させることでうつ病の改善を目指します。

　認知行動療法の技法の1つとして**行動活性化**があります。p.176で述べた「行動と結果の関係」にもう一度気づくことができるように，過去に楽しむことができていた活動，興味を持っていた活動をどんなに些細なことでもいいので，できるだけ多くリストアップします。その活動が有効かどうか，できそうかどうかはまずは置いておいて，できるだけ多く挙げることがポイントです。例えば，温かい飲み物を飲む，YouTubeで□□の動画を観る，○○まで散歩する，本屋さんに行く，カフェに行く，などです。そして，リストアップした活動のなかから，できそうなものをいくつか挙げて，実際に行ってみます。このときに，「やってもダメそう」という気

持ちが湧いてくるかもしれません。まずは実験的に試してみましょう。「やるかやらないか」という二肢選択ではなく，「できるところまでやってみて，気持ちに変化が起きるか試してみる」という心構えが有効です。

　認知再構成法は，ネガティブで後ろ向きな考え方に代わる，気持ちが楽になる考えをみつける方法です。まずは，どんな場面でどのように考えているのか，認知行動モデルで自分をモニタリングしながら観察します。記録していくと，多くの場面で「～ねばならない」と考えがちだったり，相手の表情や言動からネガティブな意図を勝手に読み取ってしまう「読心術」などの自分の考え方のクセがわかってきたりします。その上で，代わりの考え方をみつけていくのですが，実際のカウンセリング場面では支援者との対話のなかで進めていきます。考え方を変えることはなかなか難しく感じるかもしれません。考え方を変えるための1つの方法として，「友達が同じ問題に直面したら，自分はどのようにアドバイスするか」を考えてみることが挙げられます。考えついたアドバイスの内容を自分に適用して実生活の中で試してみるのです。「友達の問題」として考えることによって，問題と距離をとって客観的にとらえることができます。自分で取り組むワークシート形式の本（大野，2003）もありますので，参考にしてください。

（4）グルグル思考を止めるには？

　落ち込みを強める考え方とその修正法についてもう少し考えてみましょう。試験や仕事で失敗したり，友人や先輩から傷つくことを言われたりした後に，その出来事のことや今後待ち受けているやりとりの心配が頭の中をグルグル回って苦しくなる反すうも落ち込みを長引かせる要因の1つです。うつ病の診断基準にも自責感などの反すうに関連する項目が含まれており，うつ病の症状の1つとしてとらえることもできます。それでは，この反すうを弱めるためにはどうしたらよいのでしょうか。そのために，反すうがどのようなメカニズムで維持されているのかを考えてみましょう。というのは，人間のある行動が持続するのは，その行動を行うことによってメリットが伴っているからです。ある行動を行うと良いことが生じたり，嫌なことがなくなったりするとその行動の頻度は増えて持続します。反す

うもこの原理にあてはまる行動の1つです。反すうは主観的には「考えることがつらいのにやめられない」と感じられますが，反すうを行うことのメリットとは何でしょうか。

反すうをしている時にどのように考えているかを詳しくみてみましょう。失敗体験やキツいことを言われた場面を思い出し，「周りの人から変なふうに思われたのではないだろうか」「なんであんなことを言われなければならないんだ」「なんであんなことをしてしまったのだろう。〜と言えばよかった」というように，「なんで」という考え（Why思考）や自分を批判的にとらえる考えが数珠つなぎのように連なり，考えるのがつらくなるために，内容を深く考えるのを止めようとします。回避の一種です。しかしながら，考えるのをやめようとするとその考えはますます「顔を出す」のが心理学的な原理です。これを「白熊効果（思考の皮肉過程）」といいます。

反すうをしている時には，その出来事を思い出して考えるのが辛いので，その出来事について詳細に，具体的に，深く考えようとしません。具体的に振り返るのはつらさを伴う可能性があるからです。そして，出来事の断片を「抽象的に」繰り返し考えています。そこでWatkins（2016）は反すうの対象となっている出来事について「具体的に」「体験的に」考えること（How思考）が，反すうを弱めることに効果的であることを実証しました。どのような状況で，まず誰が何と言い，それに対して自分がどのように行動したのか，その場面の詳細をたどっていきます。映画のシナリオが書けるほど詳しく明らかにしていくと，ただ反すうしている時には気づかなかった現実の情報を入手できます。これは誰かと話しながら行うとやりやすいかもしれません。カウンセリングの場面では支援者と一緒に対話しながら進めることができます。具体的に振り返ることができると，実際にどうだったのか検証してみたり，調べてみたりするなど，行動を起こすことにつながり，反すうが弱まってきます。エクスポージャーや行動活性化につながるのです。

うつ病の患者さんの場合には，不安症と類似した回避行動もみられる場合がありますが，その他に「先延ばし」といった行動がみられます。誰かと連絡をとること（例えば，LINEの返信をすること），課題を行うことなど，日常の些細な仕事を先延ばしにすることによって，「あれをやらなければ

いけないな」という思いが頭の片隅に常にあることになり，不全感がつきまといます。先延ばしの背景には，「完璧なものをつくらなければならない」という考えから，なかなか課題に取り組めない場合や，相手から届いたメールに対して丁寧な（相手の気持ちを害さない）返信を書こうとするあまり，「後で時間をとって書こう」と考えて，なかなか返信できなかったりします。その間，丁寧な文章のメールを作りたいという想いは相手には伝わらず，無視されていると受け取られかねません。また，連絡をとったときの相手の反応を気にして，「怒られるのではないか」「注意されるのではないか」などの考えが連絡をとる行動をさまたげます。小さくできること（例えば，短く簡単であってもまずは返信する）を実際に行動してみると，「思ったほど大変ではなかった」「思っていたのとは逆に優しく対応してもらえた」などと，事前の予測とは異なる結果が得られることが多くあります。このようにまずは実験的に行動を起こし，予測と実際の結果の違いに気づくことがうつ病の改善につながります。

④ 治療法の効用と限界，そして今後の発展に向けて

　この章で紹介した認知行動療法は，自分で実践しやすく，スキルを身につけることで治療効果が持続する特徴があります。ただし，不安症とうつ病の既存の治療法ですべての患者さんが改善するわけではありません。例えば，この章でとりあげたエクスポージャーは治療効果が高いのですが，負担を感じて途中で治療をやめてしまう人もいます。そのため，不安症とうつ病に対する治療法は改良が続けられています。同じ疾患を抱えた患者さんであっても，さまざまな特徴によって個人差があり，丁寧な見立てと個人の特徴に応じた治療をテイラーメイドで構成する必要があるからです。例えば，新たな治療技法の可能性として，「他者に親切にする」ということも考えられています（金井，2018）。他者に親切にするためには，他者に注意を向ける必要が生じ，自己注目が緩和されます。さらに，他者に親切にするという行動は脳の報酬系（ごほうびをもらったときに働く部位）を活性

化させることもわかっており，自分にとってもメリットがあるのです。

　不安症やうつ病は症状と戦っているときには苦しいものです。でも，不安症やうつ病を経験したからこそ得られることがあります。自分の心の状態を理解し，ストレスを感じる出来事を経験したときの心のとらえ方，対処の仕方を身につけ，切り抜け方を学ぶことができます。その方法の1つが認知行動療法であり，認知行動療法を学び，身につけることは，自分に合ったサーフボードを持ち，今後の生活で仮に荒波が来たとしても上手に乗りこなすツールになります。荒波を乗り越えれば達成感と充実感も得られるでしょう。不安症やうつ病の体験を心の糧として，豊かな人生を歩むこともできるのです。

おすすめの本

●クラーク，D. A.・ベック，A. T. 著 / 坂野雄二監訳 / 石川信一・岡島義・金井嘉宏・笹川智子訳『不安に悩まないためのワークブック─認知行動療法による解決法』金剛出版，2013.

　不安をどのように理解し，対応したらよいのか，認知行動療法に基づいた解説と，自分で取り組むためのワークシートが豊富に掲載されています。認知療法の創始者であるベックが書いた貴重なワークブックです。

●マクゴニガル，K. 著 / 神崎朗子訳『スタンフォードのストレスを力に変える教科書』大和書房，2015.

　「ストレスは悪者」ではなく，ストレスを味方につけて成長する糧とする方法を，最新の研究成果や実際のストーリーをもとに紹介してくれます。

●久賀谷亮『世界のエリートがやっている最高の休息法─「脳科学×瞑想」で集中力が高まる』ダイヤモンド社，2016.

　マインドフルネス瞑想の方法をわかりやすく紹介するとともに，マインドフルネスによって売れないベーグル屋さんが再生するストーリー仕立ての構成は引き込まれます。

もしも央樹さんが，心療内科でパニック症・うつ病と診断されたら…

　38歳男性の央樹さんは満員電車に乗っているときに初めてパニック発作を経験しました。それ以降，突発的な発作が繰り返され，公共の乗り物や場所に行くことが怖くなり，避けるようになりました。通勤のために電車に乗らざるを得ないときには，電車のドアが閉まる音が聞こえると，一気に恐怖感が強まり，圧迫されそうな感覚と息苦しさで涙も出てくるほどでした。行けない場所，できないことが増えるにつれて，不全感とともに抑うつ気分が強まり，何に対しても喜べなくなりました。

　なんとかしなければと思い，心療内科を受診したところ，パニック症と広場恐怖症，そしてうつ病と診断されました。薬物療法とともに，認知行動療法を行うことを勧められ，心理士と取り組むことになりました。認知行動療法では，パニック発作と予期不安，広場恐怖症についてどのように理解して，治療を行っていくのかを丁寧に説明してもらえました。また，息をゆっくり吐く呼吸の仕方も教わりました。

　そして，身体の感覚に対するエクスポージャーと避けていた場所に行ってみるエクスポージャーを行うことになりました。パニック発作を経験すると，日常生活で誰もが経験する心拍数や呼吸数の増加，目が回る感覚などに敏感になり，それを「パニック発作の予兆で危険な状態」と解釈してしまいます。そこで，心拍数をあえて上げる運動や回転椅子に座って回ることで生じる身体の感覚に馴れるエクスポージャーを行いました。

　また，最初は家族と一緒に1区間だけ電車に乗り，その後は1人で乗る，少しずつ距離を延ばす，というように段階的にエクスポージャーを続けていったら行動範囲が広がりました。それとともに，落ち込んだ気分も晴れていきました。エクスポージャーでは最初はかなり不安が強まりましたが，逃げずに向き合っていたら不安が落ち着くことを体験でき，子どもと電車で遊びに出かけられるようになりました。

第10章

依存（薬物，ギャンブル，ネットなど），性犯罪
―やめたくてもやめられない病

本章のポイント

　依存というとお酒や違法薬物が主な依存の対象として扱われてきました。一方で，みなさんは，ギャンブル，インターネット，そしてゲームへの依存も聞いたことがあると思います。依存の内容は，多様化しており，その他にも，買い物，窃盗，そして性犯罪なども依存の対象として扱われることがあります。このような問題については，依存している本人はもちろんのこと，その周囲の人（例えば，家族など）も苦しんでいることが少なくありません。しかしながら，苦しんでいる周囲の人が良かれと思ってしていることが，結果的に，本人の依存の問題を助長させてしまっていることがあります。このような周囲の人の心理状態を共依存と呼びます。依存の問題は本人だけではなく，周囲の人も対象として，さまざまな治療が行われてきました。歴史的には，底つきや自助グループをキーワードとした治療が中心でしたが，その後，多くの研究を積み重ねる中で，治療の方法が多様化し，治療の在り方そのものが大きく変わってきています。適切な治療を実施するにあたっては，依存について理解し，多職種，多施設のチームで取り組んでいくことが大切になります。

① やめたくてもやめられない病

　依存というと度を過ぎた飲酒や違法薬物の使用によって，幻覚や幻聴を体験し，言動がおかしくなってしまったり，あるいはギャンブルにお金をつぎ込んで身を持ち崩してしまったりというイメージを抱いている方が少なくないかと思います。しかしながら，このようなイメージは依存のごく一部に過ぎず，一見すると健康なように見えていても依存の問題を抱えていることが少なくありません。それでは，何を基準に依存と判断するのでしょうか？

(1) 依存とは

　依存の問題に明確な線引きはありません。例えば，ギャンブル依存の場合，ギャンブルそのものが，必ずしも依存の問題を引き起こすとは限らず，娯楽の1つとして生活の質を高める作用を有する場合もあります。そして，ギャンブルに費やす金銭的負担については，収入や資産の額次第で，問題となる金銭的負担の額そのものが変わります。そのため，単純な回数や金銭的負担のみを基準とするのではなく，それらに伴い生じている「生きづらさの程度」が重要な基準の1つとなります。もちろん，アルコールの摂取や違法薬物の使用に伴う身体症状，あるいは併発している身体疾患なども基準となります。「生きづらさの程度」については，「**生活の質（QOL）**」や「**機能の全体的評定（GAF）**」によって評価されます。具体的には，薬物，アルコール，ギャンブルなどへの依存が原因となった，学業，仕事，対人関係，そして社会的役割などの社会的機能の障害の程度を評価します。

　一方で，覚せい剤や大麻などの違法薬物，万引きなどの窃盗，痴漢や盗撮などの性犯罪の場合には，法的に規制されているため，依存の状態に発展していない場合であっても，臨床心理学的アプローチの対象になることがあります。

(2) 薬物依存

　薬物依存は，アメリカ精神医学会の精神疾患の診断分類である DSM-5

（APA, 2013）によると，物質関連障害とされています。物質関連障害は，物質使用障害と物質誘発性障害に分類されます。物質使用障害は，物質使用と関連した病的な行動様式が特徴であり，いわゆる依存の状態に相当します。一方で，物質誘発性障害は，中毒や離脱が含まれ，一般に離脱症状と呼ばれ，飲酒をしていないと手が震える，あるいは薬物を摂取して効用が切れてきた時に発汗や動悸がするなど，薬物の使用によって生じる一時的な体の変化を指します。

このような物質関連障害では，アルコール，カフェイン，大麻，幻覚薬，吸入剤，オピオイド，精神刺激薬，睡眠薬等，タバコ，他の物質が含まれます。いずれの薬物も過剰摂取することによって生じる脳の報酬系の直接的な活性化が共通しているとされています。なお，日本における薬物依存の問題は，覚せい剤と大麻が大半を占めています。ここでは，大麻と精神刺激薬である覚せい剤への依存を中心に紹介します。

覚せい剤は，気分を高揚させる作用があり，アッパー系と呼ばれています。使用は，静脈注射，加熱吸引，あるいは内服（錠剤や液剤）によって行われ，使用後，集中力と持続力が高まったり，また睡眠や食事を必要としなくなったりします。性交渉の高揚感を高めるため，仕事の疲労や眠気を紛らわせるため，そしてギャンブルや遊びをさらに楽しむためなど，主に活動性を高めることを目的に使用する場合が多いとされています。

一方で，大麻は，一般に，酩酊した状態にする作用があり，ダウナー系と呼ばれることが多いとされていますが，品種によってはアッパー系の作用をもたらすこともあるとされています。使用は，大麻の樹脂や乾燥葉を紙巻きタバコを用いて吸引することが一般的で，使用後には気持ちが落ち着いたり，幸福感を感じたり，眠気を感じたり，また感覚が過敏になったりします。リラックスするため，食事を楽しむため，そして音楽を楽しむためなど主に多幸感を高めることを目的に使用する場合が多いとされています。

このようにまとめるといずれの薬物も使用することによって大きなメリットがあるように感じると思いますが，いずれの薬物も副作用があります。覚せい剤は，主に，精神依存と精神毒性が強いという特徴があり，すぐに使用したいという使用欲求や渇望が高まりやすいことに加え，うつ病

などの2次的な精神疾患に発展しやすい特徴があるとされています。大麻は、精神依存、精神毒性、そして催幻覚を有するという特徴があり、使用欲求と渇望に加え、幻覚作用を生じさせることがあるとされています。

　また、共通する点として、耐性がつきやすいため、繰り返し使用する中で、同様の効果を得るための使用量が増えていきます。これらの薬物は、一度使用してしまうと、もたらされるメリットを忘れることができずに、繰り返し使用してしまい、耐性がつく中で使用量が増え、副作用が増大していきます。上手につきあうということが極めて困難なために、「使っている」つもりが、いつのまにか「使わないといられない」という依存の状態に発展していく怖さがあります。

(3) アルコール依存

　アルコール依存は、DSM-5（APA, 2013）において物質関連障害に該当します。アルコール依存の簡易的な検査項目であるCAGE（Ewing, 1985）の内容を紹介すると「酒量を減らす必要があると感じたことがある」、「飲酒に関して周囲の人に注意されたことが面倒に感じたことがある」、「自分の飲酒を良くないと思ったことがある」、そして「落ち着くため、あるいは2日酔いを覚ますために朝に飲酒したことがある」などの4つの項目のうち1項目でも満たしていると危険な飲酒とされ、2項目以上を満たしている場合にはアルコール依存の可能性が高いとされています。アルコール依存が肝機能障害などの身体障害の発現のみではなく、飲酒によって日常生活に悪い影響が出始めた段階でアルコール依存の可能性が出てきます。一般的なイメージからするとこの程度でアルコール依存になるのかという印象を持つ方が少なくないかもしれませんが、治療を行うにあたっては、早期発見が大切となります。

(4) ギャンブル依存

　ギャンブル依存は、DSM-5においてギャンブル障害とされています。ギャンブル障害は、「ギャンブル行動が乱用薬物によって活性されるのと類似の報酬系を活性させ、物質使用障害によって生じる行動上の症状と同等であるようにみえる症状を生じさせる、という証拠を反映している

（APA, 2013）」と説明されており，アルコール，覚せい剤，あるいは大麻などの「物質」と同様に，ギャンブルをすることそのものに依存の問題を引き起こす作用があります。日本では，例外を除き，基本的に賭博行為は違法とされています。そのため，日本のギャンブル障害の多くは，いわゆる風営法の下に「遊戯」として運用されているパチンコやパチスロへの依存が大半ですが，個別の法律により「特例的に正当性」が認められている競馬への依存も一定数いることが知られています。

(5) ネット依存

　ネット依存は，DSM-5 においてインターネットゲーム障害とされていますが，「今後の研究のための病態」として精神疾患としての正式な登録が見送られています。なお，世界保健機関（WHO）が 2019 年 5 月に国際疾病分類第 11 版（ICD-11）として，ゲーム障害を新たな精神疾患の 1 つに追加しています。みなさんの中には，インターネットやゲームに依存する気持ちもわからなくはない，むしろ自分も手放せない状態にあるという方もいると思います。インターネットやゲームの特徴の 1 つは，その手軽さにあります。便利さといった面での手軽さはもちろんのこと，達成感，優越感，ストレス発散，満足感，所属感などの多様な体験をすることができるため，依存してしまう人が出ている状況にあります。もちろん，インターネットとゲームの普及が社会に娯楽の多様性をもたらしたことは決して悪いことではないのですが，一部の人に対しては物質使用障害と類似する依存症的症状を引き起こしていることが指摘されています。中には，不眠不休でゲームをし続けたことで死に至ってしまったという事例も報告されています。日本に多くみられる，ネット依存の問題は，不登校，失業，引きこもりなどの社会的機能の遂行の障害であるとされています。

(6) 買い物依存

　買い物依存は，DSM-5 と ICD-11 のいずれの分類にも登録されていません。買い物依存と判断するための代表的な基準の 1 つとして，「買い物の活動が抑えきれない（渇望）」，「買い物の性癖がコントロールできない（行動）」，そして「ネガティブな結果が引き起こされるにもかかわらず買

い物の行動を続ける（活動に対する反復的な非帰結主義）」の３つの特徴が挙げられています（Dittmar, 2005）。買い物依存の問題は，回数と浪費額といった一側面によってのみ判断されるものではありません。具体的には，失職，離婚，家庭内不和，法的トラブルなどの社会的機能の遂行の障害も基準となります。

(7) 窃盗

　窃盗を繰り返す者の中には，「無意識的」であり，かつ窃盗の衝動に抵抗できずに盗んでしまう人がいます。このような状態は，DSM-5において窃盗症（クレプトマニア）とされています。「個人用に用いるためでもなく，またはその金銭的価値のためでもなく，物を盗もうとする衝動に抵抗できなくなることが繰り返される」ことが診断基準の１つにされています。窃盗症は，盗む前に強い緊張を感じ，盗むことによって，緊張から解放される感覚や満足感を感じていることが特徴とされています。窃盗症の治療を受けている人の中には，最も頻繁だった頃は毎日のように窃盗をしていたと報告する人も少なくなく，逮捕などのきっかけによって問題が発覚するまでに数百回行っていたとする報告もあります。生活上の問題として，窃盗をした後に罪悪感や後悔を抱くことが多いこと，そしてまた家庭や仕事といった生活における困難感を抱えていることが多いことなどから，生活の質が一般に低いとされています。窃盗が違法行為であるということもあって，社会的に窃盗症という病気への理解は得られにくいため，周囲の人から「病気といって言い訳しているだけだ」という目で見られるとともに，冷たい態度で対応されることが少なくないため，追い詰められて自殺を考える人もいることが報告されています。

(8) 性犯罪

　性犯罪をした者の中には同種の性加害行動を反復する傾向にある者がいます。そして，性犯罪は，被害者に対してPTSD症状などの多大な損害を及ぼす可能性が高いため，多くの国で再犯防止を目的に臨床心理学的アプローチとして認知行動療法のプログラムが実施されています。なお，性犯罪に至る人のなかには，DSM-5におけるパラフィリア障害群にあては

まる人がいます。パラフィリア障害群は，異常な行動の嗜好性として求愛障害（窃視障害，露出障害，および窃触障害）と苦痛性愛障害（性的マゾヒズム障害および性的サディズム障害），そして異常な性的対象の嗜好性として小児性愛障害，フェティシズム障害，および異性装障害に分類されています。

　代表的な性犯罪としては，暴力や脅迫などをもって無理やり性行為やわいせつな行為を行う強制性交等罪と強制わいせつ罪，判断能力を失った状態（失わせた状態）で性行為やわいせつな行為を行う準強制性交等罪と準強制わいせつ罪，そして親などの監護する立場にある者が18才未満の子供と性行為やわいせつな行為を行う監護者性交等罪と監護者わいせつ罪が挙げられます。なお，強制わいせつ罪は，被害者の性的羞恥心を害する行為として，電車内の痴漢行為や路上での抱きつき行為などが該当します。それらの行為は状況に応じて迷惑行為として各都道府県の迷惑防止条例違反が適用されることもあります。なお，パラフィリア障害群が動機となりやすい性犯罪には，窃視障害を動機とするのぞき行為，露出障害を動機とする公然わいせつ行為，窃触障害を動機とする痴漢行為，小児性愛障害を動機とする18才未満の子供への性行為やわいせつな行為，そしてフェティシズム障害を動機とする下着盗（いわゆる下着泥棒）を挙げることができます。

(9) 周囲の人が抱える苦しみ

　依存の問題においては，家族などの周囲の人が巻き込まれやすい傾向にあります。周囲の人は，問題となる行動が繰り返されることに対して，不信感が募っていきます。そして，二度としないと約束したにもかかわらず同じ問題が繰り返されるために「裏切られた」体験として周囲の人が傷つくことも少なくありません。場合によっては，叱責されたことに腹を立てた本人に暴力を振るわれたり，あるいは金銭的な要求を拒否した際に物を壊されたりするなど，物理的な被害を受けてしまうこともあります。

　一方で，家族などの周囲の人は，本人が起こしたお酒の失敗や法的トラブルなどの問題に対して，良かれと思って世話をしてしまうことが多いとされています。世話をすることは，結果的に，依存の状態についての本人の問題意識の高まりを妨げ，依存を維持する助けになってしまいます。こ

のような行動をイネーブリングと呼びます。また，イネーブリングすることで，「この人は私がいなければ駄目だ」というような自分の存在価値を見出し，自分を犠牲にしてまで繰り返し過度に世話をする心理状態を「**共依存**」と呼びます。このような「共依存」の状態にある周囲の人も治療の対象とされてきました。

② 依存の過程で揺れ動く心

　依存の問題は急に始まるわけではありません。それでは，どのような過程を経て依存の問題に至るのでしょうか。決して特別な人のみが依存になるとは限らず，誰でも依存になる可能性があります。依存の問題に至るまでの過程について，心の動きを中心に紹介します。

(1) 依存の始まり
　依存の問題を持つ過程において，必ずしも特別な出来事や原因があるわけではありません。さまざまな依存に共通する過程は，始めは，利益を得て，上手に付き合うことができていると思う段階があることです。例えば，楽しい，心地よい，気持ちいい，満足する，欲求を満たせるなどのメリットが挙げられますが，これ以外にも嫌なことを忘れることができる，ストレスの発散ができる，抱えている問題から一時的に離れることができるなどの生活上の支障を一時的に減らすといったデメリットを減らす側面もあります。

(2) 依存の問題化
　依存が問題化する段階では，依存で得ているメリットなしには過ごすことができなくなってしまっています。例えば，付き合いなどの機会飲酒から日々の習慣としての飲酒へと移行している場合には注意が必要です。特に，日常生活で上手くいかないことを飲酒で埋め合わせている，あるいは日常生活の主たる原動力としてお酒の力を借りているなどの場合には注意

が必要です。他の活動でも同様のメリットを得ることができているのであれば，依存へと発展しにくくなるのですが，依存のみにメリットを求め始めている段階では，結果的に，他の活動がおろそかになる，あるいは日常生活が上手くいかなくなるなど，「生きづらさの程度」が高まり始める中で，依存によって生じた生活上の支障を依存で埋めあわせるといった悪循環に陥ります。

(3) 依存の回復過程

依存が問題化した結果，生活にほころびが生じ，入院，退職，逮捕，あるいは借金の発覚などによって問題が顕在化した段階で治療に取り組むことが一般的です。依存の回復過程は一般的に4つの過程をたどることが知られています。第1段階は，「離脱期」とされ，疲れ，不眠，パラノイア，記憶の問題，過度の空腹，身体的解毒，渇望，抑うつ，不安，怒り，そして活力不足などの様子がみられることが知られています。この段階は，離脱症状がみられている段階にあり，また治療を始めていない時には，この段階で依存に逆戻りします。治療的な取組みの中で，この段階を乗り越え，第2段階へ移行します。ただし，違法行為の場合には拘留されている間に，あるいは病院に搬送された場合には入院中の間に，社会から隔離されることでこの段階を乗り越える場合も少なくありません。

第2段階は，「ハネムーン期」とも呼ばれる初期段階です。体重増加への不安，激しい感情，気分の変移，他の薬物の乱用，優先順位をつけることの困難さ，軽度のパラノイア，集中力維持の困難さ，そして記憶の問題などが継続する一方で，活力が高く，楽観的で，自信過剰となり本人にとっては比較的過ごしやすい状態にあることが少なくありません。依存の問題も一時的におさまり全てが上手くいっているような気さえしてしまうことがあります。そのため，誤った自信とともに，依存に逆戻りしてしまうことが少なくないとされています。

次に，第3段階の「ウォール期」と呼ばれる継続段階です。感情の起伏，思考不明瞭，怒りと抑うつ，孤立，そして家族との折り合いなどの課題が浮き彫りになり，壁に当たったように感じることが多く，ライフスタイルを変える工夫をすることが大切になります。しかしながら，多くの方がこ

の段階で依存行動に至ってしまうことが知られています。第3段階を乗り越えると第4段階の「適応期」に入り，比較的安定した状態になります。第4段階は，達成感を感じながら，ライフスタイルと人間関係の変化を維持する時期となります。

③ 依存の心へのアプローチ

　依存の対象が広がるとともに，臨床心理学の実践と研究の蓄積によって，依存の心へのアプローチも大きく変わってきました。一般的に，依存の問題は，「本人の意思の問題」とされ，「反省の足りなさ」に原因があると考えられがちです。それでは，依存の心を理解し，適切にアプローチするとはどうすれば良いのでしょうか？

(1) 本人への働きかけ
　依存の問題は，手が震え，大量の汗をかき，視点が定まらず，そして身なりが乱れるなど問題が深刻になり，本人がどうしようもなくなった時点で，治療を開始するといったいわゆる「底つき」を待つ治療が一般的でした。依存は「**否認の病**」とも呼ばれ，早期の段階では本人が問題を認めない（否認する）といったことが多いため，「底つき」を待つことが唯一とも言える対策でした。そのため，治療に関わる専門家は，周囲の人に対して，一切の世話を控え，本人に「底つき」を体験させることを助言してきました。
　しかしながら，問題が深刻になった段階で働きかける「底つき」を待つ方法では，その後の治療の手立てが限られると共に，十分な回復が見込めなくなってしまうことが少なくありません。同時に，多くの実践と研究の蓄積によって，「底つき」を待たずとも本人に働きかけることが可能な手立てが確立してきました。そこで，近年では問題が深刻化する前に早期の段階で治療を開始することを推奨する取組みが増えつつあります。この取組みの中では，本人の治療へのモチベーションを高める働きかけとして，

本人の主体性を重んじながらも，本人に問題に気づかせ，変化について検討させることを目的とした**動機づけ面接法**（Miller & Rollnick, 2002）が用いられます。

　そして，依存への働きかけは，一般に，閉鎖病棟での入院治療が中心とされてきましたが，社会内での通院治療へと変わってきています。もちろん離脱症状と呼ばれる心身の症状（幻覚，妄想，動悸，手の震えなど）がみられる場合には入院治療が必要となりますが，そのような症状が落ち着いてくると通院治療や自助グループなどを利用した社会内での治療へと移行していきます。自助グループとは，共通の問題や悩みを抱える者同士が集まり，自主的に回復を目指す取組みで，AA，NA，GA，断酒会などが代表的です。

　具体的な治療方法として，心理療法の発展により認知行動療法などの科学的根拠に基づく方法が広まりつつあり，「反省」を促すのみの働きかけだけではないさまざまな治療方法が用いられるようになってきています。これは「薬物の怖さを伝えて，説教すれば止める（はず）」という一辺倒の働きかけから，使用してしまった本人の抱える問題を適切に受け止め対処するといった働きかけへと変わってきていることを意味します。この取組みでは，依存と距離をおいた過ごし方の実践と検証を繰り返すとともに，依存で得られていた報酬を他の活動で得られるように工夫する実践を中心に取り組みます。距離をおく生活においては「がまん」だけにならないために，依存で得られる報酬を他の活動で得ることが大切になります。つまるところ，「依存でなくてはならない」ところから，「他の活動でも良い」といったところを目指し，「広がりのある生活」を目指すことになります。具体的な手続きとして，危険な状況を避け，安全な生活を維持することを狙いとした**リラプス・プリベンション**というモデルが考案される（Marlatt & Donovan, 2005；図10-1）とともに，必ずしも臨床心理学を専門としない支援者であっても実施できる工夫が施されたワークブックが作成されたり，同じ問題を抱える複数人を対象とした集団認知行動療法が実施されるなどの取組みが行われています。

　なお，若年に特徴的な，ネット依存については，本人が使用できないようにすることと上手に付き合う練習をさせることのどちらが良いかという

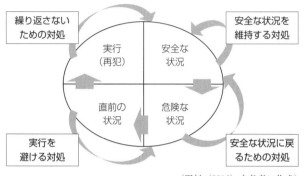

（野村（2016）を参考に作成）

図 10-1　リラプス・プリベンションモデルのイメージ

ことについては結論が得られていません。いずれにしても単純にやめさせる（取り上げる）だけでは，なんらかの方法で調達してきてしまいます。そこで，治療においては，単にやめさせるだけではなく，スマートフォンやゲーム機器以外のところで，生活の困難感の解消，あるいは楽しめる活動を増やしていくなどの工夫が必要になります。なお，その場合には，インターネットやゲームの体験で得ることができていた「個人の報酬（利益）」を他の活動で得るように意識することが大切になります。

(2) 周囲の人へのアプローチ

　家族などの周囲の人へのアプローチは，「共依存」という概念のもとに支援が行われてきました。そのため，周囲の人が「世話をする」ことを問題として，本人と対決すること，あるいは本人との関わりを一切絶つことなどの極端な対応が推奨されてきました。しかしながら，このような方法は，家族への負担が大きいこと，そして家族のなんとかしてあげたいという気持ちを置き去りにしてしまうことが問題とされてきました。

　そこで，周囲の人が本人の変化を積極的に促すための治療的アプローチとして，**CRAFT**（Meyers, Dominguez, & Smith, 1996）と呼ばれる取組みが考案され，広く実施されるようになりました。依存症の問題について，家族が本人に指摘する場合には，どうしても嫌悪的な会話になってしまうことが多く，家族にとっても本人にとっても好ましくない状況に陥りがちです。

CRAFT プログラムは，認知行動療法の視点に基づき，依存の問題を抱える本人の望ましい行動と望ましくない行動の両方に対して適切に対応する手続きが含まれます。この手続きでは，家族から本人に肯定的に働きかけることによって，良好な関係性を築き，通院を提案したり，あるいは治療の取組みを奨励したりします。CRAFT についての取組みの評価を行ったところ，取組み実施前は家族のみの来院によって，その後に本人が来院に至る割合は 22.9% でしたが，週 1 回の CRAFT プログラムに 5〜6 回参加した家族は，その後の本人の来院率が 54.2% となることが確認されています（山村ら，2015）。さまざまな研究において，60% 前後の来院率が確認されており，さらなる効果向上のための研究が行われています。

(3) チームアプローチ

依存の問題への働きかけにあたっては，生活の拡大が基本となるため，さまざまな施設の連携が重要となります。例えば，依存の治療においては就労が再飲酒や薬物の再使用を引き起こすものであると考えられてきたため，治療を行う際に就労活動は避けるよう推奨されてきました。しかしながら，就労活動が依存症治療においても健康的な側面を後押しし，再飲酒や薬物の再使用を防ぐ効果があるという報告と合わせて，**就労移行支援施設**との連携の重要性が指摘されています。（大石，2016）。また，若年の人については，生活の拡大にあたる適応の場となりうる学校場面が回避対象となっている場合があるため，適切な登校刺激を出したり，学校場面の環境を直接的に操作したりすることが可能である教育相談などの関係機関との連携が重要であるとされています（寺門ら，2016）。

このように，依存の問題に働きかけるにあたっては，生活の拡大を目的に，多職種，多機関の連携の下にチームアプローチをすることが重要となります。

④ 依存への支援と問題解決をさらに広げるために

　依存の問題へのアプローチについては，多くの実践と研究の蓄積によって，働きかけ方が多様化し，比較的充実してきたと言えます。一方で，一般には，「本人の意思の問題」とされ，「反省の足りなさ」が課題であるとするイメージが未だ根強く，多職種，多機関の連携における課題であると言えます。そのため，実践と研究を積み重ね専門的な働きかけの効果を高めるとともに，依存の問題の適切な理解の啓蒙活動も今後臨床心理学の専門家に期待される取組みの1つです。

おすすめの本

●ローゼングレン，D. B. 著／原井宏明監訳『動機づけ面接を身につける——一人でもできるエクササイズ集』星和書店，2013.
　依存の問題へのアプローチでは，動機づけ面接を身につけていることが重要であるとされています。動機づけ面接の腕前を高めるためには，練習が必要となりますが，本書は具体的な実践課題がまとめられており，初学者の練習に最適な導入書です。

●ビーリング，P. J.・マケイブ，R. E.・アントニー，M. M. 著／嶋田洋徳・野村和孝・津村秀樹監訳『集団認知行動療法の理論と実践』金子書房，2018.
　薬物依存への認知行動療法について紹介しています。依存の治療では，集団を対象に実施されることが多く，集団を対象とした時の工夫点が網羅されている本書は，依存に携わる臨床家必携の1冊です。

●吉田精次・ASK（アルコール薬物問題全国市民協会）『アルコール・薬物・ギャンブルで悩む家族のための7つの対処法—— CRAFT（クラフト）』アスク・ヒューマン・ケア，2014.
　CRAFT プログラムは，具体的な方法の工夫に多くの特徴があります。本書は，自習用ワークブックのため，具体的な工夫点がたくさん盛り込まれています。周囲の人自身が活用するだけでなく，依存の治療経験の浅い援助者にとっても最適な導入書です。

　もしも正貴さんが，痴漢の疑いで逮捕されたら…

　電車通勤をしている正貴さんは，ある日，たまたま電車が揺れた時に，女性のお尻に手がぶつかってしまいました。その時には誰にも何も言われることはありませんでした。

　正貴さんは，後日，高校の頃に，お調子者の同級生が「手の甲なら女性に触っても平気だよ」と冗談を言っていたのをふと思い出しました。この間手がぶつかっても大丈夫だったし，手の甲を当てるぐらいであれば，問題ないのかなと興味が出てきました。その日の帰宅時に，電車が混んでいたので，密着した状態にあった女性のお尻に手の甲を当てて見たところ，何も言われることもなく，ちょっとしたスリルと達成感を感じました。その後，どこまで大丈夫なのかを，インターネットで情報収集しては，試す毎日となり，通勤が楽しくなってきました。

　そして，数ヶ月経過したある日，降車した直後に女性に手をつかまれ逮捕されるに至りました。

　弁護士に相談を依頼したところ，依存の治療を行っているクリニックを紹介されました。精神科ということもあり，通院することに抵抗があったのですが，弁護士の勧めということもあり，渋々ながらも通院することにしました。診察を受けると，「窃触障害」の疑いがあるということで治療に取り組むことになりました。初めて聞く病名で戸惑いましたが，医師からは依存の状態にあるという説明とともに，認知行動療法という心理療法のプログラムを受けるように言われました。

　興味本位で始めたことなのに，なぜ自分が依存になってしまったのか？ということに納得が行かない気持ちでしたが，同じことを繰り返すわけにはいかず，また示談や裁判に向けて必要なことだと思い，治療に取り組むことにしました。参加したプログラムでは，自分と同じような境遇の人が参加していました。最初は，他の人もいる場所で話すことに戸惑いましたが，参加する中で自分の課題が浮き彫りになり，他の人の意見を聞くことで，前向きに取り組む気持ちになりました。

第 11 章

働き世代が抱える睡眠の問題と健康リスク
―睡眠負債に負けない習慣づくりの提案

本章のポイント

　臨床心理学の入門書で「睡眠」が取り上げられていることを不思議に思った方は少なくないかもしれません。私自身もよく「睡眠って心理学なの？」といった質問を受けます。一見無関係のように見える睡眠ですが，実は睡眠がしっかりとれていないと，強い日中の眠気，注意集中力の低下，抑うつなどが出現し，生活の質（QOL）を大きく損なってしまいます。睡眠は休養に必須であるだけでなく，脳や身体，心の健康の維持にとても重要な働きをしているのです。ところが，現代の 24 時間社会では，昼も夜も関係なく，必ず誰かがどこかで働いているので，満足な睡眠時間を確保できないまま，日々仕事に向き合っている人が少なくありません。この章では，いま働き世代の人が直面している睡眠問題と，それによって引き起こされる支障度について解説します。その上で，私たちにどのような支援ができるかを考えてみたいと思います。

① 睡眠負債を招く日本人の睡眠習慣

(1) 睡眠不足大国「ニッポン」

　この1ヶ月の間，あなたは睡眠で休養が充分にとれていますか？

　これは，1945年から毎年実施されている国民健康・栄養調査で，働き世代である20歳以上の日本人を対象に行われている質問項目です。2017年の時点では，日本人の5人に1人 (21.9%) が，「睡眠で休養が十分にとれていない」と感じながら生活しています。そして，この割合は，2009年以降 (19.4%) 毎年少しずつ増加しています。

　睡眠で休養をとるためには，ある程度の長さの睡眠時間が必要ですが，現代の日本人の睡眠時間はとても短いのが特徴で，経済協力開発機構がまとめたデータによれば，日本は，男女とも世界で最も睡眠時間が短い国に位置づけられています。とても不名誉なことですが，実は今に始まったことではありません。NHK放送文化研究所が5年ごとに実施している国民生活時間調査によれば，日本人の平均睡眠時間は1960年（8時間13分）から2015年（7時間15分）にかけて，わずか55年の間に1時間も短縮しているのです。先述の国民健康・栄養調査の結果でも，近年の日本人の睡眠不足の傾向には拍車がかかっており，わずか10年の間に，1日の平均睡眠時間が6時間未満の人の割合が28.4%（2007年）から39.1%（2017年）に10ポイント以上増加しているのです。

　就業者に特化した睡眠時間はさらに深刻です。睡眠時間が6時間未満の就業者は過去20年の間に加速度的に増え，2012年の時点では就業者全体の47%に及んでいます。短時間の睡眠を「6時間未満」と定義すると (Grandner et al., 2010)，日本の就業者のほぼ半数が充分な量の睡眠時間を確保することなく，日々仕事をしていることになります。この背景には，政府が取り上げている労働時間の長時間化や都市部での長距離通勤などが関係しており，ともに睡眠時間の短縮の引き金となっています。

(2) 睡眠不足が借金のように蓄積する!?

　平日の睡眠時間が短くなると，休日の睡眠時間が長くなるという経験は

みなさんもお持ちのことでしょう。これは睡眠不足が蓄積している時によく起きる現象で，**睡眠負債**と呼ばれています。睡眠負債は，体が必要としている睡眠時間よりも短く"ちょっと寝不足"が積み重なって起きる現象で，本人の自覚のないまま蓄積するという特徴があります。

　これまでの数多くの研究報告から，大部分の人は6時間未満の睡眠を続けていると睡眠負債が蓄積し，生活に支障が出始めることが知られています。この"ちょっと寝不足"を続けていると，日を追うごとに眠気が強くなりますが，実は1週間を超えたあたりで眠気は頭打ちとなり，それ以上強くなりません。その代わりに仕事に求められる俊敏な思考力が障害され，注意・集中力が低下し，細かいミスが目立つようになります。その上，物事を計画したり判断したりする認知・実行機能も低下します。これは，前頭連合野という意欲を高めたり，情緒を安定させたりする役割や不必要な活動を抑制する働きと強く関係する脳の領域が，睡眠負債によって機能低下するためです。睡眠負債で前頭連合野がうまく働かなくなると，他者の感情や表情の読み取り，張り詰めた状況の把握ができず，場の空気も読めなくなってしまうのです。これこそが，自覚のないまま蓄積するという睡眠負債の恐ろしい点です。睡眠負債が蓄積し，こうした"人間らしさ"を欠いた状態で，はたして良い仕事ができるでしょうか？

　睡眠負債は事故を引き起こす大きな要因にもなります。これまでの報告から，ふだん7時間以上眠っている人での交通事故が起きる確率を基準にすると，そこから睡眠時間が1時間ずつ短くなるに連れて交通事故が起きる確率が高くなります。特に睡眠時間が4時間を下回るとそのリスクは跳ね上がり，事故が起きる確率が11.5倍まで上昇することが知られています。過去には，睡眠負債が影響して甚大な事故も起きています。例えば，1989年3月にアメリカのプリンス・ウィリアム湾で巨大タンカーが座礁し，およそ1,100万ガロンの原油が流出して環境に甚大な被害を与えた事故です。この事故では，当時タンカーを操舵していた航海士の極度の睡眠不足が関係していることが分かっています。1986年に起こったスペースシャトル「チャレンジャー号」の爆発事故の背景にも，睡眠不足による人為的ミスがありました。また，同年4月に起きたチェルノブイリ原子力発電所の事故の背景にも，睡眠負債による判断ミスがあったと推定されてい

ます。

　その他にも，睡眠負債は脳卒中や冠動脈性心疾患，肥満，高血圧，糖尿病，がんなどの生活習慣病やうつ病などの精神疾患に罹かるリスクを高め，身体やこころの健康を阻害する危険さえもあるのです。そのため睡眠負債をためず，適切に解消する工夫が必要です。

(3) 疲労回復・能率アップには毎日充分な量の睡眠が必要

　では，実際に何時間眠れば睡眠で休養が充分にとれるのでしょうか。残念ながら，具体的な数値を示すことはできません。これは，必要な睡眠時間には個人差が大きく関わっており，一人ひとり身体が必要とする睡眠時間の量が異なっているためです。そして年齢によっても必要な量が変わります。そのため，一人ひとりが自分に必要な睡眠時間を知り，それを毎日規則正しく確保することが大切です。自分の睡眠時間が足りているかどうかを知るためには，①平日と休日の就床―起床時刻，そして②翌日の体調や頭の冴え具合を確認することから見極めることが可能です。どうしても休日の方が長く眠ってしまう人は平日の睡眠が足りていない証拠ですし，毎日7時間寝ていても日中に耐えがたい眠気に襲われたり頭がさえなくなったりする場合も，睡眠が足りていない証拠です。日中にしっかり目を覚まして過ごせるかどうかを睡眠充足の目安として，睡眠時間自体にこだわらないことが大切です。

② 日本における不眠症の現状

(1) 不眠で悩む日本人の実態

　今日の激しい世界の経済状況は，働く人々のストレスを増大させ，さまざまな形で健康的な睡眠を奪っています。就業者が曝されているストレス状況を挙げると枚挙にいとまがありませんが，例えば仕事に満足できなかったり，裁量権が低かったり，上司や同僚との感情的対立が強かったりする状態が慢性的に続いていると，瞬く間に睡眠の質が低下し，不眠状態

に陥ってしまいます。

　では，「不眠」とはどのような状態を指すのでしょうか？「夜なかなか寝つけない（入眠困難）」，「夜中に何度も目を覚ます（中途覚醒）」といった状態を想像する人が多いかもしれません。もう少し寝たいのに，早朝に意図せず早く目を覚ましてしまう（早朝覚醒）という状態を想像する人もいるでしょう。この3つの症状は，眠れない状態を指す「不眠」に間違いないのですが，**睡眠障害国際分類第3版（ICSD-3）**の診断基準によれば，不眠はもう少し厳密に定義されています。上の3つの不眠症状のうち，中途覚醒は夜中に目を覚ましその後眠れなくなることを，早朝覚醒は希望する起床時刻よりもかなり早い時間帯に目を覚ましその後眠れなくなることを指しています。いずれも目を覚ました後に再び眠れなくなることを不眠と考えるわけです。そして，これら不眠症状が週に3日以上あり，QOLに支障をきたす場合，不眠症と呼ばれます。不眠症というと夜間の問題と考えがちですが，実は不眠症の診断には，睡眠の問題に加えて，疲労や注意・集中力の低下など社会生活や職業生活を送る上で必要な機能が障害されていることが必須になります。

　現在，日本の男性の22.3%，女性の20.5%が不眠に悩んでいると推定されていますが，ICSD-3に照らし合わせた場合，男性12.2%，女性14.6%が夜間の不眠症状に悩んでおり，さらに，日中機能にも支障を来している「不眠症」の割合は，男性3.2%，女性4.2%と推定されています。研究ごとに値が異なっているように見えますが，これはICSD-3に準じて「目を覚ました後に再び眠れなくなること」や「日中の障害」が考慮されている分，有病率が低く算出されており，より臨床的な不眠症に近い結果であると考えられています。

(2)「眠れない…」が招く脳・身体・こころの健康リスク

　不眠による日中の支障度は個人差もありますが，非常に多岐にわたっています。例えば，不眠症に特徴的な症状として，注意や記憶に関する脳の働きの低下があります。パソコン課題を使って脳機能を調べた研究によれば，不眠症の人は注意を持続する簡単な課題であれば難なく反応できるのですが，細かい点に注意を払わないといけない複雑な課題になると正しく

反応し続けることが困難になり，反応の精度が低下します。記憶に関しても，複雑な課題ほど成績が低下しやすく，特に短い時間に心の中で情報を保持したり，処理したりする記憶（ワーキングメモリ）や個人が経験した出来事に関する記憶（エピソード記憶）が障害されやすいという特徴があります。常に頭を働かせながら職務に従事する就業者にとって，このような支障度は大きな深手といえるかもしれません。

　不眠はメンタルヘルスにも多大な影響を及ぼします。なかでもうつ病との関係が有名であり，不眠がうつ発症の危険信号として知られています。不眠がうつ病の発症に及ぼすリスクを，同じテーマの複数の研究を集めて統合し，解析する「メタ解析」という手法を活用して調べた研究によれば，不眠を経験したことがある人は，経験がない人と比較してうつ病の発症リスクが2～3倍，平均で2.1倍高くなります。その上，不眠にはうつ病を持続させる働きもあり，そのリスクは不眠のない人と比べて3.3倍も高くなります。一方で，不眠はうつ症状が寛解（全治と言えないまでも，病状が治まって穏やかであること）した後も残る症状として知られており，寛解したうつ病の人の30%に入眠困難，55%に中途覚醒，17%に早朝覚醒，24%に過眠が認められるといわれています。

　その他にも，不眠は不安症やアルコール依存症に代表される物質関連障害などの精神疾患の発症を予測する危険信号として知られています。

③ 体内時計のズレが引き起こす概日リズム睡眠・覚醒障害とは

(1) 眠るタイミングを決める約1日の周期のリズム

　私たちは，ふつう朝になると目覚め，日中は活動し，夜になると眠ります。このようなリズム現象は，体の中にある体内時計によって生まれています。その体内時計を代表するリズムの1つに**概日リズム**があり，ひと言でいえば，「眠るタイミングを決める約1日周期のリズム」です。夜になると眠くなるのは，この概日リズムの働きによるもので，ホルモン（メラ

トニン，成長ホルモン）の分泌や深部体温の変動に関与しています。

　ただし「約1日」というのがくせ者です。概日リズムの周期は約25時間と考えられています。しかし，1日は24時間ですから，25時間周期であれば徐々に時間が後ろにずれていくことになります。ところが，実際はそうなっていません。実は，私たち人間は体内時計の針を毎日1時間進め，地球の24時間周期とのずれをリセットさせながら生活しているのです。このリセット現象は同調と呼ばれ，体内時計をリセット（地球時間とシンクロ）させるのに必要な環境因子は同調因子と呼ばれています。人間にとって同調因子となるのは光，会社や学校に行くという社会的因子，食事や運動が知られています。なかでも，体内時計の同調に最も大きな役割を果たしているのが光で，朝，太陽の光を浴びることで体内時計がリセットされます。

　ところが，この概日リズムと24時間の社会生活のサイクルがうまく同調できない人たちがいます。彼らは，本来，眠るべき時間帯に眠ることができず，起きるべき時間帯に起きられなくなってしまうことがしばしばあります。ICSD-3によれば，この状態は概日リズム睡眠・覚醒障害と呼ばれます。ここでは，概日リズム睡眠・覚醒障害のなかでも，特に働き世代の方に多く認められる「交代勤務障害」と「睡眠・覚醒相後退障害」に焦点を当て各障害の症状や支障度について紹介します。

(2) 交代勤務者における睡眠障害

　現代の24時間社会では，さまざまなサービスをいつ，どの時間帯でも入手でき快適に生活することができますが，そこには快適生活を支える交代勤務者の存在があります。交代勤務者は，働く時間帯が昼間に一定せず，本来，休息をとったり，眠ったりするのに適した時間帯に働いており，勤務スケジュールに応じて眠る時間帯が変化するという特徴があります。2012年現在，日本の就業者に占める交代勤務者の割合は21.8%であり，推定従事者数は1,200万人に達すると考えられています。

　交代勤務者では，本来，睡眠をとるべき夜の時間帯に勤務スケジュールが重なり，それが繰り返されることによって就床─起床時刻と概日リズムにずれが生じ，不眠や過眠（日中に過剰な眠気が起きる状態）などの睡眠の問

題が起こりやすくなります。交代勤務に従事することで起きる睡眠障害は，**交代勤務障害（SWD）**と呼ばれ，交代勤務または夜勤従事者の約10%が，この障害に該当すると推定されています。また，多くの交代勤務者は，目覚めて活動するのに適した時間帯に眠ろうとするため眠れなかったり，眠れたとしても睡眠が短くなったり，質が低下したりして睡眠負債が蓄積しやすくなります。

　こうした睡眠障害のために，交代勤務者の多くは「眠くて仕方がない」という悩みを抱えており，勤務中に睡魔と闘っています。眠気が強くなると生産性が低下するばかりではなく，最悪の場合，重大事故につながってしまいます。長時間勤務を行う研修医を対象にした研究から，連続24時間以上の勤務を終えた帰宅途中では，そうでない時と比べて交通事故が約2倍，ニアミスは約6倍起こりやすいことが知られています。交代制勤務を行う看護師を対象とした調査でも，SWDの基準を満たした看護師の50%が誤った処置をしそうになったり，20%が職務中にケガをしそうになったりした経験があると報告されています。このように，夜勤従事者では職務に関連した事故が起こりやすく，その確率は日勤従事者と比べて2.8倍高いといわれています。

（3）睡眠・覚醒相後退障害

　睡眠・覚醒相後退障害（DSWPD）とは，慢性的に眠る時間帯が遅れている状態で，夜はなかなか寝つけず，朝はなかなか起きられない状態を指します。典型的には午前3〜5時以降でないと寝つけず，午前9〜11時以降にやっと目覚めることができます。極端な例では，昼夜逆転が起きています。DSWPDでない場合は，午前3〜5時に眠りについたとしても，朝起きなければいけない時は目覚められるのが一般的です。しかし，この障害は概日リズムが遅れた状態で固定しているため，家族に起こしてもらっても，自分で起きようと目覚まし時計をセットしても，どうしても目覚めることができません。しかもDSWPDの人にとって，朝の時間帯（例えば7時）は，ぐっすり眠っている時間帯なので，起こそうとすると凶暴化することが多いのにもかかわらず，本人はそのことを覚えていません。

　DSWPDの人は，各自の好む睡眠・覚醒リズムで生活するとほとんど問

題となることはありませんが，無理に生活スケジュールを合わせようとすると著しく睡眠時間が短縮し，職業生活に支障をきたすことがあります。特に職場の始業時刻に合わせて生活しようとすると，たとえ起床できたとしても，午前中は過剰な眠気や集中力低下，倦怠感，頭重感のため仕事に支障をきたしてしまいます。さらに症状が悪化すると，始業時刻に間に合うように起床できなくなり，遅刻や欠勤を繰り返し，仕事を継続することが困難になることも少なくありません。一方，午後あるいは夕方くらいから覚醒度が上がってきてこれらの症状が消失するという特徴もあるため，周囲から怠惰であるとの印象をもたれやすくなります。

　もう1つ特徴的なのは，DSWPD の人はうつ病をはじめ，社交不安症，強迫症，パーソナリティ障害など精神疾患を併発していることが珍しくないという点です。最近では，DSWPD が双極性障害発症の可能性を高める危険信号としても知られています。

④ 睡眠時無呼吸症

　働き世代の人がかかりやすい睡眠障害として，**睡眠時無呼吸症**（SAS）も外せません。これは，睡眠中に何らかの理由で気道の空気の通りが悪くなり，呼吸が浅くなったり（低呼吸），一時的に止まったり（無呼吸）する状態が繰り返される病気のことをいいます。SAS の特徴は，激しく大きないびきをかいていたかと思うと，次の瞬間にはパタリといびきが止み（無呼吸の状態），それから数秒後に再び大きないびきが始まるというパターンが繰り返される点にあります。睡眠中に繰り返される呼吸停止によって何度も目が覚めるため，睡眠が浅くなり，朝の目覚めがすっきりせず，日中に強い眠気に襲われるといった症状が起こりやすくなります。これらの症状に加えて，起床時に頭痛がしたり，口の中や喉に渇きを感じたりすることも多くみられます。

　職域での SAS は作業中の過剰な眠気による事故，生産性の低下を引き起こす可能性が高く，労働安全上の大きな問題として考えられています。

これは，上述したSASの人にみられる日中の強い眠気が関係して起きてきます。その代表的な出来事の1つが，2003年2月に，居眠り運転により岡山駅の所定の停止位置よりも手前で急停止した山陽新幹線の事故です。当時，この車両の運転士がSASであることがマスコミに大きく取り上げられ，社会問題となりました。特に重症のSASの人では，こうした職務中の事故に見舞われやすくなります。ある研究では，SASを有している人では，そうでない人と比べて，就業中の外傷経験が1.8倍高く，また交通事故が2.5倍起こりやすいことが報告されています。

近年では，ストレスとの関係も知られており，仕事の量的負荷，対人葛藤が高く，職場満足度や上司のサポートが低い人では，そうでない人と比べて，SASの割合が1.8〜3.3倍多いことも知られています。これは仕事のストレスが直接SASを引き起こすのではなく，症状を強めるという意味です。例えば，喫煙はSASの危険因子ですが，仕事のストレスが喫煙頻度を増やし，症状を強めてしまう可能性が考えられています。

第14章でも解説していますが，SASは肥満をはじめ，高血圧や脂肪肝，糖尿病，心筋梗塞などを発症するリスクが高いため，適正な治療を早期に開始し，睡眠中の"無呼吸状態"を無くすことが大切です。

⑤ 働き世代への睡眠健康支援の重要性

(1) 職域での睡眠健康支援のポイント

これまで概観してきたように，睡眠の不足や障害は脳の機能を障害し，パフォーマンスを低下させるばかりでなく，さまざまな健康影響をもたらし，重大事故のリスクをも高めてしまいます。そのため，これら睡眠問題の予防や改善支援は，働き世代であるみなさんのQOLをより良く保つ上で大切です。そこで，ここからは就業者にみられる睡眠問題のうち，特に睡眠負債や不眠の軽減を目的とした睡眠健康支援について紹介します。

就業者に対して睡眠健康支援を普及させていくためには，睡眠習慣，生活習慣についての正しい知識を伝えること，そして各自が自覚しやすい社

会機能に関わる症状（勤務中の居眠りや疲労感，集中力・やる気の低下など）とこれらの習慣との関連を説明し，しっかり理解してもらうことが大切になります。その上で，就業者の能力発揮や健康維持の観点から睡眠習慣や基本的な生活習慣の重要性を見直してもらうことがポイントになります。このとき，知識に対応させて，実際に気持ちよく眠るために重要な生活習慣を獲得・維持させていくための工夫や睡眠環境を見直すためのツールを取り入れることが睡眠健康支援を有効に機能させる上でとても重要になります。

(2) 睡眠に関する正しい知識を知ることから始めましょう

　睡眠健康支援では，睡眠に関する正しい知識について理解を促すため，睡眠の重要性やしくみ，改善法（快眠術）を解説していきます。これは，第 14 章で解説する不眠症の認知行動療法とも共通しています。はじめに科学的根拠に基づく正しい知識を伝達します。科学的根拠に基づいた適正な知識を伝えることは，睡眠を阻害するような誤った生活習慣や環境を調整し，行動変容を促すための基本となります。職域で睡眠健康支援を進めるときのポイントとしては（a）概日リズムを規則的に保つこと，（b）日中や就床前の過ごし方を見直すこと，（c）睡眠の環境を整えること，（d）就床前のリラックスと睡眠への脳の準備をすることです。ここでは詳細を省きますが，この 4 つのポイントに関してより深く学びたい方は，参考文献（田中，2008）をお読みください。

(3) 生活リズム健康法

　睡眠健康支援では，気持ちよく眠るために重要な行動（睡眠促進行動）を獲得・維持させていくための工夫として，生活リズム健康法を活用します。これは，不眠症の認知行動療法の技法を，日常生活の中で実践できるように具体的な行動が記載されたチェックリストになります。就業者用の**生活リズム健康法**は**表 11-1** に記載されてあります。各項目に対して，できているものには○，できていないけど頑張ればできそうなものには△，できそうにないものには×で回答してもらい，頑張ればできそうな項目（△）を指導のポイントとします。×を○に変えようとすると目標が高すぎて，途中で挫折してしまう可能性があるため，△から目標を選択してもらいます。

表 11-1　生活リズム健康法—日常生活に取り入れよう

> ＊（　）の中に，できていることには○，頑張ればできそうなことには△，
> できそうにないものには×をつけてください。

1.（　）毎朝（平日，休日ともに），ほぼ決まった時刻に起きる
2.（　）朝食を毎日規則正しく摂る（特に，朝食はきちんと食べる）
3.（　）朝起きたら，太陽の光をしっかり浴びる
4.（　）日中はできるだけ人と接し，活動的に過ごす
5.（　）昼の時間帯に 15〜20 分の仮眠をとる
6.（　）帰宅後（15 時以降）は仮眠をとらない
7.（　）夜に 30 分程度の運動をする（就寝 2 時間前までに終わらせる）
8.（　）就寝 2 時間前までに夕食を済ます
9.（　）夕食以降，コーヒーやお茶などカフェインの摂取を避ける
10.（　）就寝 2 時間前からは，コンビニやカラオケボックスなど，明るい所へ外出しない
11.（　）ぬるめのお風呂（38〜41℃）にゆっくり浸かる
12.（　）長時間のテレビ視聴や，パソコンの使用を避ける
13.（　）寝床でテレビを見たり，仕事や読書をしない
14.（　）寝床につく 1 時間前からは，タバコを吸わない
15.（　）寝床につく 1 時間前には部屋の明かりを少し落とす
16.（　）眠くなったから寝床に入る
17.（　）寝室は静かで適温にする
18.（　）就寝前は，脳と体がリラックス（音楽鑑賞,読書,ストレッチなど）できるように心がける
19.（　）寝る目的での飲酒は避ける
20.（　）寝床で悩み事をしない
21.（　）寝るときは，携帯電話・スマホを枕元から離れたところに置く
22.（　）午前 0 時までに就寝する
23.（　）睡眠時間が不規則にならないようにする
24.（　）ひとりで悩み事を抱え込まず，誰かに相談する
25.（　）趣味の時間をつくり，気分転換をはかる
26.（　）今までに経験したことのないスポーツを始めるなど，新しいことに挑戦する
27.（　）目標を立てるときは，できそうなことから始める
28.（　）「何事も完璧にしなければならない」と考えず，「8 割方できたら上出来だ」と考えるようにする

☆チェックの結果は，いかがでしたか？
無理のない範囲で，少しずつ○を増やし，△や×が減るような生活習慣に変えていきましょう！

【あなたの睡眠の満足度を確認しましょう。次の質問に 100 点満点でお答えください】

1）寝つきの満足度は……………………………………………………………………[　　]点
2）熟眠の満足度は………………………………………………………………………[　　]点
3）日中のすっきり度（疲労・眠気）は………………………………………………[　　]点

【効用】
　　　睡眠全般…………………………………………1〜28
　　　眠気…………………………………………1，2，3，5，7，22，23，
　　　寝つき………………………………………8，9，10，11，12，13，14，15，16，18，20，24
　　　熟眠…………………………………………4，5，6，7，19，21

出典）田村・田中（2014）

本人が実行可能な目標を3つ選択してもらうとよいでしょう。1つでも△のついた生活習慣が変われば，それが突破口となり，他の習慣も徐々に変わって悪循環から少しずつ抜け出すことができます。

(4) 職域での睡眠健康支援パッケージの実践

　現在，健康経営の一環として，多くの企業が社員の「睡眠の質」の改善を図るための活動に取り組んでいます。日本では，非対面形式での快眠プログラムの実践例が多く報告されていますが（足達ら，2010），講演形式での睡眠研修を活用した取組みも行われています（田村・田中，2014）。

　ここでは，企業や学校での睡眠講演を利用して実施できるようにパッケージ化した就業者用の睡眠健康支援パッケージを紹介します。睡眠健康支援パッケージは，120分の睡眠知識教育と目標行動のセルフモニタリングによって構成されています（図11-1左手）。睡眠知識教育では，まず参加者の知識状態を確認するため，○×形式の睡眠知識クイズに回答を求め，その後で睡眠教育教材（図11-1右手）を用いて90分程度の睡眠知識教育を

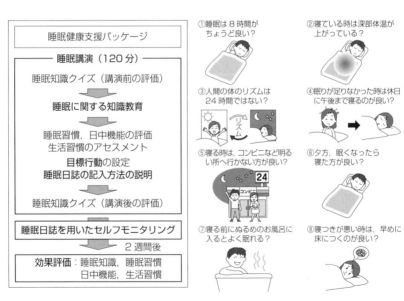

図11-1　睡眠健康支援の流れと，知識教材

行います。ここでは，クイズの正答とともに睡眠の重要性やしくみ，改善策に関する知識を提供します。次に，睡眠習慣や日中機能，生活習慣について，調査票を用いてアセスメントを行います。このうち，生活習慣のアセスメントと目標行動の設定には，生活リズム健康法を活用します。睡眠講演の最後には，知識教育の効果を確認するため，再度睡眠知識クイズを実施します。そして参加者には，目標行動を2週間セルフモニタリングするように教示します。2週間経過後は，効果を評価するため，睡眠知識クイズや生活リズム健康法，調査票に回答を求めます。

　この睡眠健康支援パッケージの効果を，小・中学校の養護教員を対象として調べた取組みでは，2週間後，支援を受けた教員で就床時刻が24分早くなり，睡眠時間が31分増加して睡眠負債が20分減少することがわかりました。また，睡眠感や朝の気分が良くなり，意欲が高まることも確認できました。2週間程度であっても，生活習慣や睡眠環境を改善することで，睡眠や日中機能が良くなることがわかっていただけると思います。

(5) 短時間仮眠を利用した覚醒度コントロール

　今回紹介した睡眠不足や睡眠負債を理由とする日中の眠気には，毎日充分な睡眠を確保することでその軽減を図ってもらうことが基本ですが，仕事や生活上の都合で，夜間に必要な睡眠時間を確保できない人の場合，**短時間仮眠**が役立ちます。短時間仮眠とは30分以下の仮眠を指します。高齢者の場合には30分の仮眠でも日中の眠気に対して効果がありますが，一般成人の場合は20分以上の仮眠は逆効果であり，15分程度の短い仮眠が推奨されています。効果的な仮眠をとる時間帯は，午後からの眠気が強くなる正午から午後3時までの時間帯が良いでしょう。一方，午後5時以降の仮眠は，短時間でも夜間睡眠の質を低下させてしまうため控えるべきです。

　若年成人を対象とした報告から，仮眠の効用は午後の主観的眠気が解消されるという点にありますが，眠気の抑制のほかに，活気や作業意欲の向上が認められています。作業成績への効果を調べた研究では，仮眠後にワーキングメモリ，選択性注意，論理的思考などの成績が向上するといわれています。筆者が公立学校の教職員35名を対象として午後2時から16

分の仮眠をとってもらった取組みでも，仮眠後に眠気や疲労感が軽減し，覚醒度が高まり，集中力が向上したことがわかりました（図11-2）。眠気が強い状態では注意・集中力が低下し，作業に対する自己評価が低くなり，大きな心理的負担を抱えやすくなってしまいます。そのため，眠気を“気合い”で乗り切るのではなく，短時間仮眠で撃退する方が効率的かもしれません。一方，短時間仮眠は眠気を一時的に防止する予防的な要素が強いため，前日の睡眠不足を解消するための役割はもっていません。午後に眠気が生じた時の緊急避難対策として理解してもらえると良いと思います。

　紙面の都合から，今回は睡眠不足や睡眠負債による眠気の対策として短時間仮眠を紹介しましたが，交代勤務者用の覚醒度を高める方法としても，この短時間仮眠は注目されています。この章の「おすすめの本」一覧に詳細が紹介されていますので，より深く知りたい方はお読みください。

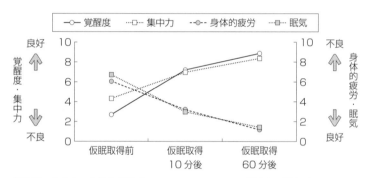

覚醒度，集中力，身体的疲労は visual analogue scale で測定し，眠気は Karolinska sleepiness scale 日本語版で測定した。

図 11-2　短時間仮眠による眠気と覚醒度の改善効果

●井上雄一・林光緒編『眠気の科学―そのメカニズムと対応』朝倉書店，2011.
日本初の「眠気」に完全に特化した専門書で，眠気が起きるしくみから眠気
を引き起こす睡眠障害，眠気による重大事故まで幅広く網羅された1冊。眠
気を軽減するための生活習慣上の工夫が盛り込まれています。

●白川修一郎『命を縮める「睡眠負債」を解消する―科学的に正しい最速の方
法』祥伝社，2018.
今回，盛り込むことができなかった，睡眠負債のしくみや健康影響が端的明
瞭にとてもわかりやすく書かれてある1冊。各自の睡眠負債度をチェックす
る項目や軽減に向けてのヒントがちりばめられています。

●堀忠雄ほか編『睡眠心理学』北大路書房，2008.
脳波計を着用して睡眠中の脳波を測定すると，人間の"心"の状態がいかに
睡眠と深くかかわっているかを教えてくれる1冊。人間の眠りと夢のしくみ
と働きについて，詳しく解説されてあります。

もしもコラム 11　もしも次郎さんが，ブラック企業に就職したら…

　22歳の次郎さんは，この春IT企業に入社したばかりの新入社員です。第1希望の企業に入社できたこともあって，とても張り切っていました。

　入社して1週間，新人研修を受けた後，次郎さんが与えられた仕事は，子会社が販売している商品を紹介するホームページの作成でした。上司からは時間の許す限り数をこなすように言われました。次郎さんは，希望して入社した会社ということもあって，その日から終電ギリギリまで残業をするようになりました。

　毎日，自宅に帰るのは深夜0時を回ってからです。食事もろくに食べていないため，帰宅後に食べることも多く，寝床に入るのはいつも深夜2時頃です。毎晩，気絶するように眠っていました。一方，朝は9時までに出社する必要があるため，通勤時間を考えると遅くても8時30分には自宅を出なくてはいけません。次郎さんはいつもギリギリまで寝て，急いで準備し出かけるという生活を送っていました。

　翌月には，さらに商品に関するチラシの印刷と配布も命じられました。その数なんと5万世帯分。1ヶ月で配りきるように言われ，次郎さんは休日返上で配り続けました。なんとか配り終えても上司から労いの言葉はなく，次々と新しい仕事が降ってくるばかり。残業代も，いくら働いても月30時間分しか支払われず，その頃には残業時間が月平均150時間を超えていました。それでも，頑張って入った会社であるため，毎日5時間程度の睡眠時間で仕事をこなしていました。

　入社3ヶ月を過ぎたあたりから，次郎さんは頭痛に悩まされる日が多くなりました。夜も，寝不足で体は疲れているのに，眠れない日が多くなり，ひどい時は窓の外が明るくなる頃まで寝つくことができず，そのまま職場に向かうこともありました。上司に相談しても「若いうちは寝なくても死なない」「もっと頑張れ」と言われるばかり。病院にも行くことができないまま働き続けた次郎さんは体調が悪化し，とうとう入社半年で退職を余儀なくされました。

第Ⅲ部　附録
大人やその周りの人が相談できる場所

第Ⅲ部の内容に共通して相談できる場所

● 全国の精神保健福祉センター

　精神保健福祉センターは，地域の方の精神的健康の向上および精神障害者の福祉の増進を図るための総合機関として各都道府県や政令指定都市に設置されています。精神障害に関する相談全般を受け付けているため，第Ⅲ部で紹介した成人の発達障害や依存症治療についても情報提供等を行っています。施設によっては，依存症の回復プログラムを直接提供している施設もありますので直接問い合わせてみましょう。

電話番号：都道府県によって異なるため web サイト等にて確認のこと
対応日時：都道府県によって異なるため web サイト等にて確認のこと
URL：https://www.mhlw.go.jp/kokoro/support/mhcenter.html

● 大学の学生相談室

　当事者が大学生の場合，所属大学の学生相談室を利用できます。学生相談室には公認心理師や臨床心理士の資格をもつカウンセラーがいることが多いです。勉強のことや進路のことだけではなく，性格や精神的な悩み，家族のことなどについても相談できます。病院などの専門的な機関の情報を教えてもらえたり，紹介をしてくれたりする場合もあります。

● 大学の保健管理センター

　当事者が大学生の場合，保健管理センターがあれば，精神科医の先生がいらっしゃることもあります。精神疾患を抱えている可能性がある場合には，お薬の処方も含めて，対応方法を考えてくださるでしょう。

● 医療機関（病院，クリニックなど）

　総合病院のなかに精神科や心療内科があったり，精神科のみの単科病院

もあったりします。また，みなさんが風邪をひいたときに受診する内科を標榜しているクリニックや診療所のなかには，心療内科も標榜しているところがあります。精神科や心療内科にはカウンセラー（公認心理師や臨床心理士）がいるところといないところがあります。

● 精神科医

困りごとを具体的に聞きながら，精神医学的な診断と治療方法を考えてくれます。治療方法としてはお薬を処方する薬物療法と，いわゆる「カウンセリング」としての精神療法がありますが，精神科医のなかには薬物療法のみをされる方と，薬物療法と精神療法をどちらもされる方がいます。ただし，精神科医が1人の患者さんに割ける時間には限りがありますので，1回あたり50分ほどの精神療法が必要な場合にはカウンセラーとの面談を勧められることがあります。

● 外部支援施設

学生相談支援や就労支援をしてくれる認定NPO法人や会社もあります。宮城県の例を挙げると，Switchという認定NPO法人（https://switch-sendai.org/）があり，大学生（既卒者を含む）に対しての就労支援や学生支援が事業内容に含まれています。また，就労支援，障害を抱える方のサポートを行う企業としては株式会社LITALICO（http://litalico.co.jp/）などがあります。

● EAP

Employee Assistance Programの略で，「従業員支援プログラム」と訳されます。会社（事業場）が従業員の福利厚生のために設けているもので，会社内，あるいは会社外の専門家（例えば，カウンセラー）のサービスを受けることができます。メンタルヘルスの不調，家族のこと，キャリア，依存の問題など，相談内容は多岐にわたります。多くの場合，無料ですが，回数制限があり，一定回数以降は他機関を紹介してもらえることもあります。

第8章　大人の神経発達障害（ADHD, ASD, LD）

● 全国の発達障害者支援センター

　発達障害者支援センターは，総合的に発達障害児（者）への支援を行うことを目的とした専門的機関です。都道府県・指定都市自ら，または，都道府県知事等が指定した社会福祉法人，特定非営利活動法人等が運営しています。

　国立障害者リハビリテーションセンター発達障害・情報支援センターのホームページ（http://www.rehab.go.jp/ddis/）に全国の発達障害者支援センターについての情報が掲載されています。例えば，東京都では，東京都発達障害支援センター TOSCA があり，学校や会社，支援機関，行政機関などへのコンサルテーションや支援者への研修等を行っています。医療機関や身近な相談窓口を探してもらうこともできます。

● 精神科病院・クリニック

　成人期の発達障害は，精神科を標榜する病院やクリニックで相談できます。ただし，成人期に発覚する発達障害は，見逃されやすいため，発達障害に精通している医師がいることが望ましく，事前に情報を得て受診することも必要です。発達障害専門外来がある病院もありますので，成人期も対象としているか調べてみましょう。

具体的な検索ワードや検索のコツ

　以前は，成人期の発達障害といえば，相談できる機関が非常に限られていました。現在は，成人期の発達障害がクローズアップされてきていることもあり，"大人""成人""発達障害"のワードで検索すると，さまざまな情報が出てきます。成人期で発達障害の可能性について検討する場合，幼少期の発見と比べて，見逃されやすい，症状がわかりにくいといったことが予想されます。検索しても，自ら判断できない場合は，発達障害者支援センターや精神保健福祉センターに相談し，地域の医療機関を紹介してもらうとよいでしょう。

第9章　不安症，うつ病

相談できる場所は先に挙げた「第Ⅲ部の内容に共通して相談できる場所」を参照してください。

具体的な検索ワードや検索のコツ

Google などの検索サイトで「うつ病」「不安症」あるいは「不安障害」，「病院」「クリニック」などを組み合わせて入れると，居住地に近い医療機関などをリストアップしてくれます。また，大学の相談室や精神保健福祉センターで医療機関の名称や連絡先を教えてもらえることもあります。

第10章　依存（薬物，ギャンブル，ネットなど），性犯罪

● 自助グループ

薬物依存，アルコール依存，ギャンブル依存，窃盗症（クレプトマニア），性依存などの自助グループがあります。自助グループでは，問題を抱える当事者同士が集まり，言いっぱなし聞きっぱなしのミーティングを中心に活動を行っています。

自助グループの開催場所と開催時間については，最寄りの精神保健福祉センターに問い合わせるか，「依存（例えば，アルコール依存）自助グループ 地域名（例えば，横浜）」で検索し，最寄りの医療機関で対応してくれる施設を探してみましょう。

> 電話番号：自助グループによって異なるため web サイト等にて確認のこと
> 対応日時：自助グループによって異なるため web サイト等にて確認のこと

● 久里浜医療センター

久里浜医療センターでは，依存症の治療を行っています。アルコール依存，ギャンブル依存，ネット依存を中心に，本人と家族を対象とした治療や情報提供を行っています。

電話番号：046-848-1550

対応日時：相談内容によって異なるため web サイト等にて確認のこと

URL：http://www.kurihama-med.jp/index.html

具体的な検索ワードや検索のコツ

　依存症の相談については，最寄りの精神保健福祉センターに問い合わせると相談を受け付けてくれる施設の連絡先を教えてくれます。インターネットで，「依存（例えば，アルコール依存）」で検索すると簡単な心理テストを実施しているサイトや解説サイトがでてきます。また，近隣地域での取組みを知りたい場合には，「依存（例えば，アルコール依存）　地域名（例えば，横浜）」で検索してみましょう。

第11章　働き世代が抱える睡眠の問題と健康リスク

カウンセリングが受けられる睡眠専門施設

● 国立精神・神経医療研究センター病院

　東京都小平市にある睡眠障害外来です。睡眠障害について総合的な診断と治療が行われています。不眠症や概日リズム睡眠覚醒障害に対する認知行動療法を提供しています。

● 医療法人社団絹和会　睡眠総合ケアクリニック代々木

　東京都渋谷区にある睡眠障害専門クリニックです。睡眠障害について総合的な診断と治療が行われています。不眠症や概日リズム睡眠覚醒障害に対する認知行動療法を提供しています。

● 東京慈恵会医科大学葛飾医療センター

　東京都葛飾区にある大学附属病院です。精神神経科において睡眠障害の総合的な診断と治療が行われています。不眠症に対する認知行動療法を提供しています。

● やまでらクリニック

東京都武蔵野市にある心療内科です。睡眠障害についての治療が行われており，漢方による治療も受けられます。不眠症に対する認知行動療法も行われています。

● 岐阜メイツ睡眠クリニック

岐阜県岐阜市にある睡眠障害専門クリニックです。睡眠障害について総合的な診断と治療が行われています。不眠症や概日リズム睡眠覚醒障害に対する認知行動療法を提供しています。

● 愛知医科大学睡眠科・睡眠医療センター

愛知県長久手市にある大学病院の睡眠専門センターです。睡眠障害について総合的な診断と治療が行われています。不眠症に対する認知行動療法を提供しています。

● 医療法人社団　ウェルネス望洋台医院

北海道小樽市にある睡眠障害専門クリニックです。睡眠障害について総合的な診断と治療が行われています。不眠症に対する認知行動療法を提供しています。

具体的な検索ワードや検索のコツ

睡眠の問題に関する専門的な医療機関，および睡眠医療認定医のリストは，日本睡眠学会のホームページに記載されています。リスト内にあるあなたの住む地域の近くにある医療機関を選択して受診してください。

日本睡眠学会の当該ホームページ
URL : http://jssr.jp/data/list.html

〔金井嘉宏，五十嵐友里，岡島純子，野村和孝，田村典久〕

第Ⅳ部
高齢になってから直面しうること

第 12 章

ライフサイクルの変化（高齢期編）
—「老いる」とはどういうことか

本章のポイント

　私たちは生まれた瞬間から，日々少しずつ年齢を重ね，老いて死ぬ時に向かって生きています。そんな風に人生をとらえたことがない人もいるかもしれません。あなたは，「老いる」ことについてどのようなイメージを持っていますか？近年は家族形態も変化し，高齢の方と身近に接する機会が少ない人も多いと思います。この章では，高齢期で転機として経験しうる出来事や変化について外観します。人生の最後に向かって，高齢期の私たちの人生にはどのようなことが起きるのでしょう。これらの転機は，第8章で概観した成人期と同様に，環境の変化や，それによって求められる役割や周囲の人々との関係性の変化を生み出します。特にこの時期は定年退職による社会的役割の喪失や配偶者や友人との死別といった人生の大きな出来事も経験しやすい時期です。高齢期に生じる変化や人生の転機について一緒にみていきましょう。

① 加齢の2つの側面と加齢への適応

　高齢者や高齢期という言葉を聞いて，何歳くらいの人を想像しましたか？画期的な医療の進歩によって，日本人の平均寿命は格段に延長し，人生百年時代と言われるくらい，私たちの高齢期は徐々に長くなっています。
　2018年の統計によると男性の平均寿命は81.09年，女性の平均寿命は87.26年となり，過去最高を更新しました（厚生労働省，2018：図12-1）。日本を含む多くの国で，高齢者は暦年齢65歳以上と定義されています（日本老年医学会，2017）。しかし，10〜20年前と比較して身体的機能に変化が生じる時期が5〜10年遅くなっていたり，65歳以上の人でも心身の健康を保って活発な社会活動をしていたりする人が多いことなどから，日本老

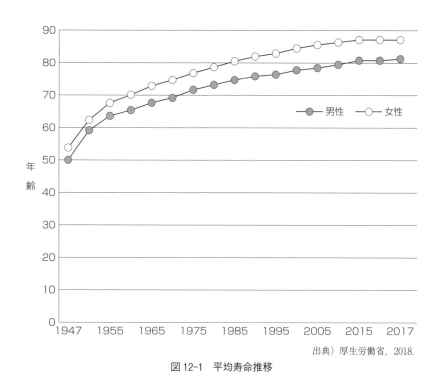

出典）厚生労働省，2018.

図12-1　平均寿命推移

年医学会（2017）は 65-74 歳を准高齢者，75-89 歳を高齢者，90 歳以上を超高齢者として定義することを提言しています。

　では，年齢を重ねることは，こころにどのような影響を与えるのでしょうか。権藤（2008）は，こころに影響を与える要因には，加齢に伴って生理的な機能や働きなどの身体が変化する「生物学的な加齢」と，外出頻度や対人交流の頻度などの人とのかかわりが変化する「社会的側面の加齢」の 2 つの側面が関連していると説明しています。しかし，人はそうした変化をそのまま直接受け入れているわけではありません。加齢による機能低下の影響を弱めるために，さまざまな工夫をしていると考えられています。それが「適応方略（補償プロセス）」であり，心身の機能低下によってそれまでの水準を維持できなくなった場合への対処法として適用されるものです（中原，2016）。図 12-2 にはこの加齢の 2 側面と適応方略，それによって影響をうける心理的加齢の関係が図示されています。例えば，適応方略の理論のひとつである選択最適化補償（selective optimization with compensation：SOC）理論では，加齢によるさまざまな変化に適応するために，これまでは利用していなかった物や方法によって機能の低下を補うこと（補償），若い頃と同じではない新たな目標を持つこと（選択），利用できるものを活かした最適な方法を用いること（最適化）が行われることが説明されています（権藤，2008）。車の運転を例に挙げて，この補償プロセスの具体例を表 12-1 に示しました。こうした適応方略（補償プロセス）の理論は他にもいく

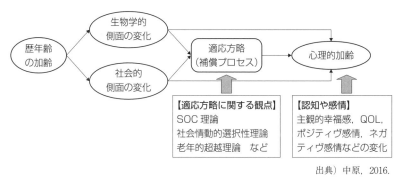

出典）中原，2016.

図 12-2　生物学的・社会的側面からなるこころの加齢モデル

表 12-1　適応方略の具体例

運転行動における加齢に伴う補償プロセス（SOC 理論）
選　択：自分で運転する範囲を決める 　例）長距離の運転をやめ，行き先は近所に限定する 　　　複雑な交差点，合流が難しい道は避ける 　　　小回りのきくコンパクトな自動車に乗る
補　償：運転に必要な認知的能力をこれまでは利用していなかった物や方法によって補う 　例）視力に合わせた眼鏡を作る 　　　自動ブレーキ機能がついた車に乗る 　　　誰かに同乗してもらう 　　　高齢者マークを車に貼る
最適化：日常的に運転する機会を作ることで，運転能力を維持する 　例）日々の買い物や送り迎えの運転は続けることで外出頻度を維持する 　　　慣れた道を運転し続けることで，より運転しやすくなる

つかありますが，つまり，機能の低下を補う方略をうまく用いていくことで，老化に伴う変化によるストレスを減らしたり，精神的健康に及ぼすネガティブな影響を軽減したりすることができます。すなわち，高齢期における適応を高めることが可能となるのです。

　次節では，加齢の 2 つの側面を具体的に解説します。これら双方は，どちらも生涯発達心理学の中では高齢期の危機，つまり人生の転機としても位置づけられています。

② 生物学的な側面の変化

　あなたの身の回りの高齢者を思い浮かべてみてください。小さな文字が見えにくい，大きな声で話さないと聞こえない，または，人の名前を思い出しにくくなっていたり，歩くのがとてもゆっくりになったり，といった姿を目にしたことがあると思います。このように，加齢に伴って身体が衰え，さまざまな変化が生じることを私たちは避けることができません。

(1) 感覚機能の変化

　加齢に伴う感覚機能の変化で一番身近なのは，一般に「老眼」と呼ばれるものでしょう。具体的には，近くの字が読みにくかったり，暗がりで物が見えにくくなったり，近くから遠くを見るときやその逆でピントが合いにくくなったりする現象が生じます。これらは目の調節機能が加齢で変化することによって生じる変化です。また，「老聴」といわれる聴覚機能の低下も身近なのではないでしょうか。高齢者に対して耳の近くで大きな声で話しかけている光景は，誰しもが見たことがあるでしょう。これは，音を感受して，解釈する能力などの聴覚機能のいろいろな側面に及びます。特に高音域から徐々に聴力低下が現れ，徐々に低音域の聴力低下も進行します。また，言葉を正しく聞き取るという，音声の弁別や認識の能力も低下します（西村，2018）。

　目と耳から入る情報は，生活を営む上で特に非常に重要な役割を担う感覚機能です。したがって，これらの機能低下が生じると，さまざまな支障が生じます。例えば，視力の問題で車の運転が難しくなったり，新聞や読書をする機会を避けがちになったり，難聴で人と会話することが難しくなったりすることは，生活範囲や活動範囲を狭める結果につながりやすいのです。これらは，運動不足や外出範囲の縮小，人との関わりの減少など，さらなる二次的問題の発生を促すものとなります。そこで，適切な眼鏡や照明，補聴器，周囲のサポートなどが非常に重要な役割を担います。そうした機器の使用や周囲の人のサポートがあると活動が維持され，これらは，図 12-2 と表 12-1 に示す「適応方略（補償プロセス）」の一部と位置づけることができます。これらは生物学的加齢の影響の緩衝材として機能する重要な方略です。

(2) 運動の機能や内臓の機能の変化

　筋力や骨，関節などにも加齢による変化が起こります。どちらかというと上半身よりも下半身の筋肉が減少しやすい傾向にあり，これが，バランスを保持する能力にも影響していると考えられます。バランス感覚の保持が難しくなると，階段で転びやすかったり，バランスをとって自転車をこぐことが難しくなったりするなど，日常生活の維持を妨害することもある

でしょう。また，骨組織の老化も生じるために，バランスを崩して転倒してしまうことなどがあれば骨折の危険も大きくなってしまいます。

　さらに別の側面としては，次の節で述べる社会的な加齢（定年退職などの役割の変化）によって活動範囲が狭くなり，その変化が筋肉を使う頻度や時間を短縮させ，結果的に身体能力が大幅に低下するということもあります。身体機能の維持のためには，社会生活の変化に伴って自らで定期的な運動などを考慮する必要があり，こうした活動も老化への適応方略プロセスの1つとなります。

　また，あなたの身近な高齢者はいくつか複数の薬を飲んでいませんか？当然のことながら，加齢は内臓機能の老化にも影響を与えます。具体的には，呼吸器系の機能低下によってわずかな動作で息切れがしやすくなる，心臓血管系の機能低下によって運動の持続が難しくなることなどが1つの例として挙げられます。

(3) 認知機能の変化

　これまで見てきた身体機能の老化と同様，脳も加齢に伴って変化します。この脳の変化の最も明確な特徴は大脳皮質という大脳の表面に広がる層の萎縮です。年をとると，物忘れが多くなったり，記憶違いや判断の誤りなどが多くなったりします。これらは，その脳の萎縮という変化から生じる認知機能の変化です。

　しかし，認知症のように極端に機能の低下が生じなければ日常生活をそのまま送ることが可能です。すなわち，高齢者は認知機能の低下においてもこれを補償する方略を用いています。メモや日記をつけるようにしたり，他の人に伝えて忘れないようにしたり，覚えておきたいことは何回か繰り返し見たりするなど，日常生活場面の中でさまざまな補償が用いられています。

　また，仕事や余暇活動などが高齢者の認知機能の変化に影響しているという知見も増えてきました（権藤，2016）。どのような活動をしながら高齢期を迎えるかという要因も，適応方略の1つに含まれうることがわかります。

(4) 睡眠

　床についたのになかなか寝つけない，途中で何度も起きてしまう，早朝に目が覚めてしまってその後眠れない，なんとなくよく眠れた感じがしない，というような睡眠の問題を抱える高齢者も少なくはありません。ストレスや悩み事で眠れないという他に，すでに述べたように，身体疾患を抱える人が多いために痛みや身体の不快感が原因となる場合もあります。また，加齢による生理的変化も睡眠に影響するために，睡眠の様相が変わることも見られます。こうした変化に気づかずに，ずっと同じ睡眠リズムや習慣を維持しようとすることにこだわってしまい，余計に眠れないということもよく起きることです。

③ 社会的な側面の変化

　高齢期への移行の1つの目安になるのは定年退職です。現在の定年退職は多くの会社で60歳とされていますが，65歳までの継続雇用などのかたちでの雇用機会の確保が制度化されています。つまり，そこからさらに20年近く生きていくことになります。この本の読者には20代の方も多いと思いますが，あなたが今まで生きてきたのと同じ年月を退職してから過ごすことになります。この20年では，例えば，これまでに見てきたような身体的・認知的能力の低下に加えて，友人や配偶者などの身近な人の死，社会的な役割の**喪失**，などのさまざまな喪失を経験します。

(1) 社会における役割の変化

　定年退職は高齢期に生じる代表的な役割変化です。毎日同じ時間に起きて通勤し，業務に取り組む日々から，制約のない自由な生活に一変します。こうした大きな変化を伴う引退生活は，人にどのような影響を与えるのでしょうか。

　人は役割を果たしているほど喜びを感じるものであり，高齢者が仕事を引退することで，社会との結びつきや自分の役割を失った感覚になって，

不安や孤立した感覚を引き起こすと考えられてきました。こうした考え方は役割理論と呼ばれ，定年退職は１つのリスクとして認識されてきました。

しかし実際には，引退後多くの人が勤務・雇用形態を変えて雇用を継続したり，次の職場を探したりする人もいます。定年退職による仕事の変化は重大な自己定義の喪失に結びつくようなことはなく，仕事は無くなったとはいえ，彼らは以前の目標も，活動パターンも，さらに人間関係も保持し続けると考えられています（星，2017）。そして，それぞれの人が自分の価値観に沿って環境を選択しながら過ごしていくことが大切なのではないか，という考え方は連続性理論と呼ばれ，活動や環境，社会的役割などの環境と，その中で形成された自己概念や信念などの価値観の両面が維持されると捉えられています。

上記の２つの理論が対立する仮説であるように，人によって引退生活から受ける影響はさまざまです。定年退職後の生活の質に関しては，男性は会社中心の役割を主に担ってきたために，働く機会が得られないと心理的苦痛を感じやすいのに対し，女性はもともと家庭や友人関係などの多様な関係を維持しやすいので仕事以外でも生活の連続性を維持でき，定年退職以降の生活にもスムーズに適応しやすいという示唆もあります（星，2017）。他にも，定年退職に至るまでにどのような仕事や余暇に対する考え方を持っていたか，家族や夫婦はどのような関係を築いてきたかによっても，引退後の生活における退職の影響の度合いは異なると考えられるでしょう。

(2) 家族における役割の変化

第7章で示したように，家族も形成から成熟にかけて，発達と発達課題があります（第7章表7-1）。親が高齢者となる家族の老年期では，家族の中で求められる役割が変わっていくことを受け入れる必要性が指摘されています。

例えば，上記のように定年退職を迎えることでそれぞれの家事分担や家での過ごし方を含めた夫婦関係の再構築が求められます。また，成人や中年期となった子どもとの関係の中では，選択や意思決定における主導権の持ち方も変化する必要性が生じるでしょう。

（3）高齢者の貧困や独居

　これまで述べてきたように，高齢者の多くは定年退職とともにそれまでの経済的基盤を喪失したり，継続雇用がかなった場合にも収入は大きく変化することになります。さらに，非正規雇用の労働者が増えたなどの社会的理由により，高齢期に十分な年金支給が得られず，不十分な年金を補填するために非正規雇用として就労を維持する人もいるでしょう。

　また，核家族化が進んで高齢者の独居が増えたことも，家族からの経済的な支えが得られないことにつながっています。そして，併せて精神的な支えも得られにくく，結果として孤独な生活や孤独死に至ってしまう場合も少なくありません。

（4）身近な人の身体疾患への罹患や死を迎える

　自分が年をとるということは，当然ながら周囲の人も同じように年齢を重ねることになります。したがって，配偶者やきょうだい，友人などが心身の病気を患ったり，それらによって死を迎えたりする経験も珍しくないものとなっていくでしょう。

　身体の病気に罹患することで患者である本人はさまざまな変化を余儀なくされ，その変化を受け入れて日常生活を送らねばなりません。しかし，こうした生活の変化は，患者さん本人のみに起こることではありません。家族においても患者さんに起きていることと同じことやその他の家族としての負担が生じ，患者を支える家族もさまざまなストレス要因を抱えることになります（表12-2）。

　また，身体疾患によってさまざまな経過をたどり，終末期を迎えることもあります。特に高齢期で罹患する身体疾患は，身体的老化も影響して死に関連する問題につながりやすくなります。身体機能の悪化は死や治療困難に関する思考が促され，非常に強い苦痛を伴います。患者さん本人がそうした状況にある場合，それをケアする家族も非常に負担を感じることは想像に難くないでしょう。

　そして，疾患によってさまざまな経過をたどるものの，医療者ではない患者さんや家族はその経過や死へのプロセスについての知識やイメージを持ち合わせていない場合がほとんどです。疾患や死への過程についての何

表 12-2　身体疾患患者の家族が抱えるストレス要因

ケアの提供
情緒的援助
見守る状況が継続すること
時間の融通がきかないこと
患者の責任を負うこと
他の家族から見捨てられたと感じること
身体の病気以外に患者の精神・心理的側面もケアしなければならない
意思決定への参加
治療方針の決定
蘇生措置拒否（終末期において心肺停止状態になった時に蘇生措置を行わないこと）の
選択と了承
社会・財政面での問題
入院費，治療費の問題
失業
社会からの孤立
友人関係の変化
家族バランスの変化
変化への対応
家族自身の健康問題

出典）大西ら（2012）を参考に作成。

　らかの知識を持っていたとしても，それはそれまでに出会った周囲の人々の身体疾患や死の経験から形成されたものがほとんどで，患者さんが罹患している身体疾患がたどる経過と一致するとは限りません。したがって，想像していたこととは違う展開になってしまったり，予想したよりも早くお別れが来てしまったり，というような衝撃を経験する場合もあります。

　結果的に配偶者やきょうだい，身近な友人が亡くなってしまった後は，強い悲しみを経験します。特に配偶者の死は人生の中の最もストレスの大きい出来事の１つとしてみなされています（星，2017）。多くの高齢者にとって，この出来事は40年，50年続いたかもしれない関係を失うということを意味するのです。こうした重要な他者との死別は非常に大きなストレスであり，大きなつらさを伴って強い落ち込みの気分を引き起こします。また，配偶者を亡くすことによる健康状態の悪化やより高い死亡率などの否定的結果も報告されています。特に，夫を看取った妻よりも妻を看取った夫の方がより大きなストレスを経験すると指摘されています（星，2017）。

生活状況や食事状況の悪化の影響がその一因として考えられるでしょう。また，平均寿命は女性の方が長いので，夫が先に旅立つことをある程度想定されていることも推察されます。

　このように，重要な他者の死別に伴って，さまざまな反応が生じます。例えば，強い悲しみや落胆などの感情的反応，故人の夢を頻繁に見るというような非現実感や無力感といった認知的反応，引きこもりなどの行動的反応，食欲不振や睡眠障害などの生理的・身体的反応などが見られ，**悲嘆反応**と呼ばれています。通常，こうした悲嘆反応は臨床的な介入を必要とせず，死別の回復過程に現れる「正常反応」であり，大部分の人たちは自然な形で悲しみ，喪失に適応していきます。しかしながら，これまでの研究ではこの反応が複雑になる場合もあることが報告されています。反応が強くなるとその持続期間も長期化し，さらに，他の身体的および精神疾患の発症や悪化を導くこともあります。

(4) 自らの死を受け入れる

　実は，「死」は私たちのそばにいつもあるものです。いつ事故に遭うか分からないし，いつ重大な病気にかかるかもわかりません。しかし，「自分が死ぬこと」について考えたことがある人はとても少ないのではないでしょうか。高齢期になると，上記のように身近な家族や友人などの死に数多く出会うようになります。また，実際の生物学的な加齢によって，身体の病気にかかったり，その病気が重篤に悪化したりすることなどを経て，「自分が死ぬこと」がだんだん身近になり，ときどき頭に浮かんでくるようになります。

　実際に身体状況の悪化を感じると，死に対する思考が促され，非常に強い苦痛を伴います。死への恐怖や不安は誰もが抱くもので，当然の反応です。デーケン（2011）は，死への恐怖にはさまざまな形があるとし，苦痛への恐怖，孤独への恐怖，家族や社会の負担になることの恐れ，死という未知なるものを前にしての不安，人生を不完全なまま終えることへの不安，自己の消滅への不安などに類型しています。また，身体状況の悪化により日常生活動作が障害されると，これまで自分でできていたことができなくなっていくことに傷ついたり，やるせなさや怒り，いらだちを感じたりす

ることも出てくるでしょう。排泄や入浴，着替えや清潔行動など，自らで行うことができずに他者の手を借りなければいけないことに自律性が損なわれてしまいます。こうした死への恐怖や自律性を失うことの精神的苦痛を完全に取り除くことは不可能ですが，直面している不安の内容を理解し共有することや，恐怖や孤独を緩和するためのケアを工夫する態度自体が本人の苦痛を和らげます。

④ サクセスフルエイジング

　これまで見てきたように，高齢期には身体的にも社会的にも大きな変化を迎え，これまでにあった健康や人とのかかわり，役割などさまざまなものを失います。図 12-3 に生涯における獲得と喪失の割合を示しました。この図のように高齢期には喪失の比率が高くなっていきますが，このプロセスにうまく適応しながらうまく年齢を重ねる過程を**サクセスフルエイジング**と呼んでいます。

　生涯発達心理学における高齢期の発達課題は，人生の終わりに向けて自

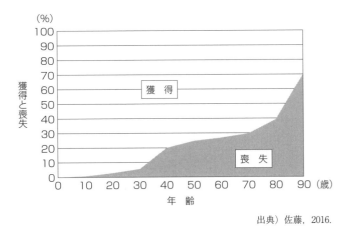

出典）佐藤，2016.

図 12-3　生涯プロセスにおける獲得と喪失

己の人生をかけがえのないものとして受け入れる「統合」です。これまでの時期のように，何かを得る，持つといったような目標から，他者を見守る，自己の人生をそのまま受け入れる，後生に大切なものを託す，伝えるなどの，いわば自分をとりまとめるということに対する姿勢や意欲が重要な課題となります（柏尾，2000）。しかし，この課題に取り組むのは容易ではないことは想像に難くなく，多様で柔軟な適応方略を用いることが可能となるような心理的支援が重要と考えられます。

⑤ さいごに

ここまで，高齢期に起きるさまざまな変化を概観してきました。高齢期に生じやすい問題について，以降の章ではさらに具体的に理解を深めていきます。人は外から見ているとわからなくても，人生を通じて，内面ではその時々のいろいろな課題に直面しているものです。人の人生にこれから起きることがわかっていると少し見通しが立つ，という視点でこれらの人生に起きる転機を知っておくことも役に立つでしょう。

おすすめの本

● 佐藤眞一・権藤恭之編『よくわかる高齢者心理学』やわらかアカデミズム・〈わかる〉シリーズ，ミネルヴァ書房，2016.
初学者が広く高齢者心理学の内容を知ることができるよう，「初めの一歩」に役立つことを目的に編集された1冊。高齢者の心理に関するさまざまな視点を網羅的にわかりやすく概説された本です。
● デーケン，A.『新版　死とどう向き合うか』NHK出版，2011.
死をどのようにとらえ，どのように理解したらよいのか，この人間に課せられた切実な課題にひとつの道を与えてくれる本です。非常に読みやすく書かれているので，死生学を学ぶ入り口として位置づけて読んでみるのもよいと思います。

もしも英志郎さんが定年退職したら…

　英志郎さんは元来人見知りな性格でしたが，自動車会社で営業職として
働いてきました。働く中でお客さんと仲良くなることが大切なのではなく，
知りたい情報や困りごとにきちんと答えることが重要なのだと理解し，整
備士から勉強するなどの実直な姿勢で取り組んだ結果，良好な成績を残す
屈指の営業マンとなりました。管理職になってからも懸命に部下の指導に
取り組み，販売店の成績を牽引しました。60 歳で定年を迎え，65 歳まで
は週 3 日の嘱託職員として勤務を継続することになりました。

　社内結婚した妻は，出産後に退職。子育て後に水彩画を学び始めて頭角
を現し，定期的にコンクールに出展したり，仲間と共にスケッチ旅行に出
かけたりするなど精力的に活動しています。英志郎さんは仕事の完全な退
職後の生活を考えると，生き生きと過ごす妻と比較して自分には何もなく
て過ごし方の想像がつかず，焦りを感じるようになりました。

　そんな折，昔の上司に不幸があり，葬儀に参列して先輩に再会。近況を
話すうち，先輩が「退職後は新しい生活への適応が必要」と話し始めまし
た。先輩は独身で退職前に今後の生活を考えて酒浸りになった日々があっ
たとのことでしたが，心配してくれた友人に相談する中で少しずつ気持ち
が整理されたと教えてくれました。英志郎さんは誰かに相談してみること
が役立つのかもしれないと持ち前の実直な性格で考え，会社の福利厚生で
利用できるカウンセリング施設を訪ねてみました。

　出会ったカウンセラーは，先輩の言うとおり誰でも経験する悩みである
ということを教えてくれ，大きな趣味を見つけようなどと意気込まなくて
よいこと，休日に少しずつ散歩や読書などの好きな活動に取り組み，どん
な風に過ごすのが心地よいのか試すのはどうかと提案してくれたそうです。
また，話をする中で，会社に貢献できることがまだあることや会社からの
期待も認識することができました。すぐに大きく生活を変える必要はなく，
仕事と私生活の配分，休日の過ごし方など，自分にあった心地よいかたち
を少しずつ探していけばよいのかと思ったら少し肩の荷が下りたような気
がしたということでした。

第 13 章　認知症，介護
―親が認知症になったらどうなる？どうする？

本章のポイント

　認知症という言葉を聞いたことはありますか？読者のみなさんの中には，家族が介護の仕事をしていて，職場で認知症の人に関わっているという人もいるかもしれません。家族に認知症と診断された人がいて，親や自分が介護をしているという人もいるかもしれません。では，認知症にどのようなイメージを持っていますか？「認知症になると何も分からなくなる」，「認知症になると何もできなくなる」などのイメージはありませんか？これらのイメージは厳密には正しくありません。確かに，認知症が進行すると，最終的にこのイメージのような状態になることはあります。しかし，認知症になったからといって，すぐに何も分からなくなったり，何もできなくなったりすることはありません。残念ながら，このようなイメージを持っている人は多く，そのような偏見が認知症と診断された人はもちろん，その家族も苦しめることがあります。本章では，認知症という病気と介護について考えます。

① 認知症とは

(1) 認知症とその原因

　認知症とは，脳がうまく働かなくなっていく病気です。私たちは普段，当たり前のように物事を考えたり，覚えたりしていますが，認知症になるとこれらの「当たり前」のことが上手くできなくなっていきます。初めはちょっとした物忘れや，人や物の名前がすぐに出てこないといったことから始まりますが，徐々に分からないことやできないことが増えていきます。言葉も出にくくなるため，自分の考えていることや気持ちを他の人に上手く伝えることが難しくなっていきます。本人も「当たり前」のことができなくなっていることや，分からないことが増えている自覚があるので，不安になったり，憂うつになったり，パニックになったり，うまくできないことにイライラすることもよくあります。

　では，どのような状態になると，認知症と診断されるのでしょうか。誰でも覚えたことを忘れることはありますし，年を取れば物忘れも増えます。しかし，認知症はこのような物忘れとは違います。具体的には，①脳の病的な変化が原因であること，②記憶などの知的な働き（認知機能）が低下していくこと，③日常生活や仕事などの社会生活を送るのに支障があること，④意識ははっきりしていること（**せん妄**ではないこと），の４つの基準に当てはまると認知症と診断されます（認知症介護研究・研修大府センター，2018）。この基準から分かることは，認知症という言葉は「状態」を表しており，「特定の病気」を指しているわけではないということです。例えば，基準①脳の病的な変化では，脳の神経細胞が死んで脳が小さくなっていく（萎縮する）場合もあれば，脳血管に障害がある場合もあります。また，認知症という言葉が表す状態は，「特定の状態」を指しているわけでもありません。例えば，基準②認知機能の低下については記憶力の低下が代表的ですが，認知機能には他にも判断力や理解力などのさまざまな機能があり，人によって低下する機能が異なります。つまり，認知症は認知機能の低下の原因ではなく，何らかの原因（病気）によって引き起こされたさまざまな状態を指しています。

では，認知症の原因は何でしょうか。一口に風邪と言っても，その原因はウイルスや細菌など多種多様であるように，認知症にもさまざまな原因があります。これまでの研究では，非常に多くの病気が認知症（という状態）を引き起こすことが分かっています。これらの病気のなかには適切な治療を行えば治るものもあり，このような認知症を「治る認知症」ということもあります。一方，現在の医療技術では治せない病気が原因の認知症もあり，一般的に「認知症」という場合はこちらの認知症を指していることが多いと思います。本章でも，以後，認知症という言葉を使う場合は，後者の認知症を指しています。

　後者の認知症の主な原因は，アルツハイマー型認知症，脳血管性認知症，レビー小体型認知症，前頭側頭型認知症の４つです。アルツハイマー型認知症が最も多く，認知症と診断される人の約半数がアルツハイマー型認知症であると言われています。アルツハイマー型認知症は脳の神経細胞が減少していき，海馬という記憶を司る脳の部位を中心に脳全体が萎縮していく病気です。物忘れをはじめとする記憶障害が特徴です。

　脳血管性認知症は脳梗塞や脳出血などが原因となる病気で，脳の血管が詰まったり破れたりすることで細胞が死滅した部位が障害されます。細胞が生きている部位は障害されないので，できることとできないことが混在するのが特徴です。新たな脳梗塞や脳出血（本人に自覚のない小さな発作も含む）があると，発作が起きた部位に応じた認知機能が障害されるため，階段状に症状が悪化していくことが多いです。

　レビー小体型認知症は，脳の中に「レビー小体」という特殊なタンパク質がたまることで発症する病気で，幻視（そこにいないはずの人や動物などが見える）が特徴的な症状です。レビー小体型認知症の当事者の手記（樋口，2015）によれば，幻視は非常に鮮明であり，見えている人や動物が幻視なのか，実際にそこにいるのかをすぐに判断することは難しいようです。レビー小体はパーキンソン病の原因であるとも考えられており，レビー小体が主に表れる脳の部位の違いが，レビー小体型認知症とパーキンソン病の違いであるとも言われています。このため，レビー小体型認知症では，手足の筋肉のこわばりやゆっくりした動作などのパーキンソン病の症状が見られることもよくあります。

前頭側頭型認知症はピック病とも言われ，前頭葉（物事の判断や意欲，人格などに関わる脳の部位）から側頭葉にかけて萎縮が起きることで発症します。性格が変わったり，反社会的な振舞い（例えば，お店の商品を盗ってしまう）が見られたりすることがあります。善悪の判断をする前頭葉が障害されるため，お店の商品を盗ってしまっても，本人には「悪いことをした」という自覚がないことも多いです。一般的に認知症というと物忘れなどの記憶障害のイメージがありますが，前頭側頭型認知症では記憶はあまり障害されていないことが多く，周囲から勘違いされることも多い病気です。

　認知症は加齢とともに発症しやすくなりますが，64歳以下で発症した場合は「若年性認知症」と言われます。原因となる病気はアルツハイマー型認知症や脳血管性認知症が多いと言われています。働き盛りの30代や40代で発症することもあります。一家の大黒柱が若年性認知症になり，症状が進行して仕事を続けられなくなると，家族は経済的にも厳しい状況になります。また，この年代は子育てをしていることも多いため，子どもに与える影響も大きく，進学などの人生設計を考え直すことになる場合もあります。若年性認知症の認知度はまだまだ低く，職場などで周囲の理解が得られにくいことも，本人や家族にとって負担になります。

　認知症の進み方は人それぞれです。原因となる病気やその人の性格，受けている治療や支援，人間関係や生活環境などによって，どれぐらい元気でいられるかが変わります。診断時に予後5年であると言われた人が，10年経っても元気に生活していることもあります。

(2) 認知症の症状―中核症状

　認知症では認知機能が低下することで，さまざまな症状が表れます。また，それに伴って日常生活を送るうえでもさまざまな支障が出てきます。原因となる病気によって出てくる症状はさまざまですが，これらは中核症状と周辺症状（行動・心理症状，BPSD）の2つに分けることができます。

　中核症状とは脳の機能が障害されることが直接的な原因となる症状で，記憶障害，見当識障害，実行機能障害があります。原因となる病気によって，また同じ病気でも人によって表れる時期や程度は変わりますが，認知症になると誰にでも表れる症状です。現在の医療技術では完全に治す（失

われた機能を元の状態に戻す）ことが難しいとされています。

　記憶障害では，特に自分が経験した出来事に関する記憶（エピソード記憶）を思い出すことが難しくなります。新しく経験したことから忘れていき，しだいに数分前のことでも忘れるようになります。経験した出来事について，経験したこと「そのもの」を忘れてしまうのが特徴です。認知症が進行すると，数分前に聞いたことを何度も聞いたりすることがあります。これは聞いた「内容」を忘れたから聞き直しているのではなく，聞いたこと「そのもの」を忘れているためです。聞いている本人にとっては，（実際には5回目であっても）毎回，初めて質問している感覚です。一方，昔に経験したことは，認知症が進行しても比較的覚えています。

　見当識障害では，日時や場所などがうまく認識できなくなります。今日が何日なのか分からなくなったり，外出して迷子になったりするのは見当識障害によるものといえます。多くの場合，初めに日時が，次いで今いる場所が分からなくなり，最終的にはよく知っているはずの人が誰だか分からなくなります。

　実行機能障害では，判断力や理解力，思考力などが低下していきます。それまで普通にできていたこと（例えば，料理や計算）が，上手くできなくなります。認知症の人の財布には小銭がたくさん入っていることがあります。これは実行機能障害のために，買い物の際に小銭の計算ができず（例えば，530円の商品を小銭で精算するには，500円玉1個または100円玉5個と10円玉3個と計算して，それぞれの小銭が財布にあるかを確認する必要がありますが，それが難しくなります），お札で支払いを済ませることが多くなるためです。

　日常生活を送るうえでの支障は，これらの中核症状が密接に関連して起きます。例えば，初めは近所のスーパーに買い物に行くつもりで家を出たものの，歩いているうちに当初の目的を忘れてしまい（記憶障害），家に帰ろうとするものの，自分が今いる場所がどこか分からず（見当識障害），どうしたらよいか分からないため（実行機能障害），歩いているうちに迷子になってしまった，という感じです。この本を読んでいる人の中には自炊している人もいると思いますが，料理も記憶や実行機能などが必要になる難しい作業です。認知症が進行すると記憶障害や実行機能障害のために，1つ1つの作業（例えば，材料を切る）はできても，一連の作業（献立を考えて，

調理し，盛り付けて，配膳する）を通して行うことが難しくなります。認知症の人の主観的な体験としては，日常生活は霧の中で暮らしているような感じであるとのことです（ボーデン，2003）。

　これらの症状は知的な能力の障害であり，感情的な能力の障害ではないことに注意する必要があります。感情的な能力が全く障害されないわけではありませんが，認知症では知的な能力の障害が大きいです。特に認知症の初期では，本人も分からないことやできないことが増えていることに気づいているため，「失敗」に敏感になることが多いです。また，快・不快の感情が伴った経験は記憶に残りやすいといわれています。認知症が進んで数分前のことを覚えられなくなっても，家族が巧妙に隠している大好きなお菓子の場所は覚えていることがあります。知的な能力は衰えても，本来の「その人らしさ」が失われるわけではありません。認知症と共に生きる人（その人＋認知症）という理解が大切です。

(3) 認知症の症状─周辺症状

　周辺症状とは，徘徊や妄想，不安，焦燥，抑うつ，粗暴行為，無関心，介護に抵抗するなどの，さまざまな行動・心理症状です。アルツハイマー型認知症では，**物取られ妄想**がよく知られています。周辺症状は，中核症状にその人の性格や心理状態，生活環境などが重なって起きると考えられています（図13-1）。このため，周辺症状がどれぐらい出るかは中核症状の程度と比例しません（中核症状は軽度でも，周辺症状は多く出ることがあります）。また，本人への心理学的支援や環境調整（例えば，生活環境を本人にとって安心できる，過ごしやすいものにする）によって，和らげることが可能です。一方で，介護者にとっては，介護の中で最も負担となる症状でもあります。

　周辺症状は，以前は問題行動と呼ばれていました。しかし，この表現は認知症の人の立場に立ったものではない不適切な表現であると言われるようになり，名前が変わりました。なぜでしょうか。ここで，少し想像し

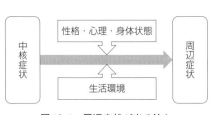

図13-1　周辺症状が出る流れ

てみてください。

　授業終わりの夕方，来週の授業の予習のために，あなたはこの本を大学のカフェテリアで読んでいます。ところが，ふと気がつくと，あなたは知らない所にいて，なぜ自分がここにいるのか思い出せません。窓を見ると外は暗くなっています。周りには多くの人がいてガヤガヤしており，混沌とした周囲の様子に圧倒されそうです。いたたまれなくなって，急いで建物（それが大学のカフェテリアであることは忘れています）を出たものの，自分がどこにいるのか，どうやってここに来たのかも分かりません。とりあえず家に帰ろうと歩いたのですが，迷ってしまいました。そこで，近くにいた男性に道を尋ねると，多くのことを早口で言われるので，何を言っているのか分かりません。すると，突然，その男性は自分の腕をつかんで，引っ張ってきました…。

　さて，あなたはこの男性に何をしますか？「いきなり何をするんだ！」と言って，男性の手を振り払うかもしれません。あるいは，怖くなって「助けて！」と大声で叫ぶかもしれません。いずれにしても，あなたの振舞いはあなたにとっては正当なものでしょう。しかし，それを「問題行動だ」，「頭がおかしい奴だ」と言われたらどう思いますか？家に帰ろうとして迷っているのを「徘徊だ」と言われたら，どんな気持ちになりますか？認知症の当事者であるブライデン（2017）は，異常な状況に対して異常な反応をするのは正常であり，周辺症状とされる行動は異常な状況を何とかしようする努力であると述べています。このため，最近では，周辺症状のことを「チャレンジング行動」（ジェームズ，2016）と呼ぶことも増えてきました。

　ところで，先の例の中で，自分が何をしていたのか，その目的を忘れてしまったのは，中核症状の記憶障害によるものといえます。また，ここがどこなのかわからなくなってしまったのは，見当識障害によるものといえます。その他，周囲の喧騒に圧倒されそうになったのは，認知機能の低下に伴って，音（や光などの環境刺激）に敏感になりやすいことによるものといえます。道を聞かれた男性は「普通に」説明したのかもしれません。しかし，認知機能が低下すると，一度に処理できる情報量が少なくなり，また処理した情報を記憶しておくことも難しくなります。このため，健常な

人にとっては「普通」の速さで話していても，認知症の人にとっては「速すぎ」て情報過多になってしまい，話の内容を理解できないことがあります。ここで述べた認知機能の障害は数多くの認知症の症状の一部ですが，周辺症状はこのような認知機能の障害と，本人の性格，環境との相互作用の中で起きる，認知症の人の正常な反応（または努力）と考えることが大切です。

② 認知症の診断と治療・支援

(1) 認知症の診断

　前述のとおり，認知症には治る認知症もあれば，根本的に治すことができない認知症もあります。「健常な物忘れと認知症の物忘れの違いは，体験そのものを忘れているかどうかである」と言われることもありますが，ごく初期の認知症の場合は，必ずしもこのようにきれいに区別できないこともあります。認知症が気になったら，早期に医療機関を受診することが大切です。神経内科や心療内科などが中心になりますが，最近では「物忘れ外来」も増えています。また，高齢になると持病がある人が増えるため，かかりつけ医でも認知症の相談に乗れるように，地域のクリニックなどにも，認知症の知識を普及させる取り組みも行われています（厚生労働省，2015）。

　認知症の診断では，医師による問診，内科的検査（血液検査など），神経心理学的検査，画像検査（MRI や SPECT など）が行われることが一般的です。このうち神経心理学的検査では，質問に答えることで脳の働きを調べます。心理職が行うことが多く，改訂長谷川式簡易知能評価スケール（HDS-R）や Mini-Mental State Examination（MMSE）などが代表的なスクリーニング検査です。検査の内容から，自分の能力を試されているように感じる人もおり，緊張から普段の力が出せない場合もあります。このため，いきなり検査を始めるのではなく，初めに雑談などをして緊張を和らげ，信頼関係を作ることが大切になります。これらの検査結果を総合して診断

が行われ，治療や支援の方針が検討されます。

(2) 認知症の治療・支援

　認知症の治療は，薬物療法と非薬物療法に分けられます。薬物療法では抗認知症薬が中心になります。残念ながら現在の医療技術では認知症を根本的に治す方法は見つかっていないため，認知症の進行を緩やかにすることが目的となっています。このため，認知症の治療においては，「病気を治すための治療」という視点だけでなく，認知症という病気を抱えながらも，その人らしく生活できるように「支援（ケア）」するという視点も大切になります。その際，支援の中心となるのは認知症の人です。したがって，支援する側にとって望ましいかどうかではなく，支援を受ける認知症の人にとって望ましいかどうかが大切になります。支援を受ける個々人の意思や人となりを尊重して，望ましい支援のあり方を考え・実践することを「パーソン・センタード・ケア」（Kitwood, 1997）と呼び，現在の認知症ケアの中心になっています。では，認知症の人はどのような支援を望んでいるのでしょうか。ブライデン（2017）は希望する支援者を「enabler」と呼んでいます。「支援する―支援される」という上下関係ではなく，横並びの関係でできないことを可能にしてくれる人ということです。

　認知症が進むと生活全般に支障が出てきますので，認知症の治療・支援は生活全般にわたります。このため，医療・介護・福祉の専門家が協力（多職種連携）して，認知症の人が安心して暮らせる生活環境を整えることが大切になります。このような背景から，厚生労働省（2015）は認知症施策推進総合戦略（通称，新オレンジプラン）を発表しました。新オレンジプランでは，認知症の人が安心して暮らせる社会の実現に向けて，7つの柱（普及・啓発，医療・介護等，若年性認知症，介護者支援，認知症など高齢者にやさしい地域づくり，研究開発，認知症の人やご家族の視点の重視）に沿った取組みを行うとしています。また，**地域包括ケアシステム**として，医療や介護，生活支援（介護予防）が一体的に提供できる地域づくりが進められています。

(3) 認知症の非薬物療法―予防的支援

　非薬物療法とは，文字通り，薬を使わない治療法のことで，脳を元気に

したり（活性化），気持ちを穏やかにしたりすることで，認知症の症状を和らげ，病気の進行をゆるやかにすることを目的としています。音楽療法，運動療法，芸術療法，アロマテラピー，生活環境の工夫など多くの取り組みが行われています。どの支援をどのように行うかは，パーソン・センタード・ケアの原則に基づいて，個々人の興味や関心，身体の状態，認知症の症状などを踏まえて決めます。一方で，認知症が進むと，言葉のやりとりが難しくなります。このため，周辺症状を未然に防いだり，強まるのを防いだりすることを目的とした「予防的支援」と，周辺症状が強まってしまった際にそれを和らげることを目的とした「介入的支援」に分ける考え方が提案されています（ジェームズ，2016）。

　予防的な心理学的支援としては，現実見当識訓練や回想法，認知活性化療法などがあります。現実見当識訓練は，日時や場所などの見当識の改善を目的としています。カレンダーや新聞，季節感が分かる物などさまざまな物を使って，認知症の人が「現在」をうまく認識できるように支援します。その内容上，どうしても正解・不正解があり，答えが分からない人もいます。したがって，参加者にとって「失敗」という嫌な体験にならないような工夫が必要になります（小海・若松，2012）。現実見当識訓練は，認知機能などの改善に有効であると言われています。一方で，認知症の人が「現在」を正しく認識できるようになることが，常に良いことであるといえるのかという指摘もあります（ジェームズ，2016）。例えば，認知症の中核症状が進行すると，「現在」ではなく，その人が最も活き活きとしていた「過去」の記憶の中で生活するようになることがあります。これは記憶障害の一部と考えられていますが，混乱して辛い「現在」ではなく，活き活きとしていた「過去」の自分になることで気持ちを安定させようとする「チャレンジング行動」（周辺症状）であるという考え方もあります。独立心が強く現役で働いていると思っている人に，「現実」（既に退職していて，現在は高齢者施設で介護を受けていること）を伝えたら，落胆して憂うつになるかもしれません。このため，十分な支援体制のもとで行うことが大切になります。

　回想法は気持ちの安定などを目的に，過去の体験（楽しかったことや，自分にとって意味のある出来事など）を思い出し，語ってもらいます。事前に準

備した記憶の手がかりとなる物（昔の音楽や写真など）をテーマとして，関連する思い出を語ってもらうこともあります。また，語ってもらうだけでなく，実演してもらうこともあります（作業回想法）。回想法は認知症の有無にかかわらず，高齢者の気持ちの安定に有効な方法であると言われています。一方で，辛い体験を思い出して，嫌な気持ちになってしまう場合もあるため，回想のテーマや記憶の手がかりとなる物は慎重に選ぶ必要があります。

　認知活性化療法は現実見当識訓練から発展した方法で，障害されていない認知機能を活性化させることを目的として，頭や身体を使ったゲームなどを行います。グループで行われることが多く，プログラムの中に回想法の手続きが含まれていることもあります。認知症になっても，すぐに全ての認知機能が障害されるわけではありません。楽しみながら頭や身体を動かすことで，認知機能や生活の質などが改善することが報告されています。ただし，人によって楽しい活動は違いますし，上手くできないことで嫌な気持ちになる場合もあります。また，他の人と一緒に行うことが苦手な人もいます。どのような活動をどのように行うのかは，慎重に決めることが大切です。

(4) 認知症の非薬物療法─介入的支援

　介入的支援とは，「見立て」に基づいて行う支援です。見立てとは，困っている症状や行動の背景を調べて，その症状や行動がなぜ起きているのか（原因），なぜ続いているのか（維持要因）について立てる仮説のことです。予防的支援でも事前に対象者のことを調べますが，介入的支援では特定の周辺症状を対象として，その原因と維持要因を詳しく調べて，個別に支援の方法を検討します。代表的な介入的支援としては，認知行動療法と行動論的マネジメントがあります（ジェームズ，2016）。

　認知症の初期で，言葉によるやりとりができる場合は認知行動療法が可能です（ジェームズ，2016）。認知行動療法では，認知症の人自身が，自分が経験している困難について理解を深め，適切に対処できるようになることが目的となります。周辺症状の背景には，中核症状である認知機能の障害に加えて，本人の性格，考え方のクセ，生活上のストレス，抑うつや不

安などのネガティブな気持ちなどがあります。これらの関係をカウンセラーと一緒に調べて，楽な気持ちになる考え方を検討したり，自分にとって大切な活動をしたり，より良い人間関係を持てるように支援します（ジェームズ，2016）。認知行動療法は，周辺症状の背景にあるネガティブな気持ちの改善に効果があると言われています。また，レビー小体型認知症の当事者である樋口（2015）は，日常生活のストレスの緩和に役立った心理療法として認知行動療法を挙げています。

　認知症が進行し，言葉によるやりとりが難しくなると，認知症の人が自分で自分の問題に対処できるように支援するのは難しくなります。行動論的マネジメントは，このような認知症が進行した人の周辺症状をケアするための方法で，重度の認知症の人にも用いることができます（ジェームズ，2016）。行動論的マネジメントの原理は認知行動療法と同じですが，その対象者は認知症の人を介護している家族や医療・福祉施設のスタッフになります。自分のことをうまく伝えられない本人に代わって，周囲の人が周辺症状の背景にあるその人の想いを考え，その人の想いに沿った，本人も周囲の人も困らない行動ができるように，生活環境を整えたり，周囲の人の関わり方を工夫します。行動論的マネジメントはその有効性から，周辺症状への対応のガイドライン（日本認知症学会，2008）にも含まれています。

　予防的支援と介入的支援は二者択一ではありません。予防的支援を受ける中で，必要に応じて介入的支援が行われます。例えば，デイサービスでは回想法に参加しながら，周囲が対応に苦慮する周辺症状については行動論的マネジメントによる支援を受ける，といった具合です。

③ 認知症の人の介護

(1) 家族介護者の介護ストレス

　介護とは，障害などのためにうまく日常生活を送れなくなった人の生活を支援することです。これまで述べてきたように，認知症が進行すると，生活のさまざまなところで支障が出てくるため，生活の支援（介護）が必

要になってきます。認知症の人の介護は，看護師や介護福祉士，ホームヘルパーなどの専門職も行いますが，認知症の人にとって最も身近で介護をしているのはその家族（家族介護者）です。近年では，認知症の人の配偶者に加えて，その子どもが介護を担うことが増えています。仕事と介護または育児と介護の2つの役割，あるいは仕事と育児と介護の3つの役割を担う家族介護者や，18歳未満の子どもが生徒（または学生）と介護の2つの役割を担うこと（ヤングケアラー）も増えています。

　家族介護者は「第2の患者」と言われるほど多くの困難を経験し，心身の健康が悪化しやすいと言われています。また，介護を苦にした殺人や心中など，心の痛む事件も報道されています。このため，新オレンジプランにおいても，介護者支援が重点施策の1つに含まれています。認知症の人の介護は，身体疾患など認知症を患っていない人の介護とは，質の異なる辛さがあると言われています（矢吹，2015）。一般的な身体疾患の場合は，身体が不自由になっても，「頭」は健康であることが多いため，コミュニケーションを取ることができたり，何気ない振舞いから被介護者の気遣いや感謝の気持ちを感じ取れたりするなど，家族の心と心の結びつきが大きく損なわれることはあまりありません。一方，認知症では「頭」が障害を受けるため，場合によってはそれまでの家族の「つながり」が失われることもあります。外見上は健常な人と変わらないことが多いため，「なぜ，そんなことをするのだろう？」「なぜ，何度言っても分からないのか？」など，認知症の人の振舞いを理解できないことがあります。「何度も聞いてくるのは認知症だから」と頭では分かっていても，気持ちが追いつかないこともあります。「認知症は治らない怖い病気である」というイメージから，今後の生活について不安を抱くこともあります。他の人と一緒にいる時は，認知症の人がそつなく振舞う場合もあり，周囲の人から介護の辛さを理解してもらえない場合もあります。その他，東アジア諸国に特徴的とされる**扶養義務感**と呼ばれる考え方も，家族介護者にプレッシャーを与え，上手く介護ができないことや周囲の人に助けを求めることに罪悪感を抱かせることがあります。知識や理屈，一般常識が通用しないのが，認知症の人の介護ともいえます（杉山，2012）。

　家族介護者は4つの心理的ステップをたどると言われています（杉山，

2012)。最初は「とまどい，否定」の時期で，何でもできた親や祖父母の異変に気づくものの，それを受け止められずに否定し，周囲に悩みを打ち明けられず，悩む時期です。次が「混乱・怒り・拒絶」の時期で，認知症の症状に振り回される時期です。認知症の理解が不十分なこともあり，ささいなことに怒ったり，不安になったりするなど，心身ともに辛い時期です。辛さから認知症の人を拒絶することもあります。3つ目のステップが「あきらめ・割りきり」で，認知症の症状に振り回されても損だと割りきるようになるとともに，認知症の人を元に戻そうとするのをあきらめるようになります。認知症の症状に対する見方が変わるため，気持ちは少し楽になります。最後のステップは「受容」で，認知症の理解が深まり，認知症の人をあるがままに受け入れることができるようになります。心理的ステップは行きつ戻りつをしながら進み，途中の段階で（被介護者が亡くなるなど）介護を終えることもあります。

　一方で，認知症の人の介護は辛いことばかりではありません。介護を通して恩返しができたり，人として成長できたり，新たな人間関係ができるなど，ポジティブな経験をすることもあります。認知症の人の介護は身体的・精神的・経済的に多くのエネルギーが必要になりますが，介護に対する考え方や周辺症状への対応力が家族介護者の精神的健康に大きな影響を与えることが分かっています。家族介護者の心理状態は被介護者である認知症の人にも伝わります。家族介護者が精神的に余裕を持てることは，認知症の人の気持ちを穏やかにし，認知症の症状の緩和にも繋がります。

(2) 家族介護者への心理学的支援

　家族介護者への支援としては，認知症の勉強会，家族介護者同士がサポートしあう「サポートグループ」，認知症の人に施設に短期間だけ入所してもらい家族が休む「レスパイトケア」，カウンセリングなどが行われています。認知症の勉強会は，介護教室などの名称で医療機関や地域で行われています。一方で，認知症の知識を勉強するだけでは，十分な効果が見られないといわれています。認知症のことを頭で分かっただけでは，介護や自分の気持ちの整理を上手く行えるようにならないからです。また，レスパイトケアだけでも，十分な効果が見られないとされています。一時

的に介護から解放されても，認知症の人が施設から帰ってきたら，またそれまでの（ストレスの多い）介護生活が始まるからです。このため，家族介護者への支援では，レスパイトケアなどで適度に息抜きをしながら，家族介護者の介護に対する**自己効力感**を高めることが有効であるとされています。

　介護に対する自己効力感は，①周囲に助けを求める力，②認知症の症状に上手く対応する力，③嫌な気持ちを招く考えをコントロールする力，の3つから構成されます（Steffen et al., 2002）。認知症に関する知識に加えて，これらの3つの力を高めることを目的とした認知行動療法は，家族介護者の精神的健康の向上に有効であるとされています。

(3) 介護を支える支援制度

　認知症の人の介護を家族だけで行うのは，身体的にも精神的にも困難です。このため，専門家の支援（介護サービス）を受けることが大切になります。介護サービスには，自宅で受けるもの（例：訪問介護，訪問看護），施設に通うもの（例：デイサービス，デイケア），施設に短期間入所するもの（例：ショートステイ），施設に入所するもの（例：介護老人保健施設，グループホーム），の4種類があります。介護保険制度は，これらの介護サービスの利用に必要な費用を補助する制度です。市区町村に申請し，所定の審査を受けることで，**要介護度**が認定され，要介護度に応じたサービスが利用できます。サービスを利用できるのは一般的には65歳以上ですが，認知症と診断された場合は40歳から利用できます。一方で，40歳未満の若年性認知症の人の場合は利用できないことや，制度が認知症の実情に合わない部分もあり，改善が求められています。また，地域包括支援センターや「認知症の人と家族の会」などで，介護に関する相談を受けています。近年では，**認知症カフェ**も増えています。

●ボーデン，C. 著 / 桧垣陽子訳『私は誰になっていくの？―アルツハイマー病者からみた世界』クリエイツかもがわ，2003.

認知症の当事者で，世界的に活躍されている方が書いた自伝です。認知症の人がどのような想いで日々を過ごしているのか，認知症の人はどのような支援を求めているのかなどについて，丁寧に書かれています。

●杉山孝博監修『よくわかる認知症ケア―介護が楽になる知恵と工夫』主婦の友社，2012.

認知症の症状や症状に応じた支援の方法，支援制度の使い方など，多くの絵とともに分かりやすくまとめられています。各項目のページ数も少なく，辞書的に使える点もお勧めです。

●認知症スタジアム

https://dementia-stadium.jimdofree.com/

認知症のことや相談できる全国の機関・イベントなど，幅広い情報が公開されています。認知症の人や支援者などが行った講演会の映像も配信されており，文字だけでは分からない「実際」を知ることができます。

もしも春花さんの母親が，アルツハイマー型認知症になったら…

　春花さんの母親（節子さん，67歳）は町内会の役員を長いこと務めていましたが，半年ほど前から旧知の役員の名前がなかなか出てこないことが増えてきました。しかし，「年を取れば，物忘れの１つや２つぐらいはある」と気にしていませんでした。一方，夫の直之さん（69歳）は，最近，節子さんが町内会の会合の約束を忘れることがあることが気になっていました。ある日の夕方，帰宅した直之さんが異臭に気づいて台所に行くと，火にかけたフライパンの上で魚が焦げていましたが，節子さんがいません。急いで探していると，なんと節子さんが帰ってきました。町内会から相談の電話があり応対していたが，電話ではらちがあかないからと，町内会館に行っていたとのことでした。それまで節子さんの物忘れをあまり重く考えていなかった直之さんでしたが，この一件で「もしかしたら認知症ではないか」と心配になりました。

　節子さんを説得して，一緒に物忘れ外来を受診したところ，初期のアルツハイマー型認知症であると言われ，抗認知症薬を処方されました。節子さんは「あんな風にはなりたくないねと言っていた認知症になってしまった」と落ち込み，町内会の会合にも行きたがらなくなりました。要介護認定を申請したところ要支援２と判定され，ケアマネジャーと相談して，週１回の介護予防訪問看護とデイケアを利用することにしました。それから１年。初めは嫌がっていたデイケアも，趣味の絵ができることもあり，今では楽しみにしています。介護をしている直之さんと週末に介護の手伝いをしている春花さんは，認知症の勉強会に行って，認知症や介護のことを学んでいます。また，認知症カフェに行き，介護の悩みを聞いてもらっています。これらを通して介護者の仲間ができ，直之さんは介護を１人で抱え込むことがなくなりました。

　節子さんの認知症はゆっくりではあるものの着実に進んでいますが，直之さんと春花さんは，勉強会で学んだことを活かして，今後も節子さんをサポートしていこうと思っています。

第 14 章

高齢期のうつ病を招く睡眠障害の特徴
―シニア世代の睡眠を守る認知行動療法という処方箋

本章のポイント

現在，日本の高齢者の 30% に睡眠障害が認められています。なかでも，不眠は高齢者の脳や身体，こころの健康を阻害し，生活の質を低下させてしまいます。これまで不眠は，うつ病の症状の 1 つとして考えられてきましたが，どうやら不眠がうつ病に先駆けて現れたり，うつ病発症のリスクを高めたりすることがわかってきました。そのため，高齢者のうつ病発症を防ぐためにも，不眠症状を早期に発見し，治療することが重要になります。この章では，高齢期のうつ病と睡眠障害の関係をひも解き，その改善と予防に向けた支援方法について解説します。

① 高齢者のうつ病

(1) 高齢期に発症するうつ病の特徴

　近年，高齢者の健康に関する問題として，**うつ病**（depression）に注目が集まっています。うつ病とは気分がひどく落ち込んだり，何事にも興味を持てなくなったりして強い苦痛を感じ，日常生活に支障が現れる状態を指しており，この状態が2週間続くとうつ病と診断される可能性があります。DSM-5 の診断基準に照らすと，高齢者の 1.8% に大うつ病（いわゆるうつ病），9.8% に小うつ病（軽症レベル），13.5% に臨床的に明らかな抑うつ状態が認められると報告されています。

　DSM-5 では，年齢による診断基準の区別はありませんが，高齢期のうつ病は，他の年代のうつ病と異なる特徴があることが知られています。その特徴は睡眠の問題，食欲不振，便秘，疲労感，痛みなどの身体的な訴えが多いこと，不安や焦り・イライラ・そわそわ感が強い，妄想（微小・貧困）がみられる，日常生活を送るために最低限必要な動作（食事・入浴など）が低下する，身体疾患を患っているなどです。高齢者は自ら抑うつ気分や興味の喪失を訴えることが少ないため，うつ病の症状は身体疾患の症状の一部として誤って捉えられてしまい，見過ごされやすくなります。

　また，高齢者では「仮性認知症」と呼ばれる，うつ病が原因で認知症のような症状を示す場合もあります。これは，うつ病によって日常生活が維持できなくなり，認知症と間違われることをいいます。日付や曜日がわからない，朝食の内容が思い出せないなど，一見すると認知症と間違えてしまうような，判断力や記憶力の低下を示すことがありますが，記憶検査の成績は正常な範囲に収まることが多いようです。しかし最近では，仮性認知症が将来認知症へ移行しやすいという報告も認められています。一方，認知症の初期症状としてうつ病を発症することも多く，軽度認知障害（認知症の前段階）の人の約 20% が抑うつ症状を示すといいます。そのため，認知症との見分けが難しく，対応が遅れる場合があります。また，高齢期のうつ病は認知症の発症リスクを2〜5倍に高めるため注意が必要です。

(2) 高齢期のうつ病に伴う睡眠の問題

DSM-5 のうつ病の診断基準の 1 つに「ほとんど毎日の不眠または過眠」が含まれているように、睡眠の問題はうつ病の 9 割以上の人に認められる中心的な症状です。ここでの**不眠** (insomnia) とは、入眠困難（寝つけない）、中途覚醒（頻繁に目が覚める）、早朝覚醒（朝早く目が覚め、その後眠れない）を指しています。一般的に高齢期になると、加齢に伴って睡眠の質が悪くなりやすいのですが、高齢のうつ病の人ではさらに質が低下しやすく、健常な高齢者と比べると、中途覚醒時間（途中で目が覚めた時間の合計）が長くなり、睡眠効率（ぐっすり眠っているかどうかの目安）が著しく低下したりすることが指摘されています。そして、これら不眠症状は思考・動作の処理速度や記憶、ことばの流暢性など認知機能の低下とも関わっていることが報告されています。

高齢期のうつ病発症のリスク要因として、近親者の死別、睡眠の問題、身体の病気、過去にうつ病に罹った経験が挙げられています。また、高齢女性はうつ病になりやすいことも指摘されています。なかでも、不眠は、近年うつ病の発症と強く関連する重大なリスク要因として指摘されており、うつ病の初期症状としても知られています。不眠がうつ病の発症に及ぼすリスクを調べた 10 研究の統合解析（メタ解析）によれば、不眠を経験したことがある人はない人と比較してうつ病の発症リスクが 2.8 倍高いといわれています。また、うつ病と睡眠問題の発症時期について調べた研究によれば、初めてうつ病を発症した人の 41.0%、うつ病が再発した人の 56.2% は、うつ病になる前に不眠を訴えるようです。この割合は、不眠がうつ病の発症時・再発時に同時に現れる割合（それぞれ 29.4%, 22.1%）や発症後・再発後に現れる割合（それぞれ 28.9%, 21.6%）に比べても高いという特徴があります。このように不眠はうつ病の症状の 1 つではなく、不眠がうつ病に先駆けて現れたり、うつ病を発症させるリスクを高めたりするため、高齢者のうつ病の発症や再発を防ぐためにも、不眠をはじめとする睡眠問題を早期に発見し治療することが重要です。

② 高齢者の睡眠の特徴

(1) 加齢による睡眠の変化

　高齢者では，何らかの睡眠の問題に悩んでいる人が多いといわれています。特に「ひと寝入りすると目が覚める」「眠りが浅い」「朝早く目覚めてしまう」など睡眠が持続しにくくなるタイプの不眠症状が多いといわれています。これには理由が大きく2つあり，1つは加齢の影響を受けること，もう1つは不眠を引き起こす病気にかかりやすくなることが関係しています。

　加齢の影響を強く受けるのは，睡眠の中身（構造）と生体リズム（第11章も参照）です。高齢者の睡眠の特徴をひと言で表現すると，浅く，効率の悪い眠りといえます。高齢者では深い眠り（睡眠段階3+4）が著しく減少し，浅い眠り（睡眠段階1+2）が増加するため，夜中に目覚める回数が増え，睡眠が途切れやすくなります（図14-1）。朝も早い時間帯に目が覚めてしまい，その後眠れないことも多くなってきます。起床時の気分や機嫌が悪く，意欲が出ないまま1日を過ごす人も少なからず見られます。こうした深い眠りの減少や中途覚醒の増加は，睡眠を維持・管理する脳や体のしくみの老化現象として考えられています。

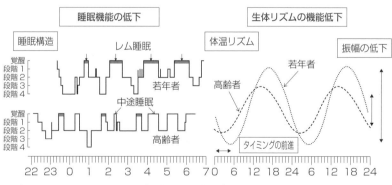

出典）田中秀樹・田村典久・山本愛・古谷真樹（2014）．高齢者の睡眠とヘルスプロモーション—快眠とストレス緩和のための習慣づくり，ストレス科学研究，29，pp.10-19.

図14-1　加齢による睡眠の質と生体リズム機能の低下

一方，加齢による生体リズムの衰退は，体の中に存在する体内時計によって駆動されている概日リズム（第11章参照）にみられ，メリハリ（リズムの振幅）の低下とリズムの前進として現れます。図から，高齢者では深部体温の最高値と最低値を示す時間帯が前進し，かつその振幅が小さくなっていることがわかると思います。高齢者が「夜中に目が覚めやすく，昼間に眠くなる」のは，概日リズムの振幅が小さくなっていることが，「早寝・早起き」になるのは概日リズムが前進することが関係しています。このように概日リズムが衰退する原因として，体内時計の役割を担っている視交叉上核という脳部位の機能低下や同調因子の減弱が挙げられます。この同調因子とは，体内時計によって動いている約25時間周期の概日リズムを，地球の24時間周期に同調（体内時計の針を1時間進め，地球時間とのずれを補正すること）させるために必要なもので，人間にとって大切な同調因子は光や食事，運動，そして会社や学校に行くという社会的因子が知られています。高齢者の多くは定年退職後，社会の第一線から退いているため外出する機会が減ることから，日光を浴びる時間が減少し，光による同調因子が減弱していることが考えられます。また，日中の運動量も減り，対人交流も限られたものとなるので，社会的同調因子の低下も考えられます。

(2) 加齢以外の睡眠の問題

　高齢者で睡眠の問題が増加する原因は加齢だけではなく，身体や心の病気による影響も大きいと考えられています。身体の病気としては例えば，喘息，糖尿病や高血圧，脳梗塞・脳出血，心の病気としてはうつ病や認知症などです。また，これらの病気を治療するための薬を飲むことによって不眠が起こりやすくなることもあります。そのため，身体や心の病気のない健康な高齢者では，不眠が非常に少ないことが知られており，その有病率は2.3％といわれています。日本の高齢者の不眠の有病率が30％であることを考えると，不眠を引き起こす身体や心の病気による影響がいかに大きいかがわかると思います。また，高齢者は社会的に喪失体験（退職，家族や友人との死別など）の機会が多く，悲嘆，哀悼によっても睡眠の問題が起こりやすくなります。

③ 高齢者でよく見られる睡眠障害の特徴

(1) 高齢者における不眠症

　不眠症と聞くと，夜眠れないことを想像するかもしれません。確かに，それも不眠ではあるのですが，夜間の睡眠の問題だけでは不眠症といいません。不眠症とは，夜間適切な時間帯に寝床で過ごしているにもかかわらず，寝つけなかったり，睡眠が維持できなかったりする症状があり，それによって疲労，注意・集中力低下，気分変調など日中に問題が起きている状態を指します。主な不眠のタイプには，入眠困難，中途覚醒，早朝覚醒があり，問題となることが多い不眠は週3日以上このような症状が出現し，3ヶ月以上も続くような持続性の不眠で，高齢者で最も多い睡眠障害はこのタイプの不眠です。

　日本の不眠症の有病率は男性17.3%，女性21.5%と推定されていますが，この有病率は加齢とともに高くなります。特に60歳以降での不眠症の有病率が高く，70歳代では男性20.5%，女性26.3%，80歳代では男性30.5%，女性40.3%に及ぶといわれています。不眠症状に関しても，高齢者では男女とも中途覚醒が多くなってきますが，女性でのみ入眠困難が増加するという特徴も知られています。高齢者における不眠の中でも，特に入眠困難に悩む人では，中途覚醒や早朝覚醒に悩む人よりも，2年後にうつ病を発症しやすいという報告もあります。

　その他にも，不眠は高血圧や糖尿病，悪性腫瘍の発症もしくは増悪リスクとしても問題視されているため，注意が必要です（井上・岡島，2012）。

(2) むずむず脚症候群

　不眠で悩む高齢者の中には，脚に異常感覚があり，脚を動かしたくてたまらない衝動のために入眠困難や中途覚醒が起きている人がいます。これは，実は不眠とは異なる睡眠障害で，「**むずむず脚症候群**」もしくは「レストレスレッグス症候群（RLS）」と呼ばれます。

　RLSは，脚にむずむずするような不快な症状が現れるのが特徴で，静かに座ったり横になったりしていると症状が出やすくなります。RLSで

みられる脚の異常感覚は虫が這う，かゆい，痛い，ちりちりする，熱い，ズキズキなど多彩で，脚の奥の方に症状が起きてきます。こうした異常感覚のため，脚を動かさずにいられなくなり，脚を動かすことで異常感覚が少し治まったり完全に消えたりします。夜間に不快感が強くなることも特徴で，そのため寝つきが悪くなったり，夜中に目が覚めて眠れなくなったりすることが多くなります。また，RLSは男性に比べて女性に多く認められ，中高年者に多い傾向があります。高齢者ではRLSによって睡眠が障害されてしまうため，うつや不安，QOLの低下と関連することが知られています。

　RLSには，原因不明の特発性のものと，他の病気や薬が原因となって起こる二次性のものがあります。特に二次性のRLSでは，鉄欠乏性貧血や腎不全，腎機能障害，糖尿病，関節リウマチ，妊娠などがあります。妊娠については高齢者では一見関係なさそうにみえますが，実は過去に子どもを産んだ回数が多い人ほど，RLSの発症リスクが高くなります。

(3) 睡眠時無呼吸症

　睡眠時無呼吸症（SAS）とは，睡眠中に何らかの理由で気道の空気の通りが悪くなり，呼吸が浅くなったり（低呼吸），一時的に止まったり（無呼吸）する状態を繰り返す病気のことを指しています。睡眠時無呼吸症の人では，睡眠中に大きなイビキをかいていたかと思うと，次の瞬間にはパタリと呼吸が止まり，数秒後に再び大きなイビキをかくという特徴的な呼吸パターンが認められます。このような特徴的な呼吸が繰り返されるため，睡眠中に息苦しくなり，何度も目を覚ましてしまうことになります。

　なぜこのような特徴的な呼吸が起きるのでしょうか？これは眠る姿勢が関係しています。通常，眠る時は仰向けになると思います。目覚めている時はそうでもないですが，睡眠中は喉の筋肉が緩んで舌のつけ根が下に落ち込みやすく，気道が少し狭くなります。それでも，多くの人は気道がふさがることはなく，呼吸にもほとんど問題がありません。ところが，肥満や顎が小さいなどの理由で気道が狭くなっていると，喉の筋肉が緩んだ際，舌のつけ根が落ち込み気道をふさいでしまうため，大きなイビキ音が出たり，呼吸が止まったりするのです。特に高齢者では，喉や気道の周りの筋

肉や呼吸を調整する機能が低下しているため気道が狭くなり，低呼吸や無呼吸が起こりやすくなります。一方，若年者とは異なり，症状が全般的に軽度であることが多く，肥満の人が少ないのも特徴です。

　SAS では，日中の過度の眠気や疲労感が起こりやすいため，自動車の居眠り運転事故を起こしやすいことが知られています。また，高血圧や糖尿病，夜間不整脈，逆流性食道炎，うつ病や不安症，認知機能の低下など，ありとあらゆる疾患と深く関係していることも知られています。

④ 不眠症の認知行動療法

(1) 不眠症の認知行動療法（CBT-I）とは

　睡眠を改善するためには，正しい知識の普及や啓発，行動を変えようという意欲の喚起，実行させるためのきっかけ，行動を変容させ維持させていくための行動変容技術が必要です。ここで紹介するのは，不眠症を改善するために開発された**認知行動療法**という手法です。この認知行動療法とは，不眠が続くことで，いつの間にかクセになってしまった生活習慣（例えば，身体のだるさから日中ゴロゴロしている日が増えた），考え方（例えば，今日はこれだけ運動したんだから眠れるはずだ），緊張感（例えば，寝床に入ると目がさえる）などを明らかにし，それを修正して，ふたたび眠れる日を取り戻す方法です（岡島，2015a）。

　CBT-I は治療効果が明らかにされている複数の治療技法を組み合わせた方法であり，通常 1 回 60 分程度のセッションが，4〜6 回行われます。即効性こそないものの，睡眠薬と同等かそれ以上の効果が確認されており，しかも安全で副作用がないことが特徴です。CBT-I が不眠の改善に与える効果を調べたレビュー論文によれば，CBT-I を受けた不眠症の人の70〜80% の人が効果を実感し，40〜50% の人が寛解（全治と言えないまでも，病状が治まって穏やかであること）することが確認されています。

　CBT-I を開始するためには，その人の不眠のタイプや重症度，睡眠に対する考え方・態度についてアセスメントする必要があります。これらを

把握するためのツールの１つが睡眠日誌です（図 14-2）。睡眠日誌では，毎日の就床時刻や寝つきにかかる時間，中途覚醒回数や再入眠までにかかった時間，起床時刻に加えて，熟眠感や日中の支障度を，自宅で毎朝起床時に思い出して記録してもらいます。記録を通して，例えば「まったく眠れない」という曖昧な記憶が，実は「この１週間で目が覚めた後なかなか眠れなかったのは３日間だった」と具体的に把握しやすくなります。睡眠日誌には，こうしたセルフモニタリング効果も期待できるため，CBT-I の開始時だけでなく，実践中も継続して記録してもらうと良いでしょう（岡島，2015b）。

(2) 睡眠衛生教育

　睡眠衛生教育とは，良好な睡眠を促進または妨害する生活習慣（食事，運動，飲酒）や環境（光，騒音，室温）に関する内容を指しています。CBT-I を行う際に，科学的根拠に基づいた睡眠に関する正しい知識を伝えることは，睡眠を妨害するような誤った生活習慣や環境を整え，行動変容を促すための基本になります。そして，これは各自の症状にあわせて適切な環境づくりを検討する心理教育の役割も併せ持っています。

　睡眠衛生教育の基本的な内容は，①睡眠・覚醒リズムを一定にし，毎朝，太陽光で脳の体内時計を，朝食で腹時計をリセットして概日リズムの規則性を高めること，②日中すっきりと過ごせれば睡眠は充分，睡眠時間にこだわりすぎないことです。また，昼食後の眠気には午後１時〜３時の間で 30 分の昼寝が効果的であること，普段の就床時刻の 2〜4 時間前は最も眠りにくいこと，就床前はリラックスして脳や身体の興奮を鎮めることなどの情報を伝えることも大切です。睡眠衛生に関する詳しい内容は，「健康づくりのための睡眠指針 2014」がわかりやすく参考になります。

(3) 睡眠スケジュール法

　不眠症の人では，毎日の睡眠・覚醒リズムに非常に大きなばらつきがあり，必要以上に寝床で長く過ごすという特徴があります。この特徴を軽減する手法として**睡眠スケジュール法**（sleep scheduling）があります。これは①規則的な睡眠・覚醒リズムを再構築すること，②実際に眠っている時間

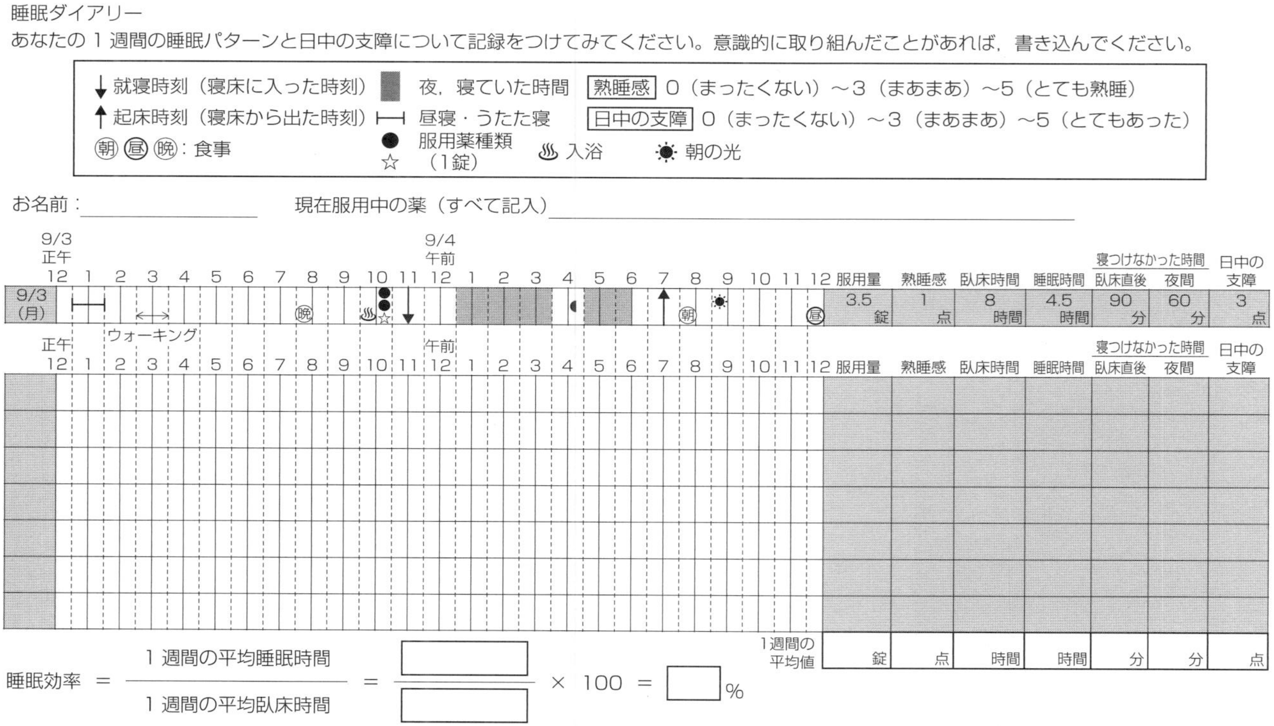

睡眠ダイアリー

あなたの1週間の睡眠パターンと日中の支障について記録をつけてみてください。意識的に取り組んだことがあれば、書き込んでください。

↓ 就寝時刻（寝床に入った時刻）　■ 夜、寝ていた時間　　熟睡感　0（まったく）～3（まあまあ）～5（とても熟睡）
↑ 起床時刻（寝床から出た時刻）　├─┤ 昼寝・うたた寝　　日中の支障　0（まったく）～3（まあまあ）～5（とてもあった）
朝　昼　晩　食事　　☆ 服用薬種類（1錠）　　☆ 朝の光
　　　　　　　　　　● 服用薬　　　　　　　🛁 入浴

お名前：＿＿＿＿＿　現在服用中の薬（すべて記入）＿＿＿＿＿

睡眠効率 ＝ 1週間の平均睡眠時間 ／ 1週間の平均臥床時間

1週間の平均睡眠時間 ／ 1週間の平均臥床時間 × 100 ＝ ［　　　］％

	服用量	熟睡感	臥床時間	睡眠時間	寝つけなかった時間		日中の支障
					臥床直後	夜間	
9/3（月）	3.5錠	1点	8時間	4.5時間	90分	60分	3点

1週間の平均値	錠	点	時間	時間	分	分	点

出典）岡島 義（2017）．睡眠表と睡眠日誌　三島和夫（編）不眠症治療のパラダイムシフト―ライフスタイル改善と効果的な薬物療法　医療ジャーナル社 pp. 50-56.

図14-2　睡眠日誌

と寝床で横になっている時間のズレを小さくすることを目的としています。例えば、実際の睡眠時間が6時間の人が、9時間寝床に入っていると睡眠が浅く、質の悪いものになってしまいます（図14-3上段）。そこで、床上時間を実際の睡眠時間＋30分に設定し、それにあわせて就床・起床時刻を決め、1週間実践します（図14-3中段）。このとき、寝床に入っても眠れないときはいったん寝床から出て、頭が冴えないような活動（例えば、何度も見た風景写真集を見る）を行い、しばらくしてから寝床に戻ることも大切です。要するに、「寝床は寝る場所である」ことを身体に再度学習させる必要があります。睡眠日誌を基に1週間の睡眠効率（睡眠時間÷床上時間×100）を算出し、85%を超えていれば床上時間を15分増やし、79%以下であれば15分短くして1週間を過ごしてもらいます（図14-3下段）。これを繰り返し行うことで、常に高い睡眠の質を確保しながら実際の睡眠時間を延ばしていきます（井上・岡島、2012）。

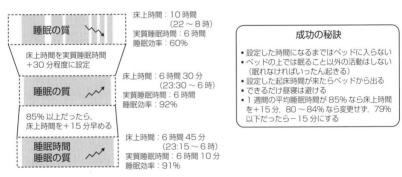

出典）岡島　義（2012）．不眠の科学付録2　不眠の認知行動療法実践マニュアル―治療者ガイド

図14-3　睡眠スケジュール法

(4) リラクセーション法としての筋弛緩法

　リラクセーション法とは、睡眠を妨げるような身体や心の緊張状態を軽減し、眠りやすい状態を作り出して睡眠の質を高めようとする手法を指します。不眠症に対するリラクセーション法では、漸進的筋弛緩法が推奨されています。漸進的筋弛緩法では、身体の各部位から全身にかけて、力を

入れた状態と抜いた状態を交互に繰り返しながら，身体や心の緊張状態を
ほぐしていきます。漸進的筋弛緩法は夜眠る前に実践してもらうことで，
入眠困難や中途覚醒の軽減に期待できます。

(5) 睡眠障害に対する認知行動療法の適用範囲

　最近では，認知行動療法は睡眠時無呼吸症の人に対しても実践されるこ
とが多くなっています。睡眠時無呼吸症に対する認知行動療法では，睡眠
時無呼吸症の主要な治療へのアドヒアランス（患者さんが積極的に治療方針の
決定に参加し，その決定に従って治療を受けること）を高める方法として活用さ
れています。睡眠時無呼吸症の治療では，狭くなった気道を拡張し，無呼
吸状態が起きないようにするため，睡眠時に持続陽圧呼吸機器（CPAP）
という鼻マスクを着用してもらうのですが，クライエントの多くは使用開
始後1年足らずでCPAPの使用をやめてしまうようです。そのため睡眠
医療の場では，事前に認知行動療法が行われており，それによって
CPAPを着用する割合や時間が増加することが知られています。

⑤ CBT-I を活用して地域での睡眠改善による健康支援を実現するために

(1) 生活リズム健康法

　不眠の悩みをもつと，「昨日は○時間しか眠れなかった」「何度も目が覚
めて寝た感じがしない」など，睡眠そのものに意識が向きがちです。しか
し，前の節でも述べたように，睡眠はあるメカニズムに基づいて起きる現
象です。不眠で悩んでいる人は，このメカニズムがうまく働かなくなって
いるわけですから，睡眠のメカニズムが起こりやすい状態を作ることで，
質の良い眠りを得ることが可能になってきます。

　ここで紹介するのは地域住民を対象とした生活リズム健康法です。表
14-1の各項目は，日常生活に取り込み，継続することで睡眠改善による
健康増進，うつ病や認知症の予防に有効な生活習慣を示しています。これ
は，CBT-Iの技法を日常生活の中で実践できるように具体的かつ簡便な

内容で記述されています（田中，2008）。これらの項目に対して，できているものには〇，できていないけど頑張ればできそうなものには△，できそうにないものには×で回答してもらい，頑張ればできそうな項目（△）を指導のポイントとします。×を〇に変えようとすると目標が高すぎて，途中で挫折してしまう可能性があるため，各自が△を付けた項目の中から頑張れそうなもの，本人が実行可能な目標行動を3つ程度選択してもらうことが重要です。この時，睡眠日誌を活用すると，目標行動のセルフモニタリングを促しやすくなります。セルフモニタリングを通じて，1つでも△のついた習慣が変われば，それが突破口となり，他の習慣も徐々に変わって悪循環から少しずつ抜け出すことができます。

　これまでの取組みから，この生活リズム健康法とセルフモニタリングを活用した睡眠改善による健康支援は，地域高齢者の入眠困難や中途覚醒の軽減，熟眠感の増加に効果が確認されており，それによって抑うつ症状が改善することがわかっています。この他にも，血圧が安定し，QOL や自己効力感の向上にも効果が認められています（Tamura & Tanaka, 2017）。

(2) 快眠のための朝起きてからの過ごし方

　地域の高齢者に睡眠改善による健康支援を行う際には，快眠につながる生活習慣を，朝，昼，夜の3つの時間帯に分けて提示し，1日の過ごし方のポイントや睡眠環境の整え方を具体的に伝達するのがよいでしょう。

　朝起きてからの過ごし方のポイントは，概日リズムを規則正しく保つことです。太陽の光で脳の体内時計を，食事で腹時計をリセットすることで，体内のその他の時計も同調しやすくなります。部屋の窓際1m以内であれば，外でなくとも光の効果を得ることができます。

　しかし，光は，浴びるタイミングで効果が変わります。日中の光は，体内時計を同調させ，脳や身体を目覚めさせるのに効果的ですが，早朝の光は夜の眠気を早めてしまいます。反対に，夕方の光は夜の眠気を遅らせてしまうことが知られています。そう考えると，極端な早寝早起きの高齢者は，夕方に散歩などをして眠気を遅らせるよう工夫してもよいでしょう。早朝，庭仕事をするときはサングラスをかけたり，寝室に遮光カーテンをかけたりする工夫があってもよいかもしれません。

表 14-1　生活リズム健康法―日常生活に取り入れよう（高齢者版）

①あなたの習慣をチェックしましょう！

> ＊（　）の中に，既に出来ていることには○，頑張れば出来そうなことには△，
> できそうにないものには×をつけてください。

1.　（　）毎朝，ほぼ決まった時間に起床する
2.　（　）朝食は，よく噛みながら毎日食べる
3.　（　）午前中に太陽の光をしっかり浴びる
4.　（　）日中はできるだけ人と会う
5.　（　）日中はたくさん歩いて活動的に過ごす
6.　（　）趣味などを楽しむ
7.　（　）日中は，太陽の光に当たる
8.　（　）軽食後から午後 3 時の間で，30 分以内の昼寝をする
9.　（　）夕食に軽い運動や，対応や散歩をする
10.　（　）夕方以降は居眠りをしない
11.　（　）夕方以降，コーヒー，お茶などを飲まない
12.　（　）寝床に入る 1 時間前はタバコを吸わない
13.　（　）床にはいる 1 時間前には部屋の明かりを少し落とす
14.　（　）ぬるめのお風呂にゆっくりつかる
15.　（　）寝床でテレビを見たり，仕事をしない
16.　（　）寝室は静かで適温にする
17.　（　）寝る前に，リラックス体操（腹式呼吸）を行う
18.　（　）寝るために，お酒を飲まない
19.　（　）寝床の中で悩み事をしない
20.　（　）眠たくなってから寝床に入る
21.　（　）8 時間睡眠にこだわらず，自分に合った睡眠時間を規則的に守る
22.　（　）睡眠時間が不規則にならないようにする
23.　（　）たくさん文字を書き，新聞や雑誌など，読み物を音読する
24.　（　）1 日 1 回は腹の底から笑うようにする
25.　（　）いつもと違う道を通ったり，料理をするなど，新しいことに挑戦する

☆チェックの結果は，いかがでしたか。無理のない範囲で，少しずつ○を増やし，△や×が減るような生活習慣に変えていきましょう！

②あなたの睡眠の満足度を確認しましょう。次の質問に 100 点満点でお答えください。

1）寝つきの満足度は……………………………（　　　）点
2）熟睡の満足度は………………………………（　　　）点
3）日中のすっきり度（疲労・眠気）は………（　　　）点　　　良いほうが 100 点で記入

☆生活習慣の改善と合わせて，満足度がどう変化しているかについて時々振り返りましょう！

③生活改善のために～あなたの行動改善の目標を決めましょう。

①のチェックリストで，△（頑張れば出来そうなこと）の中から 3 つほど，自分で改善しようと思う目標を選び，番号で記入してください。

☆目標 1（　　　）　☆目標 2（　　　）　☆目標 3（　　　）

☆生活の中で実践できそうなものを選び日誌やカレンダーに達成できたか記録（○，×）しましょう。

(3) 日中～夕食までの過ごし方

　日中の過ごし方のポイントは，活動のメリハリです。しっかり頭を目覚めさせて活動的に過ごし，夕方以降の居眠りを減らすことが重要です。そのためには，昼食後に短い昼寝（昼食後～午後3時の間で30分程度）をとるのがポイントです。机に伏せたり，ソファやイスにもたれたりして眠れば，深く眠ることを避けられます。また，お茶やコーヒーなどカフェインの入ったドリンクを飲んでから昼寝をとると，ちょうど昼寝が終わるころにカフェインの効果が現れ，すっきりと目覚められます。短い昼寝は認知症の発症リスクを6分の1以下に軽減する効果も明らかにされています。

　また，午前10時～12時，午後2時から4時の時間帯に高照度の光（2,500ルクス）を4週間毎日浴びることで，高齢者であっても，睡眠を促進するホルモンであるメラトニンが若年者と同じレベルまで上昇し，不眠が改善するとの報告もあります。このことから，高齢者であっても，日中に十分な量の光を浴びることで体内時計にメリハリがつくと考えられます。

(4) 夕食後から就床前の過ごし方

　夕食後から就床前の過ごし方のポイントは，居眠りを避け，就床前にリラックスして，睡眠に向けて脳や身体を準備することです。スムーズな寝つきや熟眠のためのポイントは，①深部体温が下がること，②手足が温かくなること（深部体温の熱を放散している状態），③脳の興奮を鎮めること，です。深部体温を下げるためには，38～42℃のぬるめの入浴が効果的です。45℃を超えるような熱い風呂への入浴は体温を過剰に上昇させ，かえって興奮状態を招いてしまいます。また，就床直前の食事や激しい運動，悩み事や考え事，明るすぎる光環境も，体温の上昇や脳の興奮を招いてしまうため望ましくありません。寝る1時間前は部屋の明かりを落としたり，間接照明に切り替えたりして脳の興奮を鎮める工夫を取り入れましょう。

　夜間にトイレに行く回数の多い高齢者では，夕食以降にカフェイン飲料（お茶，コーヒーなど）の摂取を控えることも大切です。この他にも，就寝間近での大量の飲酒や喫煙は避けるべきです。一方，入浴による発汗や睡眠中の発汗による睡眠喪失を補うため，就寝前および起床後にコップ1杯の水分をとることが大切です。

（5）睡眠改善を切り口にした心身の健康づくり

　筆者は睡眠改善を切り口とした心身の健康づくりとして，睡眠講演や睡眠相談を開催しています。その一環として開催した地域での快眠教室（全3回4週間）では，生活リズム健康法に加えて，ストレス対処法の知識教育やグループでの活動（良いところ探し），毎回30分間の体操と筋弛緩法を行っています。この取組みによって，地域高齢者の入眠や中途覚醒が改善し，不眠の重症度が軽減した上，歩数や運動量が増加し，その効果は終了8週間後も維持されていることが明らかになりました（田村・田中，2015）。この取組みは，現在，認知症予防教室としても活用されています。

　今後，より多くの高齢者の睡眠健康を維持・改善していくためには，日常生活レベルで実施可能なライフスタイルの改善や支援体制の強化，人材育成が重要になります。CBT-I を活用した睡眠改善による健康支援によって，地域で暮らす高齢者の睡眠障害の予防と改善がもたらされることが期待されます。

おすすめの本

●岡島義・井上雄一『認知行動療法で改善する不眠症』すばる舎，2012.
　不眠症の認知行動療法の仕組みやコツを，事例を通して非常にわかりやすく丁寧に紹介してくれる1冊。CBT-I を理解するためにも，自分自身の不眠の悩みを解消するためにも，活用できる内容になっています。
●井上雄一『高齢者の睡眠を守る―睡眠障害の理解と対応』ワールドプランニング，2014.
　睡眠医療の専門家が，今回紹介しきれなかった高齢者で起こりやすい睡眠障害を一挙に紹介してくれる1冊。高齢者の介護に関わる人の悩みにも応えてくれる，まさに痒い所に手が届く内容になっています。
●堀忠雄・白川修一郎・福田一彦監修／日本睡眠改善協議会編『応用講座　睡眠改善学』ゆまに書房，2013.
　科学的知識に基づいて，生活の中で睡眠改善を実践できる知識と技術を網羅した1冊。乳幼児から高齢者までライフステージごとに快眠を得るためのポイントや寝具の選定法が丸ごと詰まっています。

もしもコラム 14	もしも史枝さんが，眠れなくて睡眠専門病院を受診したら…

　73歳を迎えた史枝<ruby>史枝<rt>ふみえ</rt></ruby>さんは仕事を退職し，現在は無職で夫と2人で暮らしています。元々，神経質な性格のため夜眠れないことがありましたが，しばらくすると良くなるので気に留めていませんでした。ところが，半年ほど前から夜中に途中で目が覚めてしまうようになりました。以前は友人たちとゲートボールをしていましたが，不眠に悩むようになってからは毎朝身体が重く，元気が出ないため，家の中で過ごすことが多くなっていました。その様子を娘に相談したところ，すぐに睡眠専門の病院を予約してくれたので，受診してみることにしました。

　予約当日，娘と一緒に病院を訪れた史枝さんは，医師に現在の悩みを相談しました。医師は，心の病気や他の睡眠障害でないことを確認した上で，史枝さんに「不眠症ですね。睡眠薬を毎日寝る前に飲んでください。あと，お薬に頼りすぎないためにも認知行動療法というカウンセリングを受けてみませんか」と伝えました。なるべく睡眠薬を飲みたくないと思っていた史枝さんは，カウンセリングを受けてみることにしました。

　カウンセリング当日，席で順番を待っていると白衣を着た男性が現れ，部屋に通してくれました。男性は史枝さんを担当するカウンセラーです。史枝さんは現在の睡眠の悩みやそれによる生活への支障度について思いのたけを伝えました。すると，カウンセラーは「大変でしたね。これまですごく悩まれてきたのだと思います。あなたの睡眠の問題が少しでも軽くなるよう一緒に取り組んでいきましょう」と言い，認知行動療法の効用，メリットやデメリットを教えてくれました。その上で，カウンセラーは「あなたの望むゴールはなんですか」と尋ねてきました。史枝さんは迷わず「ぐっすり眠りたい」と伝えました。ところが，カウンセラーは「もう少し具体的にしましょう」というのです。そこで，史枝さんは一緒に相談しながら「夜中，目が覚めても，その後すぐに眠れる日を週4日にする」という目標を設定しました。史枝さんは少しドキドキしながらも気持ちが軽くなったことに気づきました。今日からその目標達成に向けた認知行動療法のスタートです。

第Ⅳ部　附録
高齢者やその周りの人が相談できる場所

第12章　ライフサイクルの変化（高齢期編）

● 精神科や心療内科

　高齢者における気持ちや気分の問題，それらによる生活上の困難についても，精神科および心療内科で専門的な治療や相談を行っています。自宅の近くに探すことに困っている人は，自治体の保健所に連絡すれば，近隣の情報を教えてもらうことができます。

● 受診中の身体診療科の看護師や医師

　高齢になると何らかの身体症状や高血圧や高血糖などの症状で身体科の診療所や病院に受診している人は少なくないと思います。複数の診療科が存在する総合病院に通院していて，精神科の受診を検討したい場合は，受診中の身体科看護師や医師に相談してみることも1つの方法です。受診の必要があるかどうかを検討してくれるほか，その病院に精神科があれば紹介をしてくれると思います。また，その病院に精神科がない場合は，近隣のクリニックや医院を紹介してくれることもあります。

具体的な検索ワードや検索のコツ

　特に**遺族としてのケアを希望される場合**は，遺族外来，グリーフケア外来，悲嘆などと検索すると遺族や家族ケアを専門にした施設がみつかる場合があります。そうした施設が，近隣に見当たらない場合は精神科や心療内科が身近な相談先になるでしょう。もちろん，精神科や心療内科でも相談が可能です。

第13章　認知症，介護

● 認知症疾患医療センター

　認知症に関する専門的な治療を行っています。地域のクリニックや福祉施設，自治体と連携し，地域の認知症医療の中核を担っています。一定の要件を満たした医療機関が認定されます。

● 地域包括支援センター

　高齢者の生活を医療・福祉の側面からサポートする相談窓口です。原則，各市区町村に１つ設置されています。

● 認知症の人と家族の会

　認知症の人とその家族の全国規模の当事者団体です。各都道府県に支部があり，認知症に関する情報発信，勉強会や介護相談などを行っています。認知症の人同士の会合も行っています。

● 若年性認知症コールセンター

　若年性認知症に関する情報発信や電話相談を行っています。また，全国の若年性認知症に関する相談窓口の情報を公開しています。

具体的な検索ワードや検索のコツ

　機関名・施設名で検索してもいいですが，認知症に関するさまざまな情報を集めて公開しているサイトがあります（たとえば，e-65.net，認知症フォーラム，認知症スタジアム，WAM NET）。これらのサイトで身近な相談機関を探すこともできます。

第14章　高齢期のうつ病を招く睡眠障害の特徴

● 獨協医科大学病院神経内科

　栃木県下都賀郡にある日本睡眠学会認定医療機関です。日本睡眠学会認

定医師や検査技師が複数所属しており，北関東地区最大の睡眠医療の拠点となっています。

● 豊橋メイツ睡眠障害治療クリニック

愛知県豊橋市にある日本睡眠学会の認定医療機関になります。日本睡眠学会認定医師や検査技師が複数在籍しています。睡眠時無呼吸症をはじめとする睡眠障害の医療が総合的に行われている数少ないクリニックの1つです。

● 大阪回生病院睡眠医療センター

大阪府大阪市にある日本睡眠学会認定医療機関です。睡眠障害の中でも中年期老年期の人に多く認められる，睡眠時無呼吸症，むずむず脚症候群などに注力した病院となっています。

● 滋賀医科大学医学部附属病院睡眠センター

滋賀県大津市にある日本睡眠学会認定医療機関です。睡眠障害の総合医療機関であるため，日本睡眠学会認定医師・検査技師が複数在籍し，適切な診断治療が行われています。

● 独立行政法人国立病院機構鳥取医療センター

鳥取県鳥取市にある日本睡眠学会認定医療機関です。睡眠外来が併設されており，認定医や認定検査技師により，睡眠時無呼吸症をはじめ，睡眠不足症候群，概日リズム睡眠障害の検査，診断治療を受けることができます。

● 医療法人武田会　高知鏡川病院

高知県高知市にある日本睡眠学会認定医療機関です。不眠症や睡眠時無呼吸症をはじめ，むずむず脚症候群や概日リズム睡眠障害の診断治療も行われている病院です。

● 福岡浦添クリニック

福岡県福岡市中央区にある日本睡眠学会認定医療機関です。認定医や認定検査技師が複数在籍しており，特に睡眠時無呼吸症やむずむず脚症候群などの中年期高齢期に起こりやすい睡眠障害の治療を行っているクリニックです。

● 医療法人仁祐会　小鳥居諫早病院

長崎県諫早市にある日本睡眠学会認定医療機関です。認定医や認定検査技師が複数在籍しており，不眠症や睡眠時無呼吸症などあらゆる睡眠障害の診断治療が行われています。

● カウンセリングが受けられる睡眠専門施設に関しては，第Ⅲ部の附録をご参照ください。

具体的な検索ワードや検索のコツ

睡眠に関する専門的な医療機関のリストは，日本睡眠学会のホームページに都道府県別に記載されています。Google などの検索エンジンに「日本睡眠学会」「認定医療機関」と入力し，検索すると当該ページの URL が現れます。リスト内にあるあなたの住む地域の近くにある医療機関を選択して受診してください。

〔五十嵐友里，森本浩志，田村典久〕

エピローグ― ICHIRO と心理学

　この本を作っていた 2019 年 3 月 21 日，米国メジャーリーグのシアトルマリナーズに所属していたイチロー選手が引退し，28 年の現役生活に終止符を打ちました。東京ドームでのアスレチックス戦後，午後 11 時 56 分から始まった引退会見を私はテレビの前で正座しながら観ました。

　高校球児であった私にとって，イチロー選手は野球選手としてだけではなく，「人生の哲学」を形作るうえでいつも刺激を与えてくれる存在でした。イチロー選手が注目されることになった年間 200 本安打を達成したのが，私が高校生のときです。テレビでイチロー選手がインタビューに答えていれば食い入るように観たり，イチロー選手の言葉が並ぶ本を繰り返し読んだりしました。

　イチロー選手の言葉には，この本で取り上げられているような心理的な症状や問題とつきあっていくとき，そして人生の満足感（幸福感）を高めるときに役に立つ研究結果と一致したところが多くあります。イチロー選手の言葉とそれに関連する研究知見を少し紹介しましょう。

1. 誰かのために行動することと幸福感の関係

　まずは引退会見での言葉から。

「人に喜んでもらえることが一番の喜びに変わってきたんですね。」

　周りの人からサポートを受けると気持ちが楽になると感じたことがある人も多いと思います。一方，自分が誰かのために何かをしてあげたり，サポートしたりすることによって，その人が喜んでくれるだけではなく，自分自身もなんだかいい気持ちになることもあります。最近の研究においても，他者を思いやったり，他者に親切にしたりすることによって自分のなかでポジティブな感情や幸福感が高まることを示す研究が増えています。「人に喜んでもらえるようなことをする」ことが「自分の喜びにつながる」

ことを示唆したイチロー選手の言葉は，まさにこれらの研究結果と一致します。

　他者に親切にする行動は社交不安の問題解決に役立ったり，寿命を伸ばしたりする効果まで示す研究もあります。また，お金を自分のために使う場合に比べて，他人（家族・友人を含む）のために使った場合の方が，本人が感じる幸福度が高まることがわかっています（Dunn, Aknin, & Norton, 2008, Science）。さらに，お金だけではなく，時間を誰のために使うかということも，時間にゆとりがあると思える感覚に関係するようです。Mogilner, Chance, & Norton（2012, Psychological Science）は，一般成人150名を対象にして，時間を自分のために使う場合と他者のために使う場合で，時間にゆとりがあると思える感覚が異なることを示しています。具体的には次のような実験が行われました。土曜日の朝，「今日，行う予定であったこと以外で，他人のために何かをして時間を使ってください」という趣旨のメールが実験者から半数の対象者に届きます。もう半数の人たちには，上記のメール文の「他人のために」が「自分のために」になっています。使う時間は10分の条件と30分の条件がありました。こうした行動をとってもらった後に，時間に余裕があると思える程度を複数のアンケート項目で調査しました（例えば，「自分には時間がたくさんある」にどの程度あてはまるか）。実験の結果，使った時間の長さに関係なく，他人のために時間を使った人たちの方が，自分のために時間を使った人に比べて時間に余裕があると思っていました。つまり，自分のことばかり考えて動いていると「忙しい」感覚が強まりますが，誰かのためを思って行動することによって時間にゆとりがあるように感じられるということです。

　他者を思いやったり，親切にしたりする行動とポジティブな効果との関連の背景のひとつには，オキシトシンが関係していそうです。オキシトシンは，脳内で分泌されるホルモンの一種であり，「愛情ホルモン」とも呼ばれます。出産や授乳のときに多く分泌されることで知られ，母性行動にも関わっていることから「愛情ホルモン」と呼ばれるのでしょう。オキシトシンは女性に特有のホルモンではなく，男性においても大切な働きをしています。これまでの研究で報告されているオキシトシンの働きとしては，人間関係を良好にする効果，他者への信頼を高める効果，ストレスの影響

や痛みを和らげる効果などが示されています。

　オキシトシンを吸引する薬もありますが，認可されている国とされていない国があります。オキシトシンの量は薬だけではなく，私たちが日常生活で行っている行動によっても左右されます。オキシトシンの分泌が増える行動としては，他者にあいさつをしたり，他者とおしゃべりや食事をしたり，一緒にスポーツやゲームなどの活動をしたりするときに分泌されます。また，親しい人とボディタッチやスキンシップをとったり，他者と協力して作業や仕事を行ったり，他者を思いやって親切にしたりすることによっても分泌されます。

　ストレスを感じたときに誰かに話したくなったり，誰かとつながりたくなる気持ちを感じる人もいると思います。そこにもオキシトシンが関わっており，オキシトシンはストレスを感じる出来事を体験したときにも分泌され，ストレス反応を和らげたり，心臓を守ってくれたりします。恐怖や不安感情と関係する扁桃体という脳部位の活動をオキシトシンが抑制するとともに，気持ちを落ち着かせる神経伝達物質であるセロトニンの働きをオキシトシンが促進することによって，人と交流することの不安（社交不安）も和らげてくれます。

2.　人と比べず，自分のなかの基準で小さな目標を設定する

　イチロー選手の引退会見からもう一箇所引用します。

　「人よりがんばることなんてとてもできない。あくまでも『はかり』は自分の中にある。自分なりにその『はかり』を使いながら，自分の限界を見ながらちょっと超えていく，ということを繰り返していく。そうするといつの日かこんな自分になっているんだ，という状態になる。だから，少しずつの積み重ねでしか，自分を超えていけないと思うんですよね。一気に高みに行こうとすると，今の自分の状態とギャップがありすぎて，それは続けられない。地道に進むしかない。進むだけではなく，後退もしながら，ある時は後退しかしない時期もあるので。でも，自分がやると決めたことを信じてやっていく。でも，それは正解とは限らない。間違ったことを続けているかもしれない。遠回りをすることでしか，本当の自分に出会えない気がする。」

「人と比べずに，自分のなかの小さな目標を少しずつ達成していく」ということは，この本のなかにも出てきているスモールステップの発想と共通しています。イチロー選手は2004年においても，「小さいことを重ねることが，とんでもないところに行くただひとつの道」と会見で言っていることから，一貫した考えであることがわかります。

イチロー選手はメジャーリーグで10年連続年間200本安打を達成しました。彼は首位打者ではなく200本安打を目標にしていると言っていました。なぜだと思いますか？首位打者は他者との比較で得られる結果だからです。自分の成績が不甲斐なかったとしても，それ以上に他者の成績が低ければ首位打者になることもできてしまいます。シーズン終盤に打率一位になっているときには，打席に立つことを避けたくなる気持ちも出てくるでしょう（凡打してしまうと打率が下がってしまうからです）。一方，200本安打は他者との比較ではなく，自分のなかでの基準であり，安打を積み重ねていくことで達成される数字です。打席に立たなければ安打は増えませんから，200本安打に目標をおく，つまり，自分のなかでの「はかり」に基づいて目標を設定することによって，打席に立つ（挑戦する）ことに前向きになることができます。

3. 臨床心理学とポジティブ心理学

人のために行動する，人と比べずに自分のなかの基準で目標を設定するといったことは，主として「ポジティブ心理学」という心理学分野の研究知見としてあげられるものであり，人生の満足感や幸福感を高めることがわかっています。臨床心理学はどちらかというと，「疾患を治す」というように「マイナスをゼロに戻す」イメージがありました。そこで登場したのがポジティブ心理学です。ポジティブ心理学は「生活の充実度や幸福感を高める」ことを目的としており，「ゼロをプラスにする」イメージです。先にあげたイチロー選手の言葉と関連する心理学的知識は，特にポジティブ心理学の領域で明らかにされてきたものといえるかもしれませんが，もちろん，臨床心理学とのつながりも強く，臨床活動を行うときにもたいへん役に立つ発想です。つまり，臨床心理学は，心理的な問題や症状があるときにだけ役立つものではなく，人生の充実度や幸福感を高めることにも

活かすことができる学問です。

4. 最後に

　この本は，臨床心理学に関するこれまでの教科書とは少し色合いの異なる本になっていると思います。大学 1 年生，あるいは臨床心理学にはじめて触れる方にも読みやすく，わかりやすいことを心がけ，平易な言葉遣いと内容で執筆することを意識しました。

　臨床心理学は生活に密着した心理学の一分野です。みなさんが生活のなかで体験されるさまざまな感情のレベルから，生活に支障が出てしまう困りごとのレベルまで，幅広く心のあり様を理解し，自分で解決したり援助を求めたり，あるいは周囲で困っている人を支援するために役立つ知見で構成されています。この本は入門書であるため，臨床心理学への入口としながらも，日常生活のなかで臨床心理学を使い，役立てるための情報も含まれています。この本をきっかけとして，臨床心理学，ひいては心理学や隣接する諸科学への興味が深まり，みなさんの知的好奇心を活性化することに少しでも役立てれば，たいへんうれしく思います。そして，読者のみなさんや周囲の方が困りごとを抱えたときに，その状態を適切に理解して問題解決をしたり，専門家につなげたりすることに役立つなど，みなさんの豊かな生活にささやかでも貢献できれば幸いです。

　この本の執筆陣は，研究と臨床に積極的に取り組んでいる中堅の先生方ですが，心理療法としては認知行動療法を専門としています。その点で特徴があると言えますし，偏りがあるとも言えるかもしれません。ただ，この本の中でも出てきますが，認知行動療法はこれまでに行われた多くの研究によって，さまざまな心理的問題に対して有効であることが実証されていますので，今後，日本においても認知行動療法がさらに普及することが望まれます。臨床心理学の入口にお誘いする本書において，心理的な困りごとを認知行動療法の視点から眺め，解決方法を考える切り口を読者のみなさんと共有できればうれしく思います。

　弘文堂編集部にいらっしゃった磯脇洋平さんがこの本を企画してくださいました。2018 年 8 月にこの本の最初の打ち合わせを磯脇さんと執筆者が集まって行った際，磯脇さんが「打ち合わせの雰囲気が温かかった」と

おっしゃってくださいました。その温かさが本のなかにも反映されて読者のみなさんに伝ってくれたらと思います。一方で，この本に対する磯脇さんの熱意は「温かさ」を超えるものであり，その「熱さ」が編者や執筆者に伝導した，濃密な内容になっていると思います。この本を作っている途中でご都合により退職された磯脇さんから引き継いでいただいた世古宏さんと小林翔さんも，「臨床的な温かさ」を感じられるご対応でサポートしていただき，丁寧に編集作業を進めてくださいました。深く感謝申し上げます。ありがとうございました。

〔金井嘉宏〕

臨床心理学基本用語集

あ 行

愛着理論　　愛着とは，アタッチメントの日本語訳である。ボウルビィが，特定の対象に対する特別な情緒的結びつきのことをアタッチメントと名づけた。たとえば，子どもが不安や恐怖を感じたときに愛着対象である母親とふれあうことで落ち着くことがあてはまる。愛着理論は，愛着の発達とパターンについて理解を試みた理論であり，乳幼児期から成人期までの幅広い年齢層を対象とした愛着研究が行われている。

〔野村和孝〕　　　　　　　→ p. 50

アイデンティティ　　アイデンティティは，歴史的，民族的，あるいは社会的な存在としての個人を示す概念とされている。日本語訳として，自我同一性という用語が定着している。アイデンティティを確立していくことは，人生全般に関わる課題とされている。人格の発達理論の中では，青年期の心理社会的危機を示す用語としても使用されている。

〔野村和孝〕　　　→ p. 50, p. 132

陰性症状　　感情や意欲など，本来は備わっているはずのものが乏しくなる症状。感情表出が乏しくなる「感情鈍麻・感情の平板化」，やる気や興味関心が湧きにくくなる「意欲や自発性の欠如」，会話量や話の中身が乏しくなる「思考の貧困」や，何もせずにひきこもりがちになる「無為自閉」などが含まれる。

〔濱家由美子〕　　　　　　→ p. 105

うつ病（depression）　　DSM-5に掲載されている精神疾患の1つ。気分の落ち込みや空虚感などの抑うつ気分と活動への興味・喜びの減退，体重の変化，睡眠問題（不眠，過眠），疲労感，無価値観，集中力低下などの症状が2週間以上存在する精神疾患である。うつ病は，女性が男性の約2倍かかりやすく，また反復性，周期性の障害のため，再発しやすいことが知られている。

〔田村典久〕　　　　　　　→ p. 255

エクスポージャー　　不安や恐怖を感じる場面に直面して，思い込みと異なる現実の情報を獲得するための

方法。直面することで不安や恐怖は強まるが，時間の経過とともに弱まっていくことが多い。例えば，「不安はずっと続いてどうしようもなくなる」という思い込みをもって直面したとき，途中で回避せずに過ごすと，自然に不安が弱まる体験ができれば，予測とは異なる情報を得たことになる。〔金井嘉宏〕

—▶ p. 98，p. 171

応用行動分析　スキナーは，環境事象が反応（行動）を引き起こし，行動の後の結果事象によって行動が制御されるとするオペラント条件づけを発見した。オペラント条件づけの原理に基づいて人間や動物の行動を分析することを行動分析という。応用行動分析とは，実際の生活環境や悩みごとに行動分析の原理や方法を応用したものである。〔岡島純子〕

—▶ p. 76

オペラント条件づけ　行動した直後の環境の変化によって，その後の行動の頻度が変わるという学習理論。例えば，いつもしてしまう行動は，それが適応的か不適応的かに関係なく，行動の後には必ずその人にとって何か良いことが起こっているから続くと考える。「分かっちゃいるけ

ど止められない」行動の特定と修正に有用である。〔岡島　義〕　—▶ p. 14

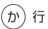 行

外在化問題　子どもの心理的問題については，内在化問題と外在化問題の大きく２つに分けて捉える分類方法がある。そのうち，外在化問題は，外の世界に向かっていく行動を主な特徴とした問題である。例えば，反社会的行動や攻撃行動などが代表的なものとされる。〔石川信一〕

—▶ p. 87

概日リズム　体の中にある体内時計を代表するリズムの１つ。これは24時間よりも若干長い周期のリズムをもつため，人間は体内時計を社会（24時間）の周期に同期（シンクロ）させながら生活している。体内時計を同期させるためには朝の光，規則正しい食事や運動などが不可欠である。〔田村典久〕

—▶ p. 203，p. 258

科学者であり実践家である　アメリカ心理学会が提唱したカウンセラー育成モデル。カウンセラーにとって必要なことは，①臨床的技能

を身につけ，向上していくために臨床実践を行うこと（つまり，実践家であること）だけではなく②事実を客観的に捉え，仮説を立てて検証し，その結果に基づいて合理的に判断していくこと（つまり，科学者であること）が求められる。独りよがりの支援を行わないためのモデルである。
〔岡島　義〕　　　　　→p.20

仮説検証　　研究を行う上での基本的な考え方で，あらかじめ仮説を立てて，その仮説を実証していこうというもの。臨床実践においても，クライエントの悩みを解消するための仮説を立て，カウンセラーが提供した支援によってその仮説が実証されるかどうか（つまり，悩みの解消につながるか）を確認していく。
〔岡島　義〕　　　　　→p.34

機能の全体的評定（GAF）　　機能の全体的評定とは，Global Assessment of Functioning の日本語訳であり，GAF とも呼ばれている。成人の心理的，社会的，職業的機能についての評価の観点であり，身体的（または環境的）制約による機能の障害を含まない。症状の重篤度と心理的，社会的，職業的機能の2つの観点で評価する。〔野村和孝〕

→p.184

ギフテッド（giftedness）　　特別な能力や才能は，天からの授かり物であるという考え方。同世代の子供と比較して，突出した才能を持つ子どもに用いられることが多い。能力を発揮するのは，学業といった知的能力に限らず，想像力や表現力，独創性など多様な領域であるとされる。
〔岡島純子〕　　　　　→p.73

共依存　　共依存とは，2人の成人がお互いに依存している状態である。依存症の問題を持つ人の世話を焼く人が共依存に陥っていることが少なくないとされる。世話を焼くことが，結果的に，問題を大きくしてしまっていることがあり，世話を焼く家族などが治療の対象になることがある。
〔野村和孝〕　　　　　→p.190

共感的理解　　治療場面で瞬間瞬間に，クライエントの内的な体験や感情を正確に，そして敏感に感じ取り，クライエントにとってそれが意味するものを理解すること。「あたかも〜のように（as if）」という性質を失わないことが大切である。
〔岡島　義〕　　　　　→p.32

協同的経験主義　認知行動療法を行う上での基本的な姿勢のこと。クライエントは自身の思考，感情，行動，身体感覚などについて，ありのままの情報をカウンセラーに提供する。カウンセラーは問題解決に向けて支援方法を構造化し，専門的な知識をクライエントに提供する。このような役割を持ちながらカウンセラーとクライエントは協力し合い，クライエントの悩みの解消に向けて取り組んでいく。〔岡島　義〕

　　　　　　　　　　　　　➡ p. 26

CRAFT（クラフト）　CRAFT は，Community Reinforcement and Family Training の略であり，日本語訳では「コミュニティ強化と家族訓練」とされている。依存症の問題を持つ本人にとって家族などの重要な関係者が，受療につなげるためのコミュニケーションの工夫を行うと同時に，重要な関係者自身が豊かな生活を送れるように支援する方法である。〔野村和孝〕　　　➡ p. 194

ケースフォーミュレーション　カウンセラーが持つべき中核的なスキル。病気の診断ではなく，生物・心理・社会モデルのような多元的な視点からクライエントの悩みについて把握し，その問題が①いつ生じたのか，②問題はどのように変化しているのか，③なぜ現在も続いているのかを明らかにする手段のこと。それに基づいて治療プランが決定される。〔岡島　義〕　　　　　　➡ p. 34

限局性学習症（LD）　DSM-5 に掲載されている神経発達障害の１つ。速度が遅い，努力を要する読字，読んでいるものの意味を理解することの困難，綴字の困難さ，書字表出の困難さ，数字の概念や計算を習得することの困難さ，数学的推論の困難さのうちの１つを有しており，年齢に期待されるよりも顕著に低く，日常生活に障害を引き起こしている場合に診断される。〔岡島純子〕

　　　　　　　　　　　　　➡ p. 65

効果研究　心理療法をはじめとした心理社会的介入の効果を調べるために行われる計画的な実験デザインを用いた研究のこと。通常，特定の心理的問題を対象として，ある心理療法の効果を検討したり，異なる介入方法の比較をしたりする研究デザインが組まれる。〔石川信一〕

　　　　　　　　　　　　　➡ p. 92

交代勤務障害（SWD）　睡眠障害

の1つで，睡眠時間帯が頻繁に変化させられることで概日リズムが安定せずに日常生活に支障を来す。通常とるべき睡眠時間帯に勤務スケジュールが繰り返し重なることによって生じる睡眠不足や不眠，過度の眠気の訴えが特徴である。これによって事故や怪我，ヒューマンエラー等の重大な安全上のリスクや，高血圧，糖尿病，うつ病などの健康上のリスクが高まりやすい。
〔田村典久〕　　　　　　→ p.205

行動活性化　　うつ病に対する認知行動療法の代表的な技法の1つ。楽しい感情や満足感，あるいは少しでもマシな気分と関連する行動をできるだけ多くリストアップした後，実行できそうな行動，気分が変わりそうな行動を選んで試してみる。そして，その行動を行った時の気分の変化を観察する。そして，他の行動も実行していき，活動性の向上を目指す。〔金井嘉宏〕　　　　　　→ p.177

行動観察　　対象の行動を観察することをもって，心理的状態の測定を試みる心理学的査定法の1つ。自然的観察法は，自然な状況下で生じる行動を観察する方法である。一方，実験的観察法は観察する状況や行動に関わる要因を実験者が操作して行動観察を行う方法である。
〔石川信一〕　　　　　　→ p.90

公認心理師　　わが国初の心理職の国家資格のこと。公認心理師の職務は，専門的知識と技術をもって，①クライエントの心の状態を観察・分析し，心の相談・援助を行うこと，②クライエントの関係者からの相談・援助を行うこと，③心の健康に関する教育・情報提供を行うことと法によって定められている。義務違反をした場合は罰則や行政処分が課されることもある。〔岡島　義〕
　　　　　　→ p.24

心の健康教育　　心理学の知見を活用して，心の健康増進や心理的問題の予防を試みる実践的取り組みのこと。心の健康教育には，さまざまな形態のものが含まれるが，学校，地域，企業などにおいて，予防を主眼としながら心の健康の重要性を教育・啓発していくことが求められている。〔石川信一〕　　　　→ p.94

古典的条件づけ　　条件反射に関する学習理論。「パブロフの犬」で有名である。生物学的な刺激-反応関係（例えば，餌を食べると唾液が出

る）に，本来関係のない刺激（例え
ば，靴音）が繰り返し対提示される
と，関係のない刺激によって生理的
反応が引き起こされるようになる
（例えば，靴音が聞こえると唾液が
出る）。ある対象（例えば，カエル）
に対する恐怖感情も古典的条件づけ
によって獲得される。〔岡島　義〕
　　　　　　　　　　　　 ─→p. 14

さ 行

サイコロジカル・ファーストエイド
災害時などに突発的に生じる心理的
な問題に対する応急処置。災害後の
初期の苦痛を軽減すること，短期・
長期的な適応と対処行動を促進する
ことを目的とし，被災された方の状
況や時期に応じた適切なケアを構築
している。〔五十嵐友里〕　 ─→p. 137

サクセスフルエイジング　　高齢期
には身体的にも社会的にも大きな変
化を迎える。これらのプロセスにう
まく適応し，生きがいや幸福感を得
ながらうまく年齢を重ねる過程。
〔五十嵐友里〕　　　　　　 ─→p. 234

サヴァン症候群　　神経発達障害な
どの障害を持ちながら，特定の領域

に優れた能力を発揮する人々のこと。
例えば，複雑な路線でも乗り換え場
所が瞬時にわかる，年月日を指定す
れば曜日がわかる，一度見たものを
詳細に描くことができる，書籍や円
周率などを暗唱できるといったもの
がある。〔岡島純子〕　　　 ─→p. 68

自己効力感　　自分がある状況にお
いて必要な行動をうまく遂行できる
と，自分の可能性を認識しているこ
と。セルフ・エフィカシーとも呼ば
れる。社会的学習理論（Bandura,
1971）における中心的な認知的要素。
〔森本浩志〕　　　　　　　 ─→p. 251

持続性注意　　本来注意を向けるべ
き対象に持続的に向けられる注意の
こと。周囲の事が気になって，仕事
をしていても度々中断してしまう等，
周りの声や音に注意が向いてしまう
場合，持続性注意が低下している状
態である。〔岡島純子〕　　 ─→p. 148

自尊心　　個人が自分自身に対して
「価値ある存在だ」などと肯定的な
評価を与えていること。他者からの
評価や比較から生じるものではなく，
自分が自分をどのように見て価値を
判断するかによるもので，人格の形
成や情緒の安定性にも影響を与える

と考えられている。〔濱家由美子〕

→ p. 110

実証に基づく心理療法　ランダム化比較試験などによってその有効性が明らかにされた心理療法のこと。アメリカ心理学会では，心理療法に関する数多くの研究成果に基づいて，心や身体の病気（例えば，うつ病，疼痛）に対する効果的な心理療法を提案している（https://www.div12.org/treatments/）。〔岡島　義〕

→ p. 15

自閉スペクトラム症（ASD）　DSM-5 に掲載されている神経発達障害の1つ。大きく2つの特徴を有している場合に自閉スペクトラム症にあてはまる。①人とのコミュニケーションに興味が薄かったり，感情を共有することが少ないといった社会的コミュニケーションの問題と，②興味の範囲が限定されていたり，感覚刺激に対する過敏さまたは，鈍感さ等を有していることである。〔岡島純子〕　　　→ p. 65

社会的スキル訓練　良好な対人関係を促進・開発する，あるいは対人関係のつまずきを改善する目的によって行われる社会的学習理論に基づく心理社会的介入のこと。社会的スキル訓練を受けた子ども達は，心理的健康や社会的適応の増進や改善が期待できる。社会的スキル訓練は予防と治療の両方の目的で活用される。コーチング法が主流であり，目標とする社会的スキルについての教示，モデリング，リハーサル，強化とフィードバックをプログラムの内容に含めている。〔石川信一〕

→ p. 94

就労移行支援施設　就労移行支援は，障害者総合支援法に基づく就労支援サービスの1つである。就労移行支援施設は，就職を目指す障害のある人を対象として，就職に必要となる知識や技能の向上を目的としたサポートを行う。また，就労移行支援施設では，就職が困難な方へ働く機会を提供する就労継続支援というサービスも行う。〔野村和孝〕

→ p. 195

生涯発達心理学　一生を通したライフサイクルの中で人がどのように成長していくのかをとらえる発達心理学。人が成人になるまでの発達に主眼をおいた発達心理学に，生涯に渡って人は成長・変化するという視点が加味された。〔五十嵐友里〕

→ p. 131

承認（バリデーション）　弁証法的行動療法の中核をなす考え方。現在の状況の中で行っている行動は，その善し悪しにかかわらず，機能的には理にかなっている妥当な方法であるとみなし，理解できることをクライエントに明確に伝える。
〔岡島　義〕　　→ p. 32

心的事実　精神分析の中核的な概念の1つ。客観的な事実（fact）とは違い，クライエントが現実に起きたこと（reality）として体験し，考え，感じていることを指す。客観的な事実よりも心的事実の方が重要で，それがクライエントの無意識の中に抑圧されて現実に症状を作る力を持っている。〔岡島　義〕　→ p. 10

心理教育　心理的な問題や治療技法に関する知識の伝達および情報の提供を目的とした教育的なアプローチの総称のこと。心理教育は正確な問題の理解や，動機づけの向上，治療法の選択・実行・遵守および介入の成果にも関連する可能性がある重要な要素であり，全ての心理社会的介入において必要不可欠な取組みである。〔石川信一〕　→ p. 91, p. 153

睡眠・覚醒相後退障害（DSWPD）
睡眠障害の1つで，概日リズムの遅れによって，習慣的に眠る時間帯が大幅に遅くなることで生活に支障を来す。夜は早く眠ろうとして入床しても何時間も眠りにつくことができず，朝は必ず起きなければならない状況でも起床できない。無理して起床すると，午前中は過剰な眠気や集中力低下，倦怠感，頭重感などのため社会生活に支障をきたすことが多い。一方，これらの症状は夕方になると消失するため，周囲から怠惰であると誤解されやすい。〔田村典久〕
→ p. 205

睡眠時無呼吸症（SAS）　睡眠障害の1つで睡眠中に何らかの理由で呼吸が浅くなったり（低呼吸），一時的に止まったり（無呼吸）する状態が繰り返される。睡眠中に繰り返される低呼吸や無呼吸によって何度も目が覚めるため，睡眠が浅く，朝の目覚めがすっきりせず，日中に強い眠気に襲われることが多くなる。〔田村典久〕　→ p. 206, p. 260

睡眠障害国際分類第3版（ICSD-3）
米国睡眠医学会による睡眠障害の国際分類の第3版である。ICSD-3は，

不眠症，睡眠関連呼吸障害群，概日リズム睡眠・覚醒障害群という具合に7つの診断カテゴリから成り立っており，各睡眠障害を診断するための基準や主な症状，発症・経過・合併症に関する情報が明記されている。日本語訳版は2018年に刊行されている。〔田村典久〕 　　→ p.202

睡眠スケジュール法（sleep scheduling）

不眠症の認知行動療法（CBT-I）の中核的技法である刺激制御療法と睡眠制限療法を組み合わせた技法である。刺激制御療法とは，寝室が睡眠を引き起こす環境となるように寝室では睡眠以外の活動を制限し，眠くなったときだけ寝室に入るように指導する技法である。睡眠制限療法とは，睡眠日誌の記録を基に就床・起床時刻を規定し，軽度の断眠効果を利用しながら睡眠の質を高め，寝床で目覚めている時間を減らしていく技法である。〔田村典久〕
　　→ p.262

睡眠負債

睡眠不足が「借金」のように積み重なった慢性の睡眠不足状態。これは，身体が必要とする睡眠時間よりも短い睡眠時間を何週間も何ヶ月も続けていると，本人の自覚のないまま蓄積するという特徴が

ある。高血圧や糖尿病，脳卒中，うつ病など数多くの健康問題と関連する。〔田村典久〕 　　→ p.200

生活の質（QOL）

生活の質は，Quality of Life を省略して QOL とも呼ばれる。人々が送る生活の向上について評価する基準の1つである。生活の質とは，物質的な豊かさや病気の重症度のみで評価せずに，認知，感情，そして行動などの複数の側面から本人の主観を含めた総合的な評価をする。〔野村和孝〕 　　→ p.184

生活リズム健康法

気持ちよく眠るための4つの重要なポイントに基づいて組み立てられたチェックリストである。その4つとは，①概日リズムを規則正しく保つこと，②昼食後の短時間仮眠と夕方以降の居眠りの防止，③睡眠環境を快適に保つこと，④就寝前は脳と心身をリラックスさせること，である。このチェックリストに含まれる行動は，どれも快眠を得るために重要な行動である。〔田村典久〕 　　→ p.208

生物・心理・社会の統合モデル

精神的健康に影響を与えるさまざまな関連要因を「生物」「心理」「社会」という3つの側面から包括的に

捉え，それらが相互に関連しあうことによって問題が生じると考えるモデル。当事者の全体像や特徴が把握しやすくなる，多面的な介入や援助が可能となるなどの利点があり，多職種連携を進める上でも有用なモデルである。〔濱家由美子〕　→ p. 111

選択性注意　選択的にむけられる注意のこと。人が多い場所では会話することが困難となる等，無関係な刺激に対して注意を奪われやすくなったりして本来，選択的に注意を向けたくてもできなくなってしまう場合，選択性注意が低下している状態である。〔岡島純子〕　→ p. 148

せん妄　意識がはっきりしておらず，錯覚や幻覚が見られて興奮している状態。高齢者にしばしば見られる。夜間に急に起きることが多い（夜間せん妄）。脳の病気だけでなく，脱水や栄養不足，手術などさまざまなことが原因で生じる。〔森本浩志〕
→ p. 238

喪失　喪失とは，価値や愛情，依存の対象を別離，拒絶，剥奪などによって失うことを指す。喪失の対象となるものは，現実の人物や役割，果たしている機能などさまざまであ

り，これらの喪失によって適応上の危機にさらされると不安や混乱が強くなる場合がある。〔五十嵐友里〕
→ p. 138, p. 229

双生児研究　双生児研究とは，双子を対象に，身体，心理，あるいは行動の発達について，遺伝と環境の影響の程度を推定する方法であり，双生児法と呼ばれている。遺伝の影響と環境の影響を調べるために，双子をそれぞれ異なる環境で生育するなどの研究が行われてきた。
〔野村和孝〕　→ p. 48

 た 行

待機統制群　ランダム化比較試験などで用いられるコントロール群の1つ。待機統制群に割り付けられた参加者は，一定期間をおいた後で実験群と同じ介入を受けることができる。時期をずらして同じ介入が両群に提供できるという利点はあるが，喫緊の対応が求められるケースには適用できない。〔石川信一〕　→ p. 91

多職種連携　専門性の異なるさまざまな職種・機関のスタッフが同じ目標を共有し，協働し合いながら必

要な援助を提供していくこと。例えば医療分野においては，精神科医・看護師・公認心理師・臨床心理士・精神保健福祉士・作業療法士などの専門職がチームを組んで当事者に関わり，連携しながら症状軽減や社会復帰のためのサポートが行われている。〔濱家由美子〕　　　━━▶ p. 117

多動性・衝動性　　じっとしていられずに，体が動く，もしくは，体の一部分が動いていることを多動性という。とっさの刺激に対する反応として，瞬間的に行動することを衝動性という。多動性と衝動性を併せ持つと，思い立ったらすぐ体が動くため，フットワークが軽い反面，結果への見通しや熟考ができず，悪い結果に陥る場合もある。〔岡島純子〕　　　━━▶ p. 153

短時間仮眠　　習慣的にとっている睡眠時間よりも短い睡眠を仮眠といい，そのうち，30分以下の仮眠を短時間仮眠という。短時間仮眠の目的は，睡眠不足を補うことではなく，午後の眠気の解消である。高齢者の場合は30分の仮眠でも効果的であるが，一般成人の場合は20分以上の仮眠は逆効果であり，20分未満の仮眠が推奨されている。

〔田村典久〕　　　━━▶ p. 211

地域包括ケアシステム　　生活上の安全・安心・健康を守るために，個々人のニーズに応じた住居に住むことができることに加えて，医療や介護，福祉のさまざまな生活支援サービスを日常の生活圏内（概ね30分以内の移動範囲）で受けられるような地域の体制のこと。

〔森本浩志〕　　　━━▶ p. 245

注意欠如・多動症（ADHD）

DSM-5 に掲載されている神経発達障害の１つで，ケアレスミスや，注意を持続できない，聞いていないように見える，整理整頓ができないといった不注意の症状を有している。加えて，離席してしまう，手足をそわそわ動かす，じっとしていられない，人が話している途中で出し抜けに話してしまうといった多動性・衝動性を有している場合に診断される。

〔岡島純子〕　　　━━▶ p. 65

DSM-5　　米国精神医学会が発行している Diagnostic and Statistical Manual of Mental Disorders Fifth edition の略。日本語版は「DSM-5 精神疾患の診断・統計マニュアル」。精神疾患の診断においてよく用いら

れている。もう1つの診断基準として，WHO（World Health Organization：世界保健機関）が発行しているICD-11（International Classification of Diseases）がある。
〔金井嘉宏〕　　→p. 16, p. 165, p. 255

転移　本来であれば，過去の重要な他者に向けるべき個人的な感情や関係の取り方を，現在のカウンセラーに向けてしまう現象のこと。ポジティブな感情や態度を向けてくる場合を陽性転移，ネガティブな感情や態度を向けてくる場合を陰性転移という。反対に，カウンセラーがクライエントに対して個人的な感情を向けてしまうことを逆転移という。
〔岡島　義〕　　　　　→p. 11

転換性注意　注意を切り替える，転換する機能のこと。人は，1つのことに注意を向けているときに，他の別のことに気づいて注意を切り替えることができるが，転換性注意が低下すると，注意の転換ができずパソコンを操作しているときに声をかけられても気づかない等の特徴が見られる。〔岡島純子〕　　　→p. 148

動機づけ面接法　動機づけとは，行動を一定の方向に向けて起こさせ，行動を持続させる過程や働き全般を指す。動機づけ面接法は，治療に取り組む患者を対象として，回復を目指す行動を起こさせる面接技法である。治療への抵抗が大きい依存症の治療を始めとして，さまざまな疾患や問題行動を対象に用いられている。
〔野村和孝〕　　　　　→p. 193

（な）行

内在化問題　子どもの心理的問題については，内在化問題と外在化問題の大きく2つに分けて捉える分類方法がある。そのうち，内在化問題は，個人内過程に中心的特徴がある問題であり，代表的なものとしては，不安，抑うつなどが挙げられる。
〔石川信一〕　　　　　→p. 87

人間性心理学　人間の肯定的側面を重視した心理学で，主体性や創造性，自己実現・自己成長を強調する。心理学の第三勢力と言われ，第一勢力（精神分析），第二勢力（行動主義）は健康的な人間を対象とする視点が欠如していると批判した。C. R. ロジャーズのクライエント中心療法やA. アドラーの個人心理学が代表的である。〔岡島　義〕　　　→p. 12

認知機能　外界の情報を入力して脳内での照合や処理を加え，表出するまでに至る一連の機能のこと。情報の知覚，注意・集中，記憶と想起，思考や推論，学習，意志・動機付け，運動・動作など，きわめて広範囲にわたる脳機能を包含している用語。〔濱家由美子〕　　　──▶ p.105

認知行動療法（CBT）　不安症やうつ病，強迫症，心的外傷後ストレス障害，発達障害など，多くの心の不調や行動の問題に対して，科学的に効果が実証されている心理療法である。困っていることに関わる考え方やふるまいの習慣，環境（他者など）との相互作用を変えることで生活しやすくすることを目指す。〔金井嘉宏〕　　──▶ p.166，p.261

認知再構成法　認知行動療法の代表的な技法の1つ。ネガティブな感情や回避的な行動と関連している考え方に気づき，気分がよくなったり前向きな行動につながる考え方に変えていく方法。①状況，②感情，③自動思考，④適応的思考，⑤（適応的思考で考えたときの）感情の5つのコラム（列）で構成された思考記録表を用いることも多い。

〔金井嘉宏〕　　　──▶ p.153，p.178

認知症カフェ　認知症の人やその家族，地域の人，専門家が安心して気軽に交流し，情報共有や相互理解を深めることを目的とする場。決まった形式はなく，交流会や講演会，相談会などさまざまな取組みが行われている。新オレンジプランでは，各市町村に認知症カフェを設置するように推進している。〔森本浩志〕

──▶ p.251

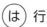 行

パーソナリティ　パーソナリティとは，考え方，感情表出，言動など広い意味での人の行動に対して，時間的，あるいは空間的な一貫性を与えているものとされている。このようなパーソナリティは，比較的変化のある外界への適応の様子を表面的に捉えたものとされており，「刻みつけられたもの」という語源を持つ「性格」とは区別されることがある。〔野村和孝〕　　　──▶ p.51

発達課題　発達課題とは，各発達段階において達成しなければならない課題であり，年齢に伴う変化から

与えられる課題である。この課題は誰でも難なく解決するわけではなく，失敗したり，課題を解決できずに次の発達段階へのスムーズな移行が妨げられたりすることもある。〔五十嵐友里〕　　→ p. 49，p. 132

半構造化面接　　構造化面接とは，質問すべき内容や順番があらかじめ全て定められている面接法のことである。非構造化面接ではそのような制約は存在せず自由な語りが認められる。半構造化面接は両者の特徴を包含している。すなわち，質問内容はある程度設定されてはいるが，その順番や質問の詳細さ等は面接者の裁量で変更可能である。〔石川信一〕　　→ p. 89

反すう　　過去の失敗体験やこれから先の心配事など，ネガティブなことを繰り返し考えること。「なんであんなことをしてしまったのだろう」「なんであんなふうに言われなければならないんだろう」など。気分の落ち込みにつながることが多い。〔金井嘉宏〕　　→ p. 176

悲嘆反応　　人はさまざまな喪失体験によって，喪失で生じる悲しみや絶望感といった情動的な反応を経験する。この悲嘆反応は，重大な喪失を体験した人の誰もが経験する正常な反応とみなされている。〔五十嵐友里〕　　→ p. 233

否認の病　　否認とは，外的な現実を拒絶して，不快な体験を認めないようにする心の働きのことを指す。依存症は，自身が依存症であることを認めることを避けようとし，家族や周囲の人に嘘をつく傾向にある。そのため，依存症は，一般に，否認の病とも呼ばれている。〔野村和孝〕　　→ p. 192

不安階層表　　不安・恐怖を引き起こす刺激や場面を特定し，その強度に基づき順次段階的に配列した表のこと。不安・恐怖の強度はクライエント自身の主観的な評価に基づき，数値で評定してもらうことが多い。不安階層表は，系統的脱感作法や段階的エクスポージャーなどで用いられる。〔石川信一〕　　→ p. 99

ブースターセッション　　正式な介入期間が終了した後に，不定期的に実施されるセッションのこと。クライエントが介入で得た効果の維持・増進，将来起こりうる困難や障壁に対するトラブルシューティングおよ

び再発防止などの目的で行われる。
〔石川信一〕　　　　　　　→p. 91

不眠（insomnia）　　夜間適切な時間帯に寝床で過ごしているにもかかわらず，寝つけなかったり，睡眠が維持できなかったりする症状があり，それによって疲労，注意・集中力低下，気分変調など日中に問題が起きている状態。主な症状は，入眠困難，中途覚醒，早朝覚醒であり，問題となることが多い不眠は週3日以上このような症状が出現し，3ヶ月以上続くような持続性の不眠である。
〔田村典久〕　　　　　　　→p. 256

不眠症の認知行動療法　　不眠の原因になっているその人の考え方（認知：今日も眠れないのではないかと心配になるなど）や振る舞い（行動：眠れるようにと思ってとる行動など）の習慣（くせ）を明らかにし，不眠から抜け出すための新たな習慣を身に着けさせる心理療法である。いわば，眠るための「習慣づくり」といえる非薬物的アプローチである。
〔田村典久〕　　　　　　　→p. 261

扶養義務感　　子が年老いた親の生活を保証すること（扶養）を，義務としてしなくてはならないという考え方。経済的な援助だけでなく，身体的（介護）・情緒的に支援することも含まれる。法律上の扶養義務だけでなく，社会規範の影響もあるとされる。〔森本浩志〕　　　　→p. 249

分配性注意　　いくつかのことに同時に注意を向ける，分配することができる機能のこと。人は，1つにしか注意を向けることができないわけではなく，全体に注意を向けることができるが，分配性注意が低下すると，会話をしながら運転するような，注意を分配させながら行動することが難しくなる。〔岡島純子〕
　　　　　　　　　　　　　→p. 148

ペアレント・トレーニング　　応用行動分析を基に，養育者が子どもの行動について分析し，予測と制御ができるようになる技術を身につけていく訓練である。子どもの問題行動を減らすことと親のストレスの軽減に効果がある。否定的な方法による，子どもの行動の制御を行うのではなく，肯定的な関わりによって，子どもの適切な行動を増やしていく。
〔岡島純子〕　　　　　　　→p. 76

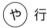

ま 行

マインドフルネス　今，この瞬間の体験に意図的に注意を向けること。呼吸の感覚に意識を向けることを基本とするマインドフルネス瞑想が代表的である。呼吸の感覚や周囲の音などに注意を向けて気づいた体験について「良い・悪い」の評価をせずにあるがままにとらえることで，ネガティブな思考や感情と距離をとることができ，とらわれないようになる。〔金井嘉宏〕　→ p. 169

無条件の積極的関心　クライエントの発言や行動の善し悪しに関係なく，カウンセラーは暖かく，好意的に尊重する状態のこと。これによってクライエントは，あるがままの自分が受け入れられる体験を積み重ねていくことができ，心が解放されていく。〔岡島　義〕　→ p. 32

むずむず脚症候群　睡眠障害の1つで，脚に虫が這（は）うような感覚，むずむずするような不快感が生じ，脚を動かさずにはいられなくなる。症状は，夕方から夜間を中心に出現し，安静にしていると症状がひどくなり，脚を動かしていると不快感が軽減する。夜間，寝床で症状が起きると，入眠困難や中途覚醒が生じる。このため日中の疲労感や眠気が強く，不安やうつ病を併発しやすい。〔田村典久〕　→ p. 259

物取られ妄想　自分のものを他者が盗んだと信じる被害妄想の一種で，身近な家族介護者が犯人だと思われやすい。認知症の症状や本人の状況を考えると了解可能なことが多い。認知症の症状が進行すると，記憶障害のために，自分が少し前にしたことでも忘れるようになる。このため，例えば自分で財布をしまっても，そのことを忘れてしまい，財布が見当たらないと他者が持っていったのではないかと考えることで妄想が生じる。〔森本浩志〕　→ p. 242

や 行

ヤーキーズ・ドッドソンの法則　不安やストレスとパフォーマンスは逆U字の関係にあることを示した法則。不安やストレスが強すぎる場合や低すぎる場合にはパフォーマンスが低く，不安やストレスが中程度の場合にパフォーマンスがもっとも高くなる。〔金井嘉宏〕　→ p. 163

ユニバーサル予防プログラム　対象者のリスク状態に応じて分類される予防形態の１つ。ユニバーサル予防プログラムは，その集団を構成する全ての人々を対象としている。一方，セレクティブ予防プログラムは，何らかのリスク要因を抱えている人々を対象としており，インディケイティッド予防プログラムは，準臨床症状を示している人々を対象としている。〔石川信一〕　　→ p. 94

要介護度　介護保険制度における介護サービスを利用する際に認定が必要となる，日常生活を送るうえで必要とされる支援・介護の程度の分類。要支援１～２と要介護１～５の７段階がある。市町村に申請する。認定調査員による調査等を踏まえて，コンピュータによる一次判定と介護認定審査会による二次判定を経て，認定される。〔森本浩志〕　　→ p. 251

陽性症状　本来はあるはずのないものが現れる症状。現実にはないものを存在すると感じる「幻覚」，非現実的なことを信じ込む「妄想」，自分と外界との境界が曖昧になって周囲の影響を受けやすくなってしまう「自我障害」などの症状のほかに，会話や行動のまとまりの欠如，激しい興奮が生じることもある。〔濱家由美子〕　　→ p. 104

 ら わ 行

ランダム化比較試験　実験群と統制群（もしくは他の治療群）に参加者をランダムに割り付ける試験のこと。通常アルファベットの頭文字をとって RCT（Randomized Controlled Trial）と呼ばれる。RCT は介入効果を検証する効果研究のゴールドスタンダードであるとされる。〔石川信一〕　　→ p. 92

リラプス・プリベンション　リラプス・プリベンションは，主に依存症治療で用いられる心理学的な支援方法である。問題となる行動が生起する直前の状況を分析し，行動に至らないようにするための再発防止計画を作成する。連続飲酒などの「リラプス」（再発）に至らないために，問題となる行動が一度のみの「ラプス」で済むように計画を作成するところに特徴がある。〔野村和孝〕
　　→ p. 193

臨床心理士　日本臨床心理士資格

認定協会が認定する心理職の民間資格のこと。臨床心理士の業務としては，①心理検査や心理面接を通したアセスメント，②カウンセリング技法による心の支援，③地域住民に対する支援活動，④技術・知識を向上するための臨床心理的調査や研究活動が挙げられる。〔岡島　義〕

━━▶p. 24

ワーキングメモリ（作業記憶）

ある情報を一時的に保持しつつ，別の情報を同時に処理する能力のこと。人は，生活をする中で，簡単な暗算や，予定を立てるなど，情報を頭の中に留め置いて活動することができる。注意力に問題がある場合，情報を一時的に留め置くことができず，結果的にワーキングメモリがうまく機能しないことがある。〔岡島純子〕

━━▶p. 147

引用参考文献

第1章

- American Psychiatric Association（2013）. *Diagnostic and statistical manual of mental disorders,* fifth edition（DSM-5）. Arlington VA（髙橋三郎・大野裕（監訳）染矢俊幸・神庭重信・尾崎紀夫・三村將・村井俊哉（訳）（2014）. DSM-5 精神疾患の診断・統計マニュアル　医学書院）
- Eysenck, H. J.（1952）. The effects of psychotherapy : An evaluation. *Journal of Consulting Psychology,* 16, 319-324.
- 藤永保（監修）（2013）. 最新心理学事典　平凡社
- Hofmann, S. G., Asnaani, A., Vonk I. J. J., et al.（2012）. The efficacy of cognitive behavioral therapy : A review of meta-analyses. *Cognitive Therapy and Research,* 36, 427-440.
- Spring, B.（2007）. Evidence-based practice in clinical psychology : What it is, why it matters ; what you need to know. *Journal of Clinical Psychology,* 63, 611-631.

第2章

- 桂枝雀（1993）. らくごDE枝雀　ちくま文庫
- 大野裕（監修）（2015）. 弁証法的行動療法　明石書店
- コーレンバーグ, R. J.・サイ, M.（著）/ 大河内浩人（監訳）（2007）. 機能分析心理療法—徹底的行動主義の果て，精神分析と行動療法の架け橋　金剛出版
- 小学館（編）（2006）. 日本語大辞典　小学館

第3章

- American Psychiatric Association（2013）. *Diagnostic and statistical manual of mental disorders,* fifth edition（DSM-5）. Arlington VA（髙橋三郎・大野裕（監訳）染矢俊幸・神庭重信・尾崎紀夫・三村將・村井俊哉（訳）（2014）. DSM-5 精神疾患の診断・統計マニュアル　医学書院）
- 林洋一（監修）（2010）. 史上最強図解よくわかる発達心理学　ナツメ社
- 坂野雄二・菅野純・佐藤正二・佐藤容子（1996）. ベーシック現代心理学8　臨床心理学　有斐閣

第4章

- American Psychiatric Association（2013）. *Diagnostic and statistical manual of mental disorders,* fifth edition（DSM-5）. Arlington VA（髙橋三郎・大野裕（監訳）染矢俊幸・神庭重信・尾崎紀夫・三村將・村井俊哉（訳）（2014）. DSM-5 精神疾患の診断・統計マニュアル　医学書院）
- 文部科学省（2012）「通常の学級に在籍する発達障害の可能性のある特別な教育的支援を必要とする児童生徒に関する調査」

http://www.mext.go.jp/a_menu/shotou/tokubetu/material/__icsFiles/afieldfile/ 2012/12/10/1328729_01.pdf（2019 年 2 月 22 日）

- McConachie, H., & Diggle, T.（2007）. Parent implemented early intervention for young children with autism spectrum disoeder : a systematic review. Journal of evalution in clinical practice, 13, 120-129.
- 岡島純子・加藤典子・吉富裕子・大谷良子・山本淳一・作田亮一（2014）.「自閉症スペクトラム障害児に対する社会的スキル訓練・親訓練の効果―『獨協なかまプログラム』開発のための予備的研究」, 子どもの心とからだ, 23, 49-57.
- Reichow, B., Steiner, A. M., & Volkmar, F.（2012）. Cochrane review : Social skills groups for people aged 6 to 21 with autism spectrum disorders（ASD）. Evidence-Based Child Health, 7, 266-315.
- Wong, C., Odon, S. L., Hume, K., Cox, A. W., Fetting, A., Kucharczyk, S., Brock, M. E., Plavnik, J. B., Fleury, V. P., & Schultz, T. R.（2014）. Evidence-based practice review group.
  （http://autismpdc.fpg.unc.edu/sites/autismpdc.fpg.unc.edu/files/2004_EBP_Report.pdf.）（2019 年 2 月 25 日）

第 5 章

- American Psychiatric Association（2013）. *Diagnostic and statistical manual of mental disorders*, fifth edition（DSM-5）. Arlington VA（髙橋三郎・大野裕（監訳）染矢俊幸・神庭重信・尾崎紀夫・三村將・村井俊哉（訳）（2014）. DSM-5 精神疾患の診断・統計マニュアル　医学書院）
- Birleson, P.（1981）. The validity of depressive disorder in childhood and the development of self-rating scale. *Journal of Child Psychology and Psychiatry, 22*, 73-88.
- David-Ferdon, C., & Kaslow, N. J.（2008）. Evidence-based psychosocial treatments for child and adolescent depression. *Journal of Clinical Child and Adolescent Psychology, 37*, 62-104.
- 傳田健三（2008）. 児童・青年期の気分障害の診断学― MINI-KID を用いた疫学調査から　児童青年精神医学とその近接領域, 49, 286-292.
- 石川信一（2013）. 子どもの不安と抑うつに対する認知行動療法―理論と実践　金子書房
- 石川信一（2015）. 日本語版 SCAS（Spence Children's Anxiety Scale）スペンス児童用不安尺度使用手引き　三京房
- Ishikawa, S., Kikuta, K., Sakai, M., Mitamura, T., Motomura, N., & Hudson, J. L.（2019）. A randomized controlled trial of a bidirectional cultural adaptation of cognitive behavior therapy for children and adolescents with anxiety disorders. *Behaviour Research and Therapy, 120*, 103432.
- Ishikawa, S., Sato, H., & Sasagawa, S.（2009）. Anxiety disorder symptoms in Japanese children and adolescents. *Journal of Anxiety Disorders, 23*, 104-111.

- Ishikawa, S., Shimotsu, S., Ono, T., Sasagawa, S., Kondo-Ikemura, K., Sakano, Y., & Spence, S. H. (2014). A parental report of children's anxiety symptoms in Japan. *Child Psychiatry & Human Development, 45*, 306-317.
- Ishikawa, S., Takeno, Y., Sato, Y., Kishida, K., Yatagai, Y., & Spence, S. H. (2018). Psychometric properties of the Spence Children's Anxiety Scale with adolescents in Japanese high schools. *School Mental Health, 10*, 275-286.
- Higa-McMillan, C. K., Francis, S. E., Rith-Najarian, L., & Chorpita, B. F. (2016). Evidence base update : 50 years of research on treatment for child and adolescent anxiety. *Journal of Clinical Child & Adolescent Psychology*, 45, 91-113.
- Kovacs, M. (1985). The Children's Depression Inventory (CDI). *Psychopharmacology Bulletin, 21*, 995-998.
- 真志田直希・尾形明子・大園秀一・小関俊祐・佐藤寛・石川信一・戸ヶ崎泰子・佐藤容子・佐藤正二・佐々木和義・嶋田洋徳・山脇成人・鈴木伸一（2009）．小児抑うつ尺度（Children's Depression Inventory）日本語版作成の試み　行動療法研究，35, 219-232.
- 村田豊久・清水亜紀・森陽二郎・大島祥子（1996）．学校における子どものうつ病―Birlesonの小児期うつ病スケールからの検討　最新精神医学，1, 131-138.
- Ollendick, T. H., & Ishikawa, S. (2013). Interpersonal and social factors in childhood anxiety disorders. In C. A. Essau & T. H. Ollendick (Eds.), *Treatment of Childhood and Adolescent Anxiety Disorders*. London : Wiley-Blackwell, pp. 117-139.
- 佐藤寛（2008）．児童の抑うつ症状に影響を及ぼす認知的過程　風間書房
- 佐藤寛・今城知子・戸ヶ崎泰子・石川信一・佐藤正二・佐藤容子（2009）．児童の抑うつ症状に対する学級規模の認知行動療法プログラムの有効性　教育心理学研究，57, 111-123.
- 佐藤寛・下津咲絵・石川信一（2008）．一般中学生におけるうつ病の有病率―半構造化面接を用いた実態調査　精神医学，50, 439-448.
- 佐藤正二・佐藤容子・石川信一・佐藤寛・戸ヶ崎泰子・尾形明子（2013）．学校でできる認知行動療法―子どもの抑うつ予防プログラム［小学校編］　日本評論社
- Spence, S. H. (1998). A measure of anxiety symptoms among children. *Behaviour Research and Therapy, 36*, 545-566.
- Weering, V. R., Jeffreys, M., Do, M. T., Schwartz, K. T. G., & Bolano, C. (2017). Evidence base update of psychosocial treatments for child and adolescent depression. *Journal of Clinical Child and Adolescent Psychology, 46*, 11-43.
- World Health Organization (2018). *The ICD-11 International classification of diseases 11th revision : The global standard for diagnostic health information*. World Health Organization : Geneva.

第6章
- バーチウッド，M. J.・ジャクソン，C. P.（著）／丹野義彦・石垣琢麿（訳）（2006）．統合失調症―基礎から臨床への架け橋　東京大学出版会

- Birchwood, M. J., Smith, J., MacMillan, J. F. et al. (1989). Predicting relapse in schizophrenia : The development and implementation of an early signs monitoring system using patients and families as observers, a preliminary investigation. Psychological Medicine, 19, 649-656.
- Lally, J., Ajnakina, O., Stubbs, A., et al. (2017). Remission and recovery from first-episode psycosis in adults : systematic review and meta-analysis of long-term outcome studies. British Journal of Psychiatry, 211, 350-358.
- Leff, J., Kuipers, L., Berkowitz, R., Eberlein-Vries, R., & Sturgeon, D. (1982). A controlled trial of social intervention in the families of schizophrenic patients. British Journal of Psychiatry, 141, 21-134.
- Leff, J., Kuipers, L., Berkowitz, R., Sturgeon, D. (1985). A controlled trial of social intervention in the families of schizophrenic patients : Two year follow-up. British Journal of Psychiatry, 146, 594-600.
- Shepheard, M., Watt, D., Fallon, I. R., & Smeeton, N. (1989) The natural history of schizophrenia : A five-year follow up study of outcome and prediction in a representative sample of schizophrenics. Psychological Medicine (Monograph Suppl. 15, pp. 1-46.
- Vaughn, C. E. & Leff, J. (1976). The influence of family and social factors on the course of psychiatric illness. British Journal of Psychiatry, 129, 125-137.

第7章

- 相良洋子 (2018). 更年期障害の治療における心身医学的視点の重要性　心身医学, 58, 688-695.
- アメリカ国立子どもトラウマティックストレス・ネットワーク (著) / 兵庫県こころのケアセンター (訳) (2011). 災害時のこころのケア　サイコロジカル・ファーストエイド実施の手引き　医学書院
- American Psychiatric Association (2013). *Diagnostic and statistical manual of mental disorders*, fifth edition (DSM-5). Arlington VA (髙橋三郎・大野裕 (監訳) 染矢俊幸・神庭重信・尾崎紀夫・三村將・村井俊哉 (訳) (2014). DSM-5 精神疾患の診断・統計マニュアル　医学書院)
- ギャッチェル, R. J.・バウム, A.・クランツ, D. S. (著) / 本明寛・間宮武 (監訳) (1996). 健康心理学入門　金子書房
- 春木繁一 (2004). 慢性疾患患者の心理. 精神科治療学, 19, 105-108.
- 加藤千恵子 (2017). 成人期　藤田文 (編) 発達と老いの心理学　サイエンス社
- 中野仁雄 (1994). 妊産婦の精神面支援とその効果に関する研究　平成6年厚生省心身障害研究報告書, pp 7-10.
- 岡本祐子 (2013). 自我の成長・発達と心理社会的課題：エリクソンの生涯発達論　エピソードでつかむ生涯発達心理学　ミネルヴァ書房

第8章

- American Psychiatric Association（2013）. *Diagnostic and statistical manual of mental disorders*, fifth edition（DSM-5）. Arlington VA（髙橋三郎・大野裕（監訳）染矢俊幸・神庭重信・尾崎紀夫・三村將・村井俊哉（訳）（2014）. DSM-5 精神疾患の診断・統計マニュアル　医学書院）
- Gaus, V.（2011）. Cognitive behavioural therapy for adults with autism spectrum disorder. *Advances in Mental Health and Intellectual Disabilities, 5,* 15-25.

第9章

- American Psychiatric Association（2013）. *Diagnostic and statistical manual of mental disorders*, fifth edition（DSM-5）. Arlington VA（髙橋三郎・大野裕（監訳）染矢俊幸・神庭重信・尾崎紀夫・三村將・村井俊哉（訳）（2014）. DSM-5 精神疾患の診断・統計マニュアル　医学書院）
- 有田秀穂（2003）. セロトニン欠乏脳―キレる脳・鬱の脳をきたえ直す　生活人新書　NHK 出版
- Beltzer, M. L., Nock, M. K., Peters, B. J., & Jamieson, J. P.（2014）. Rethinking butterflies : The affective, physiological, and performance effects of reappraising arousal during social evaluation. *Emotion, 14（4）,* 761-768.
- Craske, M. G., Treanor, M., Conway, C. C., Zbozinek, T., & Vervliet, B.（2014）. Maximizing exposure therapy : An inhibitory learning approach. *Behaviour Research and Therapy, 58,* 10-23.
- 金井嘉宏（2018）. 利他的・向社会的行動が対人交流場面における感情反応に及ぼす影響　認知療法研究, 11, 32-41.
- 金井嘉宏・坂野雄二（2006）. 社会不安障害患者の生理的反応に関する研究の展望　行動療法研究, 32, 117-129.
- 大野裕（2003）. こころが晴れるノート―うつと不安の認知療法自習帳　創元社
- 坂野雄二（2002）. パニック障害　下山晴彦・丹野義彦（編）講座　臨床心理学 3 異常心理学 I　東京大学出版会　pp.59-80.
- 鈴木伸一（2014）. うつ病の認知行動療法の展開と実践の工夫　神村栄一（編）認知行動療法実践レッスン―エキスパートに学ぶ 12 の極意　金剛出版　pp.29-37.
- Watkins, E. R.（2016）. Rumination-focused cognitive-behavioral therapy for depression. New York : Guilford Press.

第10章

- American Psychiatric Association（2013）. *Diagnostic and statistical manual of mental disorders*, fifth edition（DSM-5）. Arlington VA（髙橋三郎・大野裕（監訳）染矢俊幸・神庭重信・尾崎紀夫・三村將・村井俊哉（訳）（2014）. DSM-5 精神疾患の診断・統計マニュアル　医学書院）
- Dittmar, H.（2005）. Compulsive buying-A growing concern? An examination of gender, age, and endorsement of materialistic values as predictors. *British Journal of*

Psychology, 96, pp. 467-491.

- Ewing, J. A.(1985). Detection alchoholism. The CAGE questionnaire. *JAMA, 14*, pp. 1905-1907.
- Marlatt, G. A., & Donovan, D. M.(2005). Relapse prevention : Maintenance strategies in the treatment of addictive behaviors. 2nd ed. New York : Guilford Press.(マーラット, G. A.・ドノバン, D. M.（著）/ 原田隆之（訳）(2011). リラプス・プリベンション—依存症の新しい治療　第1版　日本評論社)
- Meyers, R. J., Dominguez, T. & Smith, J. E.(1996): Community reinforcement training with concerned others. In Hasselt V. B. & Hersen M.(ed.): *Source of psychological treatment manuals for adult disorders*(pp. 257-294). New York, Plenum Press.
- Miller, W. R. & Rollnick, S.(2002). *Motivational interviewing second edition preparing people for change*. New York : the Guilford Press.(ミラー, W. R.・ロルニック, S.（著）/ 松島義博・後藤恵（訳）(2007). 動機づけ面接法　基礎・実践編　星和書店)
- 野村和孝(2017). 再犯防止を目的とした認知行動療法の現状と課題—健康心理学によるエンパワメントの果たす役割　*Journal of Health Psychology Research, 29*, 95-102.
- 大石雅之(2016). 薬物依存症の治療の工夫　原田誠一・森川成枺（編）外来精神科診療シリーズ　メンタルクリニックでの主要な精神疾患への対応 [2]　不安障害, ストレス関連障害, 身体表現性障害, 嗜癖症, パーソナリティ障害（pp. 242-246）中山書店
- 寺門志保・野村和孝・大石裕代・大石雅之・長縄瑛子(2016). 依存症外来クリニックにおけるインターネットゲーム障害に対する通院治療の紹介—強化随伴性に基づく適応行動の拡大を中心とした取り組み　日本アルコール関連問題学会雑誌, *18*, 91-97.
- 山村桂子・野村和孝・吉田恵里子・矢尾望・濱口真実・寺門志保・小野竹美・長縄瑛子・大石裕代・大石雅之(2015). 依存症外来クリニックにおける CRAFT に基づく家族教室プログラムが当事者の来院に及ぼす影響の検討　平成27年度アルコール・薬物依存関連学会合同学術総会プログラム, p 272.

第11章

- 足達淑子・国柄后子・谷山佳津子・林ちか子・田中みのり・佐藤千史(2010). 職域の非対面の行動的快眠プログラムにおける目標行動設定とセルフモニタリング—読書療法のみとの比較　産業衛生学雑誌, 52, pp. 276-284.
- American Academy of Sleep Medicine(2014). *International classification of sleep disorders*, third edition（ICSD-3）. Darien, IL（日本睡眠学会診断分類委員会（訳）(2018). 睡眠障害国際分類第3版　ライフ・サイエンス社）
- Tefft, B. C.(2016). Acute sleep deprivation and risk of motor vehicle crash involvement. AAA Foundation for Traffic Safety, pp. 1-19.

- Grandner, M. A., Patel, P. N., Gehrman, P. R., Perlis, M. L., & Pack, A. I. (2010). Problems associated with short sleep : bridging the gap between laboratory and epidemiological studies. *Sleep Medicine Reviews*, 14 (3), pp. 239-247.
- 厚生労働省 (2012). 平成 24 年労働者健康状況調査 (https://www.e-stat.go.jp/stat-search/files?page=1&toukei=00450095&tstat=000001020508) (2019 年 1 月 11 日)
- 厚生労働省 (2018). 平成 29 年国民健康・栄養調査結果報告 (https://www.mhlw.go.jp/stf/houdou/0000177189_00001.html) (2019 年 1 月 11 日)
- OECD (2018). Time use across the world. (https://www.oecd.org/gender/data/OECD_1564_TUSupdatePortal.xlsx) (2019 年 1 月 11 日)
- 田村典久・田中秀樹 (2014). 小・中学校の養護教員に対する睡眠指導の効果―自己調整法と睡眠教育の比較検討 行動療法研究, 40 (2), pp. 83-93.
- 田中秀樹 (編) (2006). 高齢者の心を活かす―衣・食・住・遊・眠・美と認知症・介護予防 ゆまに書房
- 田中秀樹 (2008). ぐっすり眠れる 3 つの習慣 ベスト新書

第 12 章

- デーケン, A. (2011). 新版 死とどう向き合うか NHK 出版.
- 厚生労働省 (2018). 平成 29 年簡易生命表の概況 (http://www.mhlw.go.jp/toukei/saikin/hw/life/life17/index.html) (2019 年 1 月 30 日).
- 権藤恭之 (2008). 生物学的加齢と心理的加齢 権藤恭之 (編) 高齢者心理学 朝倉書店 pp 23-37.
- 権藤恭之 (2016). 認知加齢の個人差に関する理論 佐藤眞一・権藤恭之 (編) よくわかる高齢者心理学 ミネルヴァ書房 pp 48-49.
- 星薫 (2017). 成人発達心理学 放送大学教育振興会
- 柏尾眞津子 (2000). 高齢者の時間的展望 藤村邦博・大久保純一郎・箱井英寿 (編) 青年期以降の発達心理学 北大路書房 pp 137-160.
- 中原純 (2016). 心理学的サクセスフルエイジング 佐藤眞一・権藤恭之 (編) よくわかる高齢者心理学 ミネルヴァ書房 pp 32-33.
- 日本老年医学会 (2017). 高齢者に関する定義検討ワーキンググループ報告書 (https://www.jpn-geriat-soc.or.jp/info/topics/pdf/20170410_01_01.pdf) (2019 年 1 月 30 日).
- 西村純一 (2018). 成人発達とエイジングの心理学 ナカニシヤ出版
- 大西秀樹・石田真弓・川田聡 (2012). 精神症状を有するがん患者の家族ケア 癌の臨床, 58, 125-130.
- 佐藤眞一 (2016). 生涯発達と老い 佐藤眞一・権藤恭之 (編) よくわかる高齢者心理学 ミネルヴァ書房 pp 22-23.

第 13 章

- ボーデン，C.（著）/ 桧垣陽子（訳）（2003）．私は誰になっていくの？—アルツハイマー病者からみた世界　クリエイツかもがわ
- ブライデン，C.（著）/ 馬籠久美子（訳）（2017）．認知症とともに生きる私—「絶望」を「希望」に変えた 20 年　大月書店
- 樋口直美（2015）．私の脳で起こったこと—レビー小体型認知症からの復活　ブックマン社
- ジェームズ，I. A.（著）/ 山中克夫（監訳）山中克夫・野口代・河野禎之・丹治敬之・天野貴史（訳）（2016）．チャレンジング行動から認知症の人の世界を理解する—BPSD からのパラダイム転換と認知行動療法に基づく新しいケア　星和書店
- Kitwood, T.（1997）. *Dementia reconsidered*. Buckingham : Open University Press.
- 小海宏之・若松直樹（編）（2012）．高齢者こころのケアの実践　上巻—認知症ケアのための心理アセスメント　創元社
- 厚生労働省（2015）．認知症施策推進総合戦略—認知症高齢者等にやさしい地域づくりに向けて（新オレンジプラン）（https://www.mhlw.go.jp/stf/seisakunitsuite/bunya/0000064084.html）（2019 年 1 月 15 日）
- 日本認知症学会（編）（2008）．認知症テキストブック　中外医学社
- 認知症介護研究・研修大府センター（2018）．若年性認知症ってなんだろう：改訂 5 版（https://www.dcnet.gr.jp/support/research/center/detail_0005_center_2.php）（2019 年 1 月 15 日）
- Steffen, A. M., McKibbin, C., Zeiss, A. M., Gallagher-Thompson, D., & Bandura, A.（2002）. The revised scale for caregiving self-efficacy : Reliability and validity studies. *The Journals of Gerontology Series B Psychological Sciences and Social Sciences, 57*, 74-86.
- 杉山孝博（監修）（2012）．よくわかる認知症ケア—介護が楽になる知恵と工夫　主婦の友社
- 矢吹知之（編）（2015）．認知症の人の家族支援—介護者支援に携わる人へ　ワールドプランニング

第 14 章

- American Psychiatric Association（2013）. *Diagnostic and statistical manual of mental disorders*, fifth edition（DSM-5）. Arlington VA（髙橋三郎・大野裕（監訳）染矢俊幸・神庭重信・尾崎紀夫・三村將・村井俊哉（訳）（2014）．DSM-5 精神疾患の診断・統計マニュアル　医学書院）
- Doi, Y., Minowa, M., Okawa, M., & Uchiyama, M.（2000）. Prevalence of sleep disturbance and hypnotic medication use in relation to sociodemographic factors in the general Japanese adult population. *Journal of Epidemiology*, 10（2）, pp. 79-86.
- 井上雄一・岡島義（編）（2012）．不眠の科学　朝倉書店

- 岡島義（2015a）．4週間でぐっすり眠れる本―つけるだけで不眠が治る睡眠ダイアリー　さくら舎
- 岡島義（2015b）．睡眠表と睡眠日誌　三島和夫（編）．不眠症治療のパラダイムシフト―ライフスタイル改善と効果的な薬物療法　医療ジャーナル社 pp. 50-56.
- 田中秀樹（2008）．睡眠改善技術　日本睡眠改善協議会（編）基礎講座　睡眠改善学　ゆまに書房 pp. 163-188.
- 田村典久・田中秀樹（2015）．重度の睡眠障害を持つ地域高齢者に対する快眠教室が，不眠，日中の眠気，QOL の改善に与える効果　こころの健康，30（2），pp. 28-39.
- Tamura, N., & Tanaka, H.（2017）. Effects of sleep management with self-help treatment for the Japanese elderly with chronic insomnia : a quasi-experimental study. *Journal of Behavioral Medicine*, 40（4），659-668.

編者・執筆分担

岡島　義（おかじま　いさ）‥‥‥‥‥‥‥‥‥‥‥‥‥プロローグ，第1章，第2章
東京家政大学人文学部心理カウンセリング学科　准教授

金井嘉宏（かない　よしひろ）‥‥‥‥‥‥‥‥‥‥‥‥‥第9章，エピローグ
東北学院大学教養学部人間科学科　准教授

執筆者（五十音順）・執筆分担

五十嵐友里（いがらし　ゆり）‥‥‥‥‥‥‥‥‥‥‥‥‥第7章，第12章
東京家政大学人文学部心理カウンセリング学科　講師

石川信一（いしかわ　しんいち）‥‥‥‥‥‥‥‥‥‥‥‥‥‥第5章
同志社大学心理学部心理学科　教授

岡島純子（おかじま　じゅんこ）‥‥‥‥‥‥‥‥‥‥‥‥第4章，第8章
東京医療学院大学保健医療学部リハビリテーション学科　准教授

田村典久（たむら　のりひさ）‥‥‥‥‥‥‥‥‥‥‥‥第11章，第14章
広島大学大学院教育学研究科心理学講座　准教授

野村和孝（のむら　かずたか）‥‥‥‥‥‥‥‥‥‥‥‥第3章，第10章
早稲田大学人間科学学術院　講師

濱家由美子（はまいえ　ゆみこ）‥‥‥‥‥‥‥‥‥‥‥‥‥‥第6章
東北大学病院精神科　助教

森本浩志（もりもと　ひろし）‥‥‥‥‥‥‥‥‥‥‥‥‥‥第13章
明治学院大学心理学部心理学科　准教授

JASRAC 出　2000580-001

NexTone　PB000050043

使う使える臨床心理学

2020（令和2）年3月15日　初版1刷発行

編　者　岡島　　義・金井　嘉宏

発行者　鯉渕　友南

発行所　株式
　　　　会社　弘文堂　　101-0062　東京都千代田区神田駿河台1の7
　　　　　　　　　　　　TEL 03（3294）4801　　振替 00120-6-53909
　　　　　　　　　　　　https://www.koubundou.co.jp

装　丁　村井奈津子

印　刷　三美印刷

製　本　井上製本所

ISBN978-4-335-65187-8